HIIT의

모두를 위한 고강도 인터벌 트레이닝

과학

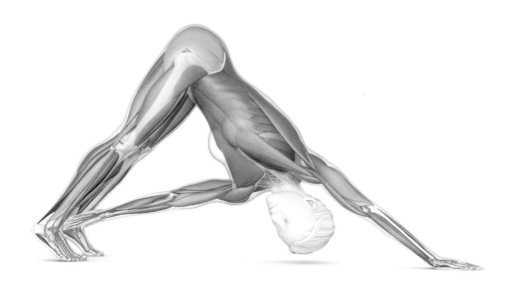

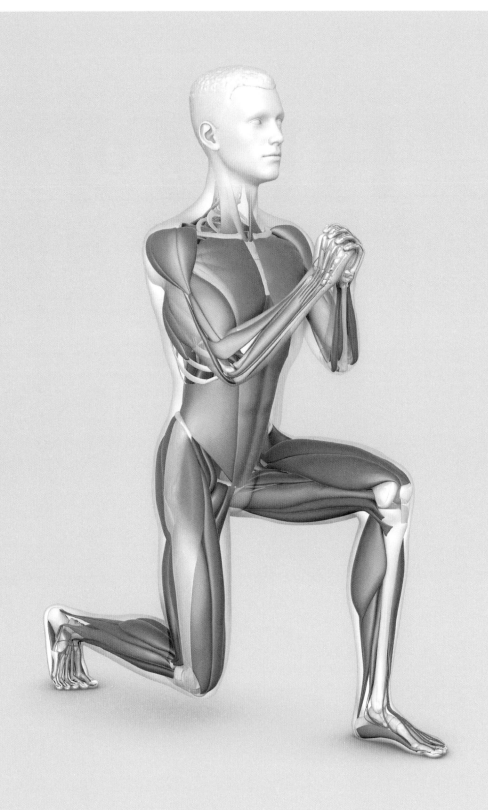

HIIT의

모두를 위한 고강도 인터벌 트레이닝

과학

잉그리드 클레이

이민아 옮김

SCIENCE of HIIT

사이언스 북스
SCIENCE BOOKS

HIIT의 과학

1판 1쇄 찍음 2023년 12월 1일
1판 1쇄 펴냄 2023년 12월 31일

지은이 잉그리드 클레이
옮긴이 이민아
펴낸이 박상준
펴낸곳 (주)사이언스북스
출판등록 1997. 3. 24.(제16-1444호)

(06027) 서울특별시 강남구 도산대로1길 62
대표전화 515-2000 팩시밀리 515-2007
편집부 517-4263 팩시밀리 514-2329
www.sciencebooks.co.kr

차례

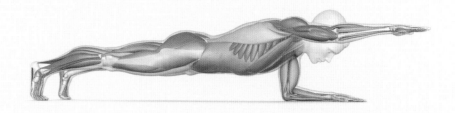

머리말

지방을 연소하고 몸매를 탄탄하게 가꾸는 영역에서는 HIIT, 즉 고강도 인터벌 트레이닝(high-intensity interval training)이 모든 트레이닝 프로그램을 압도한다. 이유는 간명하다. 역동적인 유산소 운동과 저항력 기반 근력 강화 운동을 결합한 고강도 인터벌 트레이닝 기반 프로그램이면 단 20분에 모든 루틴을 완전히 끝낼 수 있기 때문이다. 고강도 인터벌 트레이닝은 짧은 기간의 고강도 무산소 운동과 강도가 덜한 회복 기간을 번갈아 진행한다. 이 책은 이 운동을 뒷받침하는 과학적 원리를 탐구해 고강도 인터벌 트레이닝 기반 단련 프로그램의 효과를 설명하고자 한다. 이 책은 또한 피트니스 초심자와 열성 신도 모두 이 운동을 올바르게 수행하기 위해서 어떻게 해야 하는지를 상세한 인체 삽화와 지침을 통해 설명한다. 고강도 인터벌 트레이닝의 강점은 현재 진행 중인 다른 운동 프로그램에도 추가할 수 있을 뿐만 아니라 집이나 헬스장이나 가리지 않고 할 수 있으며 시간을 많이 투자할 필요가 없다는 점이다. 이 책은 현재의 나에게 효과 있을 맞춤형 프로그램을 구성하는 데 도움을 주고 운동을 올바르게 수행하기 위한 기본을 충실하게 다져 자신감을 키워 줄 것이다.

왜 HIIT인가?

『HIIT의 과학』에서 소개하는 동작과 운동은 주로 심장 수축력과 심폐 지구력을 키우는 데 중점을 두지만 고강도 인터벌 트레이닝 기반 운동 프로그램에는 그밖에도 많은 장점이 있다. 단시간에 강도 높게 집중적으로 단련하는 고강도 인터벌 트레이닝의

특성상 운동 세션이 끝난 뒤 인체는 최대 24시간 동안 높아진 대사율로 인해 지방 태우는 기계로 변한다! 10~11쪽에서 고강도 인터벌 트레이닝의 많은 장점을 자세히 살펴보겠지만, 몇 가지만 맛보기로 운을 띄워 본다.

- 다른 유형의 트레이닝에 비해 짧은 시간에 목표 부위를 집중 공략하는 접근법으로 칼로리를 더 빠르게 소모한다.
- 심혈관 건강을 증진하고 혈압을 낮춘다.
- 불안과 우울증 감소에 도움이 된다.
- 무산소 효율성(산소 없이 고강도의 단시간 활동 중 발생하는 생리적 과정의 효율성. — 옮긴이)과 산소 소모량(VO_2, 10~12쪽 참조)이 증가하고 근육이 만들어지고 유지되며 전반적 운동 능력이 향상된다.

이 책의 사용법

첫 번째 섹션에서는 인체 생리학을 다루면서 고강도 인터벌 트레이닝이 심혈관 건강을 개선하고 대사율과 지방 연소율을 높이며 근육을 만들어 탄탄하고 선명하게 단련하는 과학적 원리를 설명한다. 또한 효과적으로 운동을 수행하면서 원하는 목표를 달성하는 데 필수인 단백질, 탄수화물, 지방 등의 중요한 다량 영양소를 가장 효율적으로 공급하는 방법도 설명한다.

두 번째 섹션에서는 우리 몸의 다양한 근육군을 공략하는 고강도 인터벌 트레이닝의 동작과 운동을 총망라하며 각기 다른

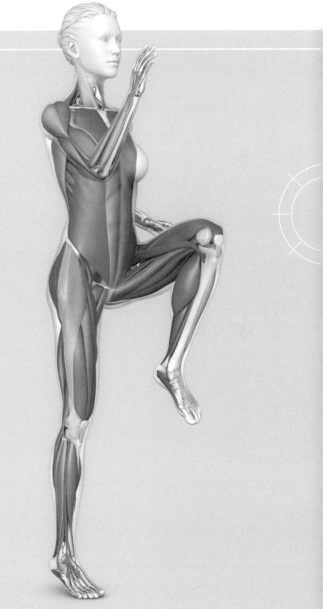

" "

HIIT 운동은 짧게 끝나고, 어디서든 할 수 있고, 어떤 다른 운동보다 빠르게 더 많은 지방을 태운다.

체력 수준에 적합한 응용 동작과 변형 운동도 함께 다룬다. 각 동작 또는 운동 항목에서는 올바른 자세를 만드는 방법, 흔히 저지르는 실수를 파악하는 방법, 부상을 예방하는 방법 등의 주의 사항을 상세히 설명한다. 한 동작 또는 운동의 정확한 자세와 동작 지침을 알아보기 쉬운 그림과 함께 단계별로 표시한다. 마지막 섹션은 체력 수준별로 따라 하기 쉬운 운동 루틴을 초심자, 중급자, 숙련자 맞춤형 프로그램으로 엄선해 소개한다.

『HIIT의 과학』은 이제 막 피트니스의 세계에 입문하려는 사람이나 고강도 인터벌 트레이닝 초심자, 기존 트레이닝 루틴을 한 단계 끌어올리고자 하는 숙련자 모두에게 환상적인 출발점이 될 것이다. 목적이 개인 맞춤형 트레이닝 계획을 세우는 것이든 고강도 인터벌 트레이닝 운동의 메커니즘에 대한 이해를 높이는 것이든, 아니면 체중 감량과 탄탄한 몸 가꾸기를 목적으로 하는 사람이든, 이 모든 요소를 아우르는 『HIIT의 과학』이 그 여정에서 멋진 동반자가 되어 줄 것이다. 루틴을 진행하면서 익숙해지면 운동 강도와 시간을 늘릴 수 있다는 점에서 이 책은 오랜 기간 곁에 두고 의지할 경전이 될 것이다.

잉그리드 클레이
www.ingridsclay.com

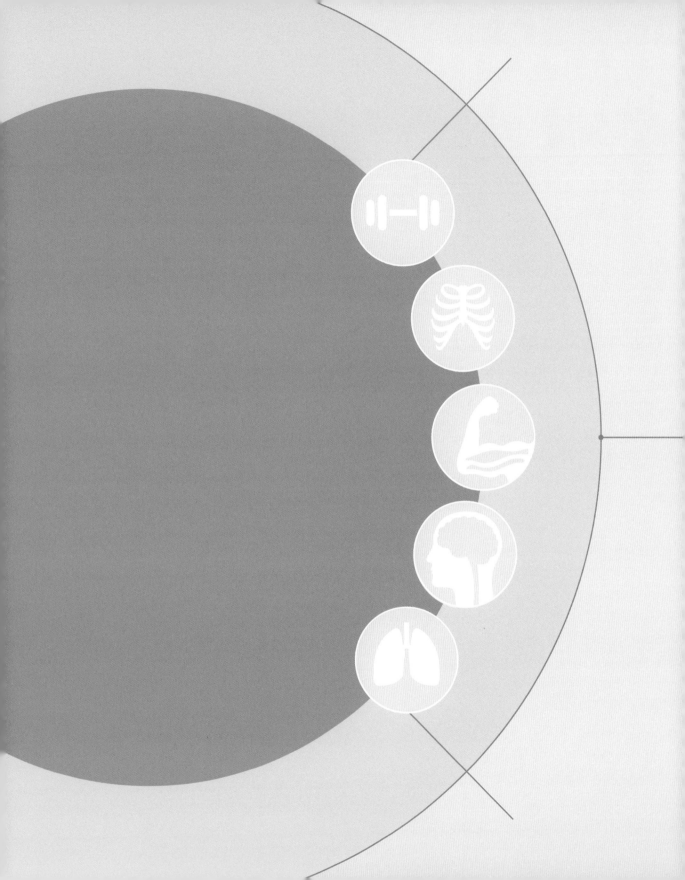

HIIT
생리학

고강도 인터벌 트레이닝(HIIT)은 운동을 수행하는 시간(인터벌)에는 고강도로 전력을 다해 밀어붙이고 짧은 휴식 시간(인터벌)을 이용해 재충전하는 체력 단련 운동이다. 이 섹션에서는 이런 성격의 고강도 인터벌 트레이닝이 근육, 신체 기능, 영양 대사 등 우리 몸의 생리적 측면에 어떤 영향을 주는지 살펴보며, 또한 고강도 인터벌 트레이닝이 인지 기능에 작용하는 이점을 탐구한다.

고강도 인터벌 트레이닝의 장점

고강도 인터벌 트레이닝(HIIT) 운동을 하는 동안

우리 몸은 근력 운동과 유산소 운동을 혼합한 강도 높은 운동과 짧은 시간의 회복을 반복한다. 여러 강도의 활동을 섞어서 수행하는 운동 방식은 건강과 신체 상태에 어떤 이점이 있을까?

고강도 인터벌 트레이닝의 차별점

공원에서 달리는 조깅과 비교하면 고강도 인터벌 트레이닝은 빠르고 맹렬하다. 강도를 최대치로 높인다면 단 10분만으로도 끝낼 수 있다. 연구에 따르면 이렇게 짧은 몇 분짜리 고강도 인터벌 트레이닝이 중강도나 저강도로 유산소 운동을 몇 시간 하는 것보다 칼로리와 지방 연소에 훨씬 효과적이라고 한다. 그렇게 되는 이유는 고강도 인터벌 트레이닝을 할 때 우리 몸이 다음에 무엇이 올지 대비할 수 없기 때문이다. 같은 강도에 같은 속도로 장시간 유산소 운동을 하면 인체가 적응해 에너지를 절약하는 신진 대사 상태가 된다. 하지만 고강도 인터벌 트레이닝은 운동하는 내내 심박수와 운동 부하가 수시로 바뀌기 때문에 우리 몸이 항정 상태를 찾아내지 못해 계속해서 높은 속도로 칼로리를 연소한다. 또한 운동 후 회복 단계에서도 상승한 신진 대사 상태가 훨씬 오래 지속된다.(16~17쪽 참조)

면역력 강화

운동은 건강 전반에 이로워 궁극적으로 면역계에 도움이 된다. 과학자들이 직접적 상관 관계를 보여 주는 다양한 이론을 제시하고 있지만, 확실하게 결론이 나온 연구는 아직 없다. 한 이론은 운동이 혈액과 림프액의 흐름을 높여 전신을 순환하는 면역세포의 활동이 향상된다고 주장한다. 운동이 염증을 감소시켜 만성 염증으로 손상된 면역 기능을 지원한다는 이론도 있다. 운동은 면역계에 악영향을 미치는 정신적 스트레스도 감소시키는 것으로 증명된 바 있다.

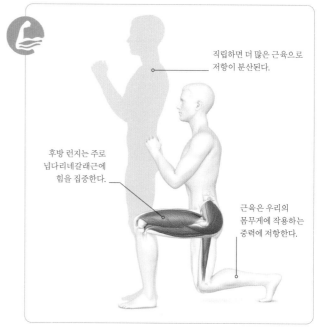

직립하면 더 많은 근육으로 저항이 분산된다.

후방 런지는 주로 넙다리네갈래근에 힘을 집중한다.

근육은 우리의 몸무게에 작용하는 중력에 저항한다.

체중 저항

고강도 인터벌 트레이닝의 거든 모든 운동은 체중 저항을 이용하는 데 주된 초점을 둔다. 즉 근육을 체중에 작용하는 중력에 저항하게 만드는 것이다. 따라서 고강도 인터벌 트레이닝은 장비가 거의 필요하지 않으며 언제 어디서나 할 수 있는 운동이다. 아마도 달에서는 어렵지만!

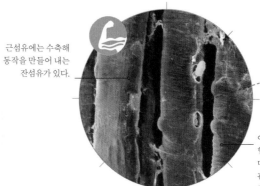

근섬유에는 수축해 동작을 만들어 내는 잔섬유가 있다.

에너지 전환은 혈류와 미토콘드리아와 관련 있다.
(15쪽 참조)

신진 대사

신진 대사는 고강도 인터벌 트레이닝 중 근육 수축에 필요한 에너지를 생성하는 작용이다. 전력을 다해 완전 멈춤과 다시 시작하는 고강도 인터벌 트레이닝의 특성상 신진 대사가 장시간 지속하는 저강도 운동보다 활발해진 신진 대사 상태가 더 오래 유지된다.

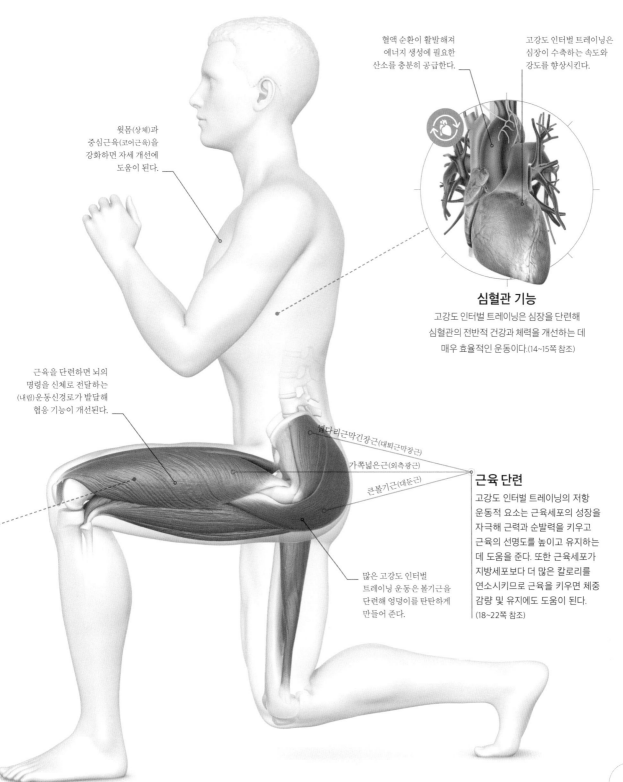

혈액 순환이 활발해져 에너지 생성에 필요한 산소를 충분히 공급한다.

고강도 인터벌 트레이닝은 심장이 수축하는 속도와 강도를 향상시킨다.

윗몸(상체)과 중심근육(코어근육)을 강화하면 자세 개선에 도움이 된다.

심혈관 기능

고강도 인터벌 트레이닝은 심장을 단련해 심혈관의 전반적 건강과 체력을 개선하는 데 매우 효율적인 운동이다.(14~15쪽 참조)

근육을 단련하면 뇌의 명령을 신체로 전달하는 (내림)운동신경로가 발달해 협응 기능이 개선된다.

넓다리근막긴장근(대퇴근막장근)

가쪽넓은근(외측광근)

큰볼기근(대둔근)

근육 단련

고강도 인터벌 트레이닝의 저항 운동적 요소는 근육세포의 성장을 자극해 근력과 순발력을 키우고 근육의 선명도를 높이고 유지하는 데 도움을 준다. 또한 근육세포가 지방세포보다 더 많은 칼로리를 연소시키므로 근육을 키우면 체중 감량 및 유지에도 도움이 된다. (18~22쪽 참조)

많은 고강도 인터벌 트레이닝 운동은 볼기근을 단련해 엉덩이를 탄탄하게 만들어 준다.

효율적인 고강도 인터벌 트레이닝 운동

우리 몸은 생각보다 훨씬 똑똑해서 수의적, 불수의적으로 반응한다. 달리고 뛰어오르고 들어 올리고 자전거 페달을 밟고 헤엄치고 또 그밖에도 많은 것을 할 수 있다. 이 모든 것을 효과적으로 하기 위해서는 에너지가 필요하다. 인체는 우리가 먹는 것을 흡수해 의식하지 않아도 이 연료를 에너지로 변환한다.

에너지 변환

우리 몸은 탄수화물, 단백질, 지방을 연료로 섭취한 뒤 호흡이라는 과정을 통해 에너지로 변환한다. 몸이 생명을 유지하고 다양한 활동을 수행하는 데 음식 열량(음식 에너지)을 사용하는 비율을 대사율(metabolic rate)이라고 한다. 휴식 상태에서 총 에너지 변환율을 기초 대사율(basal metabolic rate, BMR)이라고 한다. 기초 대사율은 연령, 성별, 총체중, 근육량 등 몇 가지 요인에 따라 달라진다. 근육은 체지방보다 더 많은 칼로리를 소모하기 때문에 근육량이 많은 운동 선수들은 대개 기초 대사율이 더 높다. 다양한 활동을 하는 동안 에너지 소모량은 산소 소모량(VO$_2$, oxygen consumption, 산소 섭취량)을 측정해 확인할 수 있다. 호흡을 통해 에너지를 방출할 때 일어나는 화학 작용에 산소가 필요하기 때문이다. 몸속의 세포가 에너지를 이용하고 전달하고 저장하는 주요 수단은 아데노신 3인산(adenosine triphosphate, ATP) 분자다.

ATP 이용

우리 몸은 유산소(호기성) 호흡, 무산소(혐기성) 당분해, 무산소 인원질의 세 시스템을 거쳐서 근육 수축의 에너지원인 ATP를 생성한다. 이 세 과정은 서로 연결되어 있으며 우리의 생존을 위해 함께 작동한다. 유산소 대사가 없으면 일상 활동을 지속적으로 수행하는 데 필요한 에너지원이 부족해진다. 무산소 대사가 없으면 가령 싸울 것이냐 달아날 것이냐 판단해야 하는 상황에서 즉각 행동에 들어갈 능력이 심각하게 손상된다.

에너지 시스템

유산소 호흡은 몸에 동력을 공급하는 주 시스템으로, 산소가 있는 상태에서 화학 작용을 일으켜 포도당 같은 음식 열량을 ATP 분자로 변환하는 시스템이다. 무산소성 호흡은 산소 없이 에너지를 생성하는 시스템으로, 인원질과 당분해 두 과정이 있다. 인원질 시스템은 세포 속에 저장된 ATP 분자를 활성화해 즉각적으로 사용할 수 있게 한다. 당분해 시스템은 활성화된 ATP 분자를 산소가 충분히 섭취되기 전까지 아주 짧은 시간 동안 에너지를 공급하며, 운동 강도가 높아 심혈관계통의 산소 공급 능력(최대 산소 소모량 VO$_2$ max, 14~17쪽 참조)이 받쳐 주지 못하는 경우에도 작동한다.

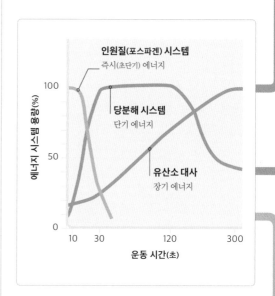

구분
- 인원질 시스템 (ATP-PCr)
- 당분해 시스템 (glycolysis)
- 산화적 대사 (oxidative metabolism)

유산소 호흡

주로 미토콘드리아 세포(15쪽 참조)에서 일어나는 유산소 호흡에는 포도당을 ATP로 변환하기 위해 산소가 필요하며, 노폐물로 이산화탄소와 물을 배출한다. ATP 생성 속도는 느리지만 무산소 대사보다 훨씬 많은 에너지를 만들어 낸다. 당분해를 통해 최대 3개 분자를 생성하는 무산소 대사에 비해 유산소 대사는 38개의 ATP 분자를 만든다. 유산소 대사는 우리 몸의 기본 기능에 필수적인 작용이며, 지속적인 저강도, 중강도, 고강도 운동을 지원하는 주요 에너지원이다. 고강도 인터벌 트레이닝에서 유산소 호흡은 유산소 운동의 동력이 되며 고강도 근력 운동 후 에너지 회복을 돕는다.

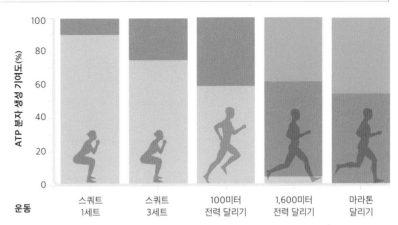

운동을 위한 에너지

에너지를 공급하는 시스템은 세 종류인데, 운동의 종류에 따라 각기 다른 에너지 시스템이 기여한다. ATP-PCr 시스템은 근력 운동에 에너지를 공급하며, 다른 시스템은 세트 중간에 ATP를 보충하는 데 도움을 준다.

무산소 호흡: 당분해

무산소 당분해는 무리가 가지 않는 정도의 시간 동안 지속되는 고강도 운동, 일명 HIIT에 필요한 에너지를 공급한다. 이때는 심장이 혈액을 최대한 빠르게 펌프질하지만 산소를 제때에 근육에서 필요로 하는 만큼 만들어 내지 못한다. 산소가 없는 세포의 세포질에서 일어나는 당분해는 발효 과정을 거쳐 2~3개의 ATP 분자를 생성하며 부산물로 젖산염이 만들어진다. 혈액에 축적된 젖산염이 유산소 호흡으로 제거되지 않으면 근육통, 근육 작열감, 피로, 빠른 호흡, 복통,

메스꺼움 등의 증상을 동반하는 젖산산증이 발생한다. 격렬한 고강도 인터벌 트레이닝 운동을 하면서 아직 이런 증상을 느끼지 못했다면, 조만간 느끼게 될 것이다. 다행히도 젖산산증은 일시적이고 가역적이다. 산소가 충분히 공급되면 젖산은 다시 피루브산으로 대사되어 유산소 호흡에 재사용될 수 있다.

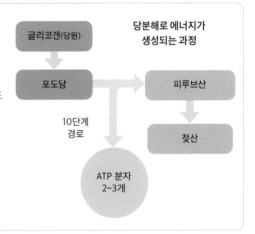

당분해로 에너지가 생성되는 과정

무산소 호흡: 인원질

이 과정은 크레아틴 인산(phosphocreatine(Pcr) 또는 creatine phosphate(CP). 인산화된 크레아틴 분자.—옮긴이)을 이용하며, 아주 빠른 속도로 ATP 분자가 생성된다. 크레아틴 인산은 분해된 ATP를 복원해 에너지를 생성하는 데 사용된다. 근육에 저장된 크레아틴 인산과 ATP는 총량이 적어서 근육 수축에 사용할 수 있는 에너지는 제한적이다. 하지만 즉각 공급이 가능하기 때문에 운동을 시작할 때 또는 전력 달리기나 고강도 인터벌 트레이닝처럼 1~30초 지속되는 단기 운동 중 일어나는 근수축에 필수적인 에너지원이다.

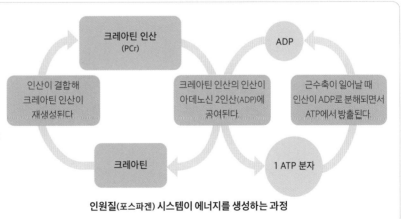

인원질(포스파겐) 시스템이 에너지를 생성하는 과정

심혈관 건강
개선하기

체력의 핵심 지표는 우리 몸이 심혈관계통을 통해서 산소를 근육으로
얼마나 효율적으로 운반해 신체 활동에 필요한 에너지를 방출할 수 있느냐다.
고강도 인터벌 트레이닝 프로그램은 심혈관 건강을 개선하는 데 훌륭한
방법이다.

혈액 순환

유산소 호흡이 신체의 주요한 에너지 생성 방식이다.
이 과정에서 산소가 혈액을 통해 세포로 운반되는데,
이 세포에서 저장된 에너지를 신체 활동에 사용할 수
있는 에너지로 변환하는 화학 반응에 산소가
필요하다. 심장의 펌프 작용은 동맥을 통해
산소가 공급된 혈액을 전달하고 산소가
부족한 혈액(정맥혈)을 이산화탄소
노폐물과 함께 정맥으로 내보내 허파를
통해 몸 밖으로 배출하는 전신의 혈액
순환을 유지시킨다.

훈련 적응

고강도 인터벌 트레이닝은 심장이
수축할 때마다 더 빠른 속도로
작동하고 더 많은 혈액을 펌프질하도록
단련시키고, 전체 혈액량과 산소를
운반하는 헤모글로빈의 수량을
증가시키며, 근육 주변 모세혈관의
밀도를 높이고 기능을 개선하는 등
여러 경로로 심혈관의 효율성을 높인다.

구분
● 동맥　● 정맥

심혈관계통

모세혈관

혈액의 산소와 영양분을 근육 세포로
전달하고 이산화탄소 같은 노폐물을
제거하는 작용은 모세혈관이라고 하는
아주 가는 혈관을 통해서 이루어진다.

규칙적인 운동으로
심장이 순환시키는
혈액량을 증가시킬
수 있다.

적혈구가
산소를
운반한다.

혈액

혈액은 허파에서 흡수된 산소와
소화 기관의 영양분을 순환시켜
세포에 저장된 에너지 방출을
촉진하며, 정맥혈은 우리가 숨을
내쉴 때 배출된 이산화탄소를
폐로 다시 운반해 제거한다.

심혈관 능력 측정하기

가장 보편적인 유산소 운동 능력 측정법은 방법은 운동 중 최대 산소 소모량(VO_2 max)을 계산하는 것이다. 이 점수는 전력을 다해 운동하는 동안 최대한으로(max) 소모할 수 있는, 즉 유산소 세포 호흡에 근육에서 사용할 수 있는 산소(O_2) 양(volume)을 나타낸다. 이것을 측정하면 고강도 인터벌 트레이닝을 시작할 때 어떤 수준의 루틴으로 할지 선택하기 편리하다. 운동을 진행하면서 최대 산소 소모량을 다시 측정해 진전 상황을 추적할 때 기준점으로 사용할 수 있다.

쿠퍼 테스트

1968년 켄 쿠퍼(Ken Cooper) 박사가 개발한 쿠퍼 테스트가 최대 산소 소모량을 측정하는 가장 손쉬운 방법이다. 12분 동안 달릴 수 있는 최대 거리를 달린 뒤 달린 총 거리를 다음 공식에 적용해 최대 산소 소모량을 계산한다.(킬로미터 또는 마일 중에서 적합한 것을 사용한다.)

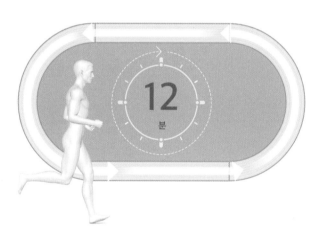

$$(22.35 \times \text{총 거리 킬로미터}) - 11.29$$

또는

$$(35.96 \times \text{총 거리 마일}) - 11.29$$

= 최대 산소 소모량(VO_2 MAX)

테스트 수행

정확한 결과를 얻으려면 될 수 있는 한 평평하고 고른 표면에서 달리도록 한다. 육상 트랙이 가장 이상적이다. 타이머를 12분으로 설정하고 최대한 멀리 달린 뒤 총 거리를 기록한다.

미토콘드리아의 역할

미토콘드리아는 대사 활동을 조절하고 화학 에너지를 생성하는 세포 내 작은 기관으로, 근육 섬유에 존재하며 신체 활동을 수행하는 데 중요한 역할을 수행한다. 많은 연구를 통해 지구력 운동으로 미토콘드리아 기능이 향상된다는 것이 밝혀졌으며, 일부 연구에서는 고강도 운동이 중강도 운동보다 더 큰 효과를 발휘하는 것으로 나타났다. 요컨대 고강도 인터벌 트레이닝 프로그램을 수행함으로써 세포 수준에서 에너지 생성 능력을 향상시킬 수 있다.

항노화 효과

미토콘드리아는 나이가 들면서 기능이 감소하며 당뇨병, 심혈관 질환, 알츠하이머병과 관련이 있는 것으로 알려져 있다. 따라서 운동으로 미토콘드리아 합성을 자극해 노년기 건강을 지키는 데 힘을 얻을 수 있다.

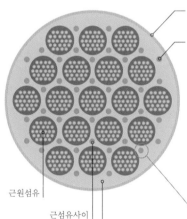

근육세포막

근육세포막하 미토콘드리아

근섬유

근육세포막하 미토콘드리아는 근섬유를 둘러싼 원형질 막인 근육세포막 아래 위치한다. 근섬유사이 미토콘드리아는 수축성 근섬유를 함유한 실 모양의 근원섬유 사이에 위치한다.

근원섬유

근섬유사이 미토콘드리아

근육세포질

에너지 생성

에너지 생성의 첫 단계는 근육세포질에서 이루어지는데, 여기에서 포도당이 피루브산으로 변환된다. 이 피루브산은 미토콘드리아로 들어가며, 유산소 상태에서 화학 반응을 통해 ATP 분자를 생성한다.(12쪽 참조)

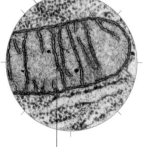

'크리스테(cristae)'라는 내막이 ATP의 유산소 합성을 위한 표면적을 넓혀 준다.

고강도 인터벌 트레이닝의 '후연소' 효과

고강도 인터벌 트레이닝은 운동 시간은 짧으면서도 느린 달리기에 비해 칼로리 연소 효과가 훨씬 더 크다. 가장 큰 이유는 최대 강도의 격한 운동과 빈도 높은 짧은 휴식의 조합이 가져오는 후연소 효과 때문이다. 긴 시간에 걸쳐 피로가 회복되는 이 현상이 운동 후 산소 과소비(excess post-exercise oxygen consumption, EPOC) 다.

회복에 '장작 넣기'

고강도 인터벌 트레이닝 운동으로 인체는 신진 대사가 운동 후 최대 24시간 동안 EPOC 수준 이상으로 활발해지는 효과를 얻을 수 있다. 신진 대사 효율을 유지하기 위해서는 언제 무엇을 먹느냐가 중요하다. 끼니를 거르거나 끼니 간격을 넓게 두면서 하루가 끝날 무렵에 식사를 하면 신진 대사가 느려지고 혈당 수치가 떨어져 에너지가 부족해질 수 있다. 영양 균형이 좋지 못한 식단으로 EPOC 운동을 하면 근육 성장과 글리코겐 저장량 증가처럼 운동이 가져다주는 신체적 적응에도 지장이 생길 수 있다. 운동을 하는 날에는 다량 영양소(26~27쪽 참조)의 균형이 잘 잡힌 소량의 식단으로 일정한 간격을 두고 4~5회 식사를 권장한다. 불이 꺼지지 않고 잘 타오를 수 있도록 몇 시간 간격으로 장작을 넣어 주는 것과 같다.

EPOC란 무엇인가?

앞서 살펴보았듯이, 고강도 인터벌 트레이닝 운동을 수행하는 데 필요한 근육 수축 능력을 강화하기 위해서 우리 몸은 저장된 포도당을 ATP 분자로 변환한다.(12~15쪽 참조) ATP 변환의 주요 방식은 유산소 상태의 화학 반응인데, 여기에 필수 요소인 산소는 심혈관계통으로 공급된다. 운동이 끝난 뒤에도 우리 몸은 소모된 글리코겐 저장량을 다시 채우고 전반적인 항상성 균형을 되돌리기 위해서 에너지 소비량을, 따라서 산소 소모량을 증가시킨다. 이 회복 기간에 운동 후 산소 과소비, 즉 EPOC가 발생해 우리 몸이 휴식 상태로 조정되면서 신진 대사가 촉진된다. 오른쪽 그래프가 보여 주듯이 짧은 고강도 인터벌 트레이닝 운동 후의 EPOC의 지속 시간이 중강도의 정상 상태 유산소 운동을 오래 할 때보다 훨씬 길다.

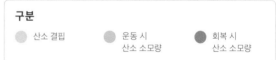

구분

산소 결핍	운동 시 산소 소모량	회복 시 산소 소모량

EPOC 상태에서 일어나는 생리 작용

운동 후 산소 과소비(EPOC) 상태에서 회복되는 동안 다양한 생리 작용이 일어나 몸이 기초 대사율이 에너지 필요량을 충족시킬 수 있는 휴식 상태로 돌아간다. 심박수와 호흡수를 낮추고 심부 체온을 정상 37도로 되돌리기 위해서는 더 높은 산소 수치와 신진 대사율이 요구된다. 또한 운동 후 산소 과소비 상태에는 고갈된 에너지 저장량을 채우는 과정, 근육 성장과 호흡 효율성 개선 등 운동 강도에 맞추어 조절이 이루어지는 생리적 적응 과정이 요구된다.

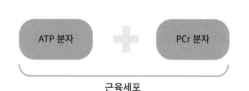

근육세포에 저장된 에너지

근육세포에 저장된 소량의 ATP 분자와 PCr 분자가 단기의 폭발적인 운동에 필요한 화학적 에너지를 공급하며, 이 에너지는 운동 후 산소 과소비 기간에 재충전된다.

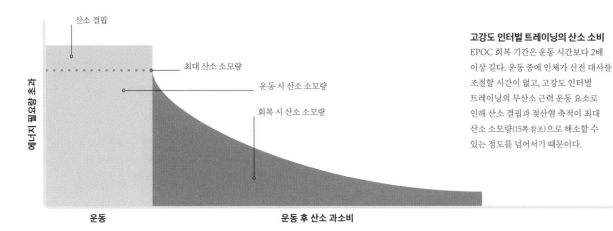

고강도 인터벌 트레이닝의 산소 소비
EPOC 회복 기간은 운동 시간보다 2배 이상 길다. 운동 중에 인체가 신진 대사를 조절할 시간이 없고, 고강도 인터벌 트레이닝의 무산소 근력 운동 요소로 인해 산소 결핍과 젖산염 축적이 최대 산소 소모량(15쪽 참조)으로 해소할 수 있는 정도를 넘어서기 때문이다.

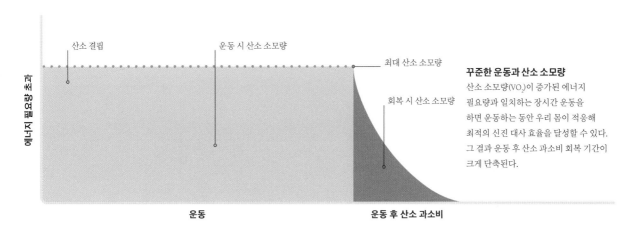

꾸준한 운동과 산소 소모량
산소 소모량(VO_2)이 증가된 에너지 필요량과 일치하는 장시간 운동을 하면 운동하는 동안 우리 몸이 적응해 최적의 신진 대사 효율을 달성할 수 있다. 그 결과 운동 후 산소 과소비 회복 기간이 크게 단축된다.

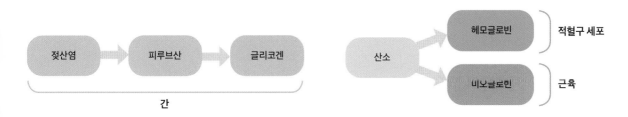

젖산염이 글리코겐으로 변환
산소가 충분히 공급되면 유산소 호흡의 결과로 젖산염이 먼저 피루브산으로 변환되고, 그다음으로 간에 알갱이 형태의 글리코겐으로 저장된다.

'-글로빈 단백질'에 산소 재공급
운동 후 산소 과소비 기간 동안 산소 운반과 흡수에 필수적인 혈액의 헤모글로빈 단백질과 근육의 미오글로빈 단백질에 산소가 다시 공급된다.

근육의 **작용 원리**

근육은 몸의 움직임을 제어해 점프에서 음식 씹기까지 모든 동작을 하게 하는 기관이다.
높은 강도의 인력과 장력을 버티게 하는 결합 조직인 힘줄이 근육과 뼈를 이어 준다.
근육은 쌍을 이루어 주기적으로 짧아지고 길어지면서 서로 길항적으로 작용한다.

근육 수축

긴장 상태에서 근육은 길이가 변하거나(등장성 수축) 같은 길이를 유지(등척성
수축)할 수 있다. 바이셉스(위팔두갈래근) 컬 같은 동심 수축 운동에서는
근육이 힘을 주거나 저항을 버티는 동안 근육이 짧아진다. 턱걸이 때 몸을
내리는 동작 같은 편심성 수축 운동에서는 힘을 내는 동안 근육이 늘어난다.
편심성 수축에는 수의적 수축과 불수의적 수축이 있다.

대항근(길항근)
위팔두갈래근(상완이두근)이
팔을 펴게 해 준다.

작용근(주동근)
위팔세갈래근(상완삼두근)이
팔의 폄 동작을 추진한다.

폄(신전)
관절 각이 커진다.

협동근(협력근)
위팔근(상완근)과
위팔노근(상완요골근)이
암 컬의 두 단계(덤벨 들어
올리기와 내리기)를 보조한다.

편심성 수축
편심성 수축이 일어나는 동안 근육에서는 길이가 늘어나면서
근력이 생성된다. 편심성 수축은 근육이 장력을 받아 늘어나는
작용으로, 움직임에 '제동'을 걸거나 속도를 늦추는 역할을 한다.
이 그림에서 덤벨을 아래로 내리는 동작에 제동을 걸어 주는 것이
위팔두갈래근의 편심성 수축 작용이다.

근육의 **상호 작용**

한 쌍의 길항근에서는 한 근육이 수축할 때 다른 근육이 이완되거나 길어진다. 수축하는 근육을 주동근이라고 하고 이완하거나 길어지는 근육을 길항근이라고 한다. 예를 들면 바이셉스 컬 운동에서 위팔두갈래근은 수축해 동작을 만들어 내는 주동근이 되고, 위팔세갈래근은 이완함으로써 위팔두갈래근의 동작이 이루어지도록 하는 길항근이 된다.

 동작이 숙련되는 과정

길항근의 동시수축은 신경근의 반응으로, 주동근과 길항근이 동시에 작동하는 현상이다. 이 유형의 동시수축은 트레이닝을 처음 시작하는 단계에 나타나는데, 인체가 관절의 안정성과 동작의 정확성을 향상하는 과정이다. 이런 까닭에 처음에는 근육이 잘 협응하는 부드러운 움직임이 나오기 어렵다. 지속적인 단련을 통해서 점차 협응력이 향상된 '리프트' 동작을 할 수 있게 된다.

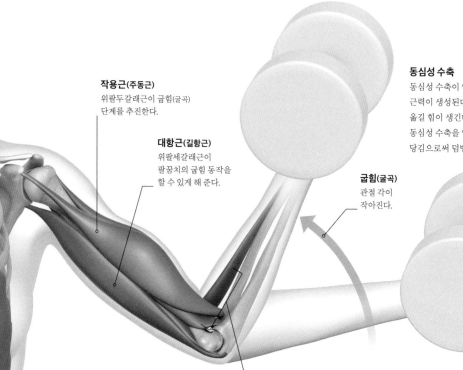

작용근(주동근)
위팔두갈래근이 굽힘(굴곡) 단계를 추진한다.

대항근(길항근)
위팔세갈래근이 팔꿈치의 굽힘 동작을 할 수 있게 해 준다.

동심성 수축
동심성 수축이 일어나는 동안 근육이 짧아지면서 근력이 생성된다. 근육이 짧아져 무거운 물체를 옮길 힘이 생긴다. 이 그림에서는 위팔두갈래근이 동심성 수축을 일으켜 팔꿈치를 가슴 쪽으로 당김으로써 덤벨을 들어 올린다.

굽힘(굴곡)
관절 각이 작아진다.

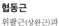 **협동근**
위팔근(상완근)과 위팔노근(상완요골근)이 암 컬의 두 단계(덤벨 들어 올리기와 내리기)를 보조한다.

등척성 수축
등척성 수축이 일어나는 동안 근육에서는 길이 변화 없이 근력이 생성된다. 일정 자세를 유지할 때 일어나는 수축이다. 예를 들어 배 근육(복근)의 등척성 수축으로 중심근육(코어근육)의 안정성을 높여 목표 근육을 집중적으로 공략할 수 있다.

구분

- 🔴 장력이 가해질 때 짧아진다. (단축성, 동심성 수축)
- 🔵 장력이 가해질 때 길어진다. (신장성, 편심성 수축)
- ⚫ 움직임도 길이 변화도 없다.(등척성 수축)

고강도 인터벌 트레이닝의
근육 성장 원리

고강도 인터벌 트레이닝은 근육을 만들고 강화하고 근육량을 유지하는 데만이 아니라
지근섬유 대비 속근섬유의 비중을 높이는 데도 효과적인 운동이다. 근육을 키우기 위해서는
유산소 운동보다는 근력 운동 위주로 구성하는 것이 바람직하다.

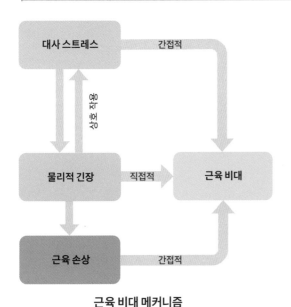

근육 비대 메커니즘

근육 성장에 필요한 **자극**

근육을 키우기 위해서는 기계적 장력(근육에 가해지는 물리적 자극,
즉 높은 무게를 들었을 때 근육이 받는 압박감.—옮긴이), 근육 피로,
근육 손상을 견뎌야 한다. 무거운 것을 들어 올리면 근육 속의
수축 단백질이 힘을 받아 무게의 저항을 이겨 낼 장력이 발생한다.
이 물리적 장력이 근육비대(근육 성장)를 이끌어내는 힘이다. 물리적
장력으로 인해 근육에 구조적 손상이 생길 수 있는데, 이 장력으로
인한 근육 단백질 손상이 인체 복구 반응을 자극한다. 근육 단백질
내 손상된 근섬유가 근육량을 증가시키는 것이다. 근섬유가
근육 수축을 돕는 에너지 분자인 ATP(아데노신 3인산, 12~13쪽 참조)
공급량을 소진했을 때 물리적 피로가 발생한다. 이 상태에서는
지속적으로 근육 수축을 위한 연료를 공급할 수 없어 일정 중량
이상을 제대로 들어 올릴 수 없게 된다. 이러한 대사 스트레스가
근육량 증가 효과를 낼 수도 있다.

근육의 **성장 과정**

뼈대근육(골격근) 단백질은 하루 단위로 합성과 분해가 반복된다.
근육은 근육 단백질 합성 속도가 분해 속도보다 빨라질 때
성장한다. 근육비대는 근원섬유, 근형질 유체, 결합 조직 등 여러
구성 요소의 적응 반응이 수반되는 복합적 과정이다.

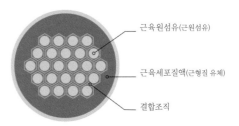

성장 전 근섬유
이 원은 근육 다발 속에 있는 한 근섬유의
횡단면을 보여 준다. 하나의 근섬유 안에는
많은 수의 근원섬유가 있고, 이것을 근형질
유체와 한 겹의 결합 조직이 둘러싸고 있다.

근육 위성세포

뼈대근육 위성세포는 근섬유 유지와 복구, 재생(remodelling)에서 중대한 역할을 맡는 것으로 알려져 있다. 근육 위성세포는 단핵세포로, 근섬유의 기저막과 원형질막 사이에 '쐐기'처럼 박혀 있다. 이 위성세포는 줄기세포처럼 기능하며 뼈대근육의 추가적 성장과 발달을 담당한다. 근육 위성세포는 앉아 지내는 생활 방식으로 인해 평상시에는 휴지 상태에 들어가 있다.

 연령에 따른 근육량 감소

근육 위성세포는 사용하지 않으면 소실되거나 휴지 상태가 된다. 위성세포는 나이가 들어가면서 자연적으로 감소하지만, 운동이 이 쇠퇴를 막아 준다. 30세가 넘으면 규칙적으로 근육을 활성화하는 것이 중요하며, 그렇지 않으면 근육량 재생 능력을 상실할 수 있다.

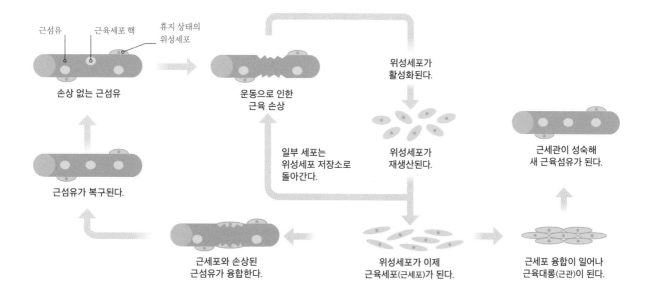

근섬유 · 근육세포 핵 · 휴지 상태의 위성세포

손상 없는 근섬유

운동으로 인한 근육 손상

위성세포가 활성화된다.

근세관이 성숙해 새 근육섬유가 된다.

근섬유가 복구된다.

일부 세포는 위성세포 저장소로 돌아간다.

위성세포가 재생산된다.

근세포와 손상된 근섬유가 융합한다.

위성세포가 이제 근육세포(근세포)가 된다.

근세포 융합이 일어나 근육대롱(근관)이 된다.

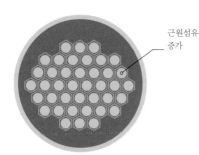

근원섬유 증가

근원섬유 비대
근원섬유 단백질이 하나의 근육세포 단백질의 60~70퍼센트를 구성한다. 근원섬유 비대는 근형질의 증가로 근원섬유 전체의 크기 또는 수가 증가하는 것을 의미한다.

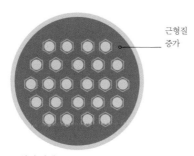

근형질 증가

근형질 비대
근형질(미토콘드리아, 근소포체, 가로세관(횡문세관), 효소, 글리코겐 등의 기질로 이루어져 있는 세포질)의 부피가 증가하면 근육이 성장한다.

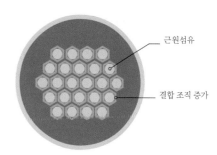

근원섬유

결합 조직 증가

결합 조직 비대
근육의 세포 외 바탕질(기질)은 3차원으로 이루어진 결합 조직이다. 결합 조직의 미네랄과 단백질 함량이 증가하면 근육이 커진다.

근육의
구조와 조직

인체에는 약 600개의 근육이 있다.
근육은 심장의 심근육, 장기의 민무늬근(평활근),
뼈대근육(골격근), 이 세 유형으로 분류할 수 있다.

뼈대근육

우리 몸은 힘줄을 통해 뼈와 관결에 연결된
뼈대근육을 사용해 움직이며, 여러 근육이
동조된 수축을 통해 움직임을 만들어 낸다.
근육과 근육의 움직임을 연구해 정신과 신체의
상호 작용을 이해함으로써 사용되는 근육의
복잡한 작용을 시각화해 움직임에 효율성을
높일 수 있다.

근육원섬유(근원섬유)
배열을 확대한 이미지

팔꿉관절 굽힘근(주관절 굴근)
위팔두갈래근(상완이두근)
위팔근(상완근, 깊이 있음)
위팔노근(상완요근)

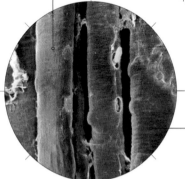

근육 단백질의 배열이
줄무늬(가로무늬근)로
나타난다.

뼈대근육 섬유

뼈대근육 섬유는 다른 신체 조직과 마찬가지로
부드럽고 연약하다. 결합 조직이 근수축 시
근섬유에 가해지는 압력을 견딜 수 있는
지지대이자 안전판 역할을 수행한다.

가슴 근육(흉근)
큰가슴근(대흉근)
작은가슴근(소흉근)

갈비사이근(늑간근)

위팔근(상완근)

배 근육(복근)
배바깥빗근(외복사근)
배속빗근(내복사근,
깊이 있어 보이지 않음)
배가로근(복횡근)

**엉덩관절 굽힘근
(고관절 굴근)**
엉덩허리근(장요근)
(엉덩근과 큰허리근 참조)
넙다리곧은근(대퇴
(넙다리네갈래근 참조
넙다리빗근(봉공근)
모음근(내전근, 아래)

모음근(내전근)
긴모음근(장내전근)
짧은모음근(단내전근)
큰모음근(대내전근)
두덩근(치골근)
두덩정강근(박근)

넙다리네갈래근(대퇴사두근)
넙다리곧은근(대퇴직근)
안쪽넓은근(내측광근)
가쪽넓은근(외측광근)
중간넓은근(중간광근, 깊이 있어
보이지 않음)

**발목관절 등쪽굽힘근(발등굽힘근,
족관절 배측굴곡근, 발목 족배굴곡근)**
앞정강근(전경골근)
긴발가락폄근(장지신근)
긴엄지폄근(장모지신근)

얕은 근육

깊은 근육

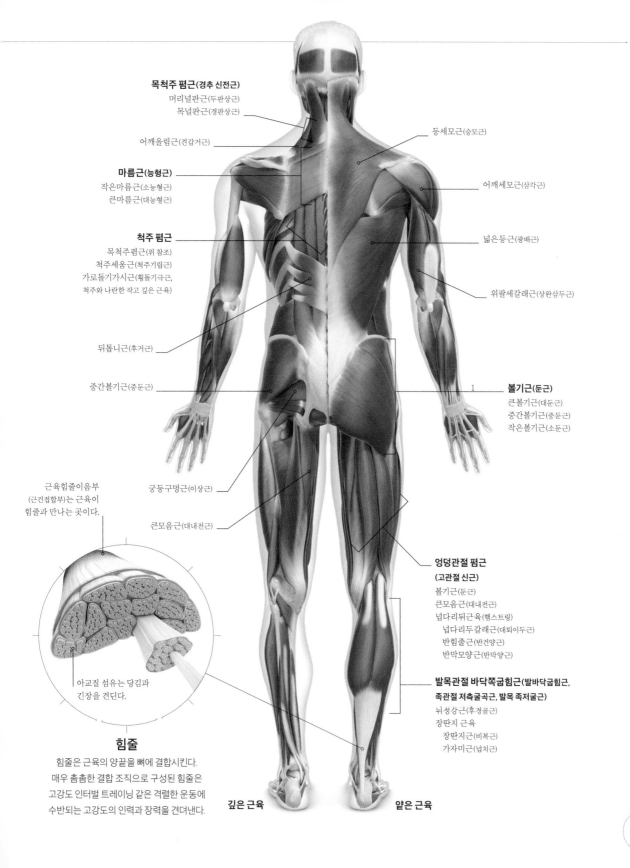

목척주 폄근(경추 신전근)
머리널판근(두판상근)
목널판근(경판상근)

어깨올림근(견갑거근)

마름근(능형근)
작은마름근(소능형근)
큰마름근(대능형근)

척주 폄근
목척주폄근(위 참조)
척주세움근(척주기립근)
가로돌기가시근(횡돌기극근,
척주와 나란한 작고 깊은 근육)

뒤톱니근(후거근)

중간볼기근(중둔근)

등세모근(승모근)

어깨세모근(삼각근)

넓은등근(광배근)

위팔세갈래근(상완삼두근)

1 **볼기근(둔근)**
큰볼기근(대둔근)
중간볼기근(중둔근)
작은볼기근(소둔근)

근육힘줄이음부
(근건접합부)는 근육이
힘줄과 만나는 곳이다.

아교질 섬유는 당김과
긴장을 견딘다.

궁둥구멍근(이상근)

큰모음근(대내전근)

엉덩관절 폄근

(고관절 신근)
볼기근(둔근)
큰모음근(대내전근)
넙다리뒤근육(햄스트링)
넙다리두갈래근(대퇴이두근)
반힘줄근(반건양근)
반막모양근(반막양근)

발목관절 바닥쪽굽힘근(발바닥굽힘근,
족관절 저측굴곡근, 발목 족저굴근)
뒤정강근(후경골근)
장딴지 근육
장딴지근(비복근)
가자미근(넙치근)

힘줄
힘줄은 근육의 양끝을 뼈에 결합시킨다.
매우 촘촘한 결합 조직으로 구성된 힘줄은
고강도 인터벌 트레이닝 같은 격렬한 운동에
수반되는 고강도의 인력과 장력을 견뎌낸다.

깊은 근육　　　　　　　**얕은 근육**

고강도 인터벌 트레이닝과
뇌

운동이 뇌에 미치는 긍정적인 영향에 대해서는 이제야 밝혀지기 시작했다.
운동은 뇌에 산소를 공급하고 엔도르핀과 호르몬을 분비시켜 뇌세포의 성장을 촉진하며,
뇌 신경망의 가소성을 향상시킨다. 또한 인지 기능과 정신 건강, 기억 능력을 개선해
우울증과 스트레스를 감소시킨다.

뇌와 신체의
상호 작용 향상

운동은 우리의 사고 능력과 감정 능력에 여러 가지
긍정적인 효과를 가져온다. 운동으로 인한 혈류량
증가는 뇌에 더 많은 산소와 에너지가 공급된다는
것을 의미한다. 정서적 측면에서는 운동이 행복
호르몬을 뇌로 보내 기분을 좋게 만든다. 《하버드
의과 대학 저널(*Harvard Medical School Journal*)》에
따르면, 운동은 뇌에서 유익한 단백질 방출을
유도하는 효과도 발휘한다. 이 영양 단백질(뉴트로핀.
신경 성장 인자)은 뇌세포의 건강을 지키며 새로운
뇌세포 성장을 촉진한다.

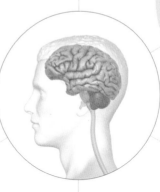

스트레스 감소:
운동은 만성 스트레스를
완화하는 것으로 밝혀졌으며,
운동 후 분비되는 엔도르핀은
기분 좋은 흥분을 즉각
유발한다.

수면 향상:
운동은 '서파'를 활성화하는
숙면 시간을 증가시켜 수면 질
개선에 이바지한다. 양질의 수면은
창의력을 향상시키고 뇌 기능을
강화한다.

치매 예방:
뉴로트로핀이 증가하면
치매와 관련된 뇌 조직 손상이
감소한다.

뇌 부피 증가:
연구를 통해서 운동으로
기억력과 학습과 관련된 뇌 영역인
해마의 크기가 증가한다는 것이
증명되었다.

인지 능력 향상:
연구 결과는 운동으로 인해 뇌로
유입되는 혈류량의 증가로 뉴트로핀
수치가 상승할 수 있음을 말해 주는데,
뇌의 적응 및 재생 능력을 촉진해 합리적
사고와 지적 능력 및 기억력 향상
효과를 가져올 수 있다.

고강도 인터벌 트레이닝과 **인지 능력 향상**

운동을 하면 뇌의 산소 수치가 상승하며 혈관신생(새로운 모세혈관 형성)이 활성화된다.
이 현상은 특히나 합리적 사고를 비롯해 여타 지적, 신체적, 사회적 능력을 관장하는 뇌 영역에서
일어난다. 운동은 또한 스트레스 호르몬인 코르티솔 수치를 낮추어 세로토닌과 노르에피네프린
같은 신경 전달 물질 수치를 높인다.

뇌신경신생

한때 과학자들은 뇌의 신경세포(뉴런)
수(약 860억 개)가 정해져 있다고 믿었다.
현재 과학자들은 연구를 통해서 학습과
기억에 중요한 해마 같은 영역에서도
신경신생(새로운 신경세포의 생성)이
일어날 수 있음을 증명했다. 또한
운동에는 뉴트로핀 수치를 상승시켜
신경신생과 신경가소성을 촉진시키는
효력(아래 참조)도 있음이 밝혀졌다.

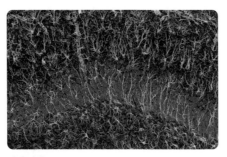

신생 뇌세포
현미경 수준 해상도로 구현된 이 뇌 해마 이미지에서
분홍색으로 표시된 것이 신경세포다. 고강도 인터벌
트레이닝은 새로운 신경세포 생성을 촉진한다.

 HIIT와 마음챙김

운동할 때는 외부의 지도나 지시 없이
단련에 집중하는 것이 좋다. 한 가지
방법은 몸과 마음의 연결성을 높이는
것으로, 단련하는 근육에 집중하는 것을
의미한다. 근육에 마음을 집중하면서
움직임을 인지하는 방법으로 목표
근육의 강화와 성장이 촉진된다는
연구 결과가 있다. 저항 운동(뼈대근육을
수축시키는 모든 형태의 운동. ― 옮긴이)과
마음챙김 명상을 결합한 운동법이다.

신경가소성

운동은 신경가소성 증가, 즉 상황과 환경에 적응하고 새 기술을
습득하며 기억과 정보 저장하는 뇌의 능력 향상과 관련 있는 것으로
밝혀졌다. 뇌의 신경회로는 많이 사용하면 할수록 단단해진다.
새 기술을 많이 연습하고 수행하는 만큼 신경회로가 강화된다.
몸을 단련하는 활동이 우리의 뇌도 단련시키는 것이다!

신경화학

신경세포와 신경세포 사이의 틈을 시냅스라고 한다. 전기 신호를
전달하기 위해서 뇌는 신경 전달 물질이라는 화학 물질을 사용하는데,
한 신경세포에서 이 물질을 분비하면 시냅스가 받아서 다음
신경세포로 신호를 전달한다. 고강도 인터벌 트레이닝은 도파민과
세로토닌 같은 신경 전달 물질 수치를 상승시키는데, 이것이 운동을
하고 나면 기분이 좋아지고 스트레스를 덜 받는 이유다.

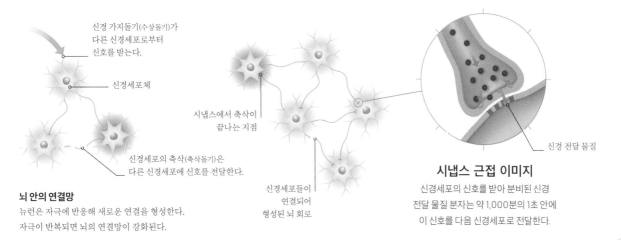

신경 가지돌기(수상돌기)가
다른 신경세포로부터
신호를 받는다.

신경세포체

신경세포의 축삭(축삭돌기)은
다른 신경세포에 신호를 전달한다.

시냅스에서 축삭이
끝나는 지점

신경세포들이
연결되어
형성된 뇌 회로

신경 전달 물질

뇌 안의 연결망
뉴런은 자극에 반응해 새로운 연결을 형성한다.
자극이 반복되면 뇌의 연결망이 강화된다.

시냅스 근접 이미지
신경세포의 신호를 받아 분비된 신경
전달 물질 분자는 약 1,000분의 1초 안에
이 신호를 다음 신경세포로 전달한다.

고강도 인터벌 트레이닝을 위한 **식단**

고강도 인터벌 트레이닝 프로그램을 시작하는 주 목표가 체중 감량이라 할지라도 장기적으로
신체 변화의 이점을 누리기 위해서는 충분한 영양을 섭취하고 잘 먹음으로써 운동 때마다
에너지를 적정량 공급하는 것이 중요하다. 이참에 다양한 식품군으로 구성된 자연 식품, 탄수화물,
단백질, 지방의 균형 잡힌 식단을 실천하자.

영양소

크기가 큰 다량 영양소는 크게 탄수화물, 단백질, 지방의 세 범주로 이루어진다.
탄수화물은 다양한 유형의 당분을 제공하는데, 이 당분은 체내에서 포도당으로
변환되어 우리 몸의 주요 에너지원인 글리코겐으로 저장된다. 여러 개의 아미노산으로
구성되는 단백질은 장기와 근육 등의 조직 생성 및 복구에 이용되며, 생명 활동에
중요한 신체 기능을 담당한다. 지방은 중요한 에너지원으로 우리 몸이 호르몬을 만드는
데도 사용된다.

미량 영양소

비타민과 무기질(미네랄)은 체내에 극히 소량
존재하나 면역력에서 세포 재생, 에너지
생성에 이르기까지 생명 유지에 없어서는
안 되는 영양소다. 비타민과 무기질은 영양
보충제보다는 자연 식품 상태로 섭취할 때
더 높은 흡수력과 활용도를 얻을 수 있다.

식단의 균형 잡기

탄수화물을 상당 비중으로 구성해야겠지만,
도넛이나 감자 튀김, 청량 음료만 먹으라는 뜻이
아님을 명심하자! 소화에 오래 걸려 더 긴 시간에
걸쳐 점진적으로 에너지를 방출하는 '자연 식품
(가공되지 않고 방부제 등의 성분을 넣지 않은 자연 그대로
상태의 식품. — 옮긴이)'을 고려하자. 섬유질과 미량
영양소를 함유한 통곡물과 채소, 과일(당분이
많으므로 과하지 않게), 허브가 좋은 예다. 단백질은
콩류, 견과류, 대두 등 식물성 단백질이나 육류, 생선,
유제품을 통해 일일 섭취량의 약 20퍼센트로 구성한다.
지방을 기피할 것이 아니라, 단가 불포화 지방산이나
다가 불포화 지방산처럼 유익한 지방으로 섭취하는
것이 바람직하다.

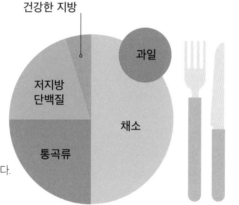

건강한 지방

과일

저지방
단백질

채소

통곡류

건강한 밥상
왼쪽은 하루 동안 매 끼니
섭취해야 할 영양소의 구성과
대략의 비중을 나타낸다.

섭취 비중 측정하기
다음 지침에 따라 손을 이용해
매 끼니 목표 섭취량을
직접 계산해 보자.

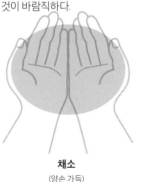

채소
(양손 가득)

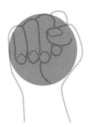

통곡류
(한 줌)

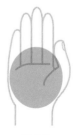

과일
(한 줌)

단백질
(손바닥 크기)

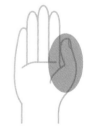

지방
(15~30밀리리터 또는
1~2테이블스푼)

운동 전과 운동 후 영양 섭취

특히 운동하는 날에는 규칙적이고 일관된 영양 섭취로 상승한 대사 작용에 연료를 공급해 운동 마친 뒤에 일어나는 후연소 효과(16~17쪽 참조)를 극대화하고 효과적인 회복을 통해 근육량 증가와 글리코겐 저장량 증가 등 운동 과정에 발생한 신체적 적응 결과를 공고히하는 것이 중요하다. 사람마다 다르지만 운동 직전이나 운동 중에는 식사를 피하며 운동 직후 회복에 도움 되는 간식 섭취를 권장한다.

언제 무엇을 먹을까
과도한 근육 분해를 피하기 위해서는 운동 직후 단백질 섭취가 필수라는 주장에 대해서는 여전히 논쟁이 뜨겁다. 하지만 이 섭취가 근육 합성에 도움이 된다는 근거는 이미 나와 있으며, 공복 상태에서 훈련한 경우에는 권장된다.

운동 전 음식 섭취
운동 전 식사나 간식 섭취는 에너지를 보충하고 근육 회복을 위한 준비 단계로 좋은 방법이다. 하지만 정식 식사는 운동하기 2~3시간 전에, 간식은 1시간 전에 해야 소화가 충분히 진행되어 운동을 방해하지 않는다.

공복 운동
공복 상태(예를 들면 수면으로 인한 자연 공복 상태인 아침)에서 운동하면 글리코겐 저장량이 부족해 지방 저장량에 의존하게 되므로 지방 연소에 더 도움이 된다고 생각하는 사람들이 있다. 개인마다 선호하는 방식이 있겠지만, 운동 전에 식사를 해야 한다고 느끼는 사람들도 있다.(나는 이쪽을 선호한다.)

운동 후 음식 섭취
에너지 저장량을 다시 채울 탄수화물과 근육 적응을 돕기 위한 단백질을 섭취해야 한다. 운동 후 얼마나 일찍 섭취하느냐는 본인에게 달려 있지만 너무 오래 끌지 않아야 하며, 운동 후 겪는 에너지 고갈 상태를 정제된 고당분 간식 먹을 핑계로 삼으면 안 된다. 복합 탄수화물, 양질의 단백질, 건강한 균형식을 섭취하자.

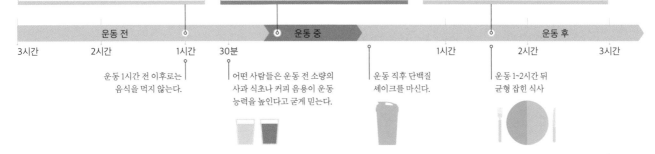

| 3시간 | 2시간 | 운동 전 | 1시간 | 30분 | 운동 중 | | 1시간 | 2시간 | 운동 후 | 3시간 |

운동 1시간 전 이후로는 음식을 먹지 않는다.

어떤 사람들은 운동 전 소량의 사과 식초나 커피 음용이 운동 능력을 높인다고 굳게 믿는다.

운동 직후 단백질 셰이크를 마신다.

운동 1~2시간 뒤 균형 잡힌 식사

체액 균형

우리 몸은 최대 60퍼센트가 물로 이루어져 있으며, 물에는 운동 능력에 영향을 미칠 수 있는 여러 가지 중요한 기능이 있다. 물은 땀 배출을 통해 체온을 조절하고, 영양소를 운반하고, 신진 대사를 통해 노폐물을 배출하며, 근육에 산소가 풍부한 혈액을 공급해 유산소 호흡을 할 수 있도록 혈류 속도와 혈류량을 유지한다.(12~15쪽 참조) 따라서 충분한 수분을 섭취해야 한다. 하지만 운동으로 땀을 많이 흘렸을 때는 과도한 수분 섭취가 위험한 나트륨 결핍 상태(저나트륨혈증)를 유발할 수 있으므로 주의가 필요하다.

물은 하루에 얼마나 마셔야 할까?
현재 권장량은 체중 1킬로그램당 30~40밀리미터지만, 땀 흘리는 정도, 활동 수준, 환경적 요소에 맞추어 매일 물 섭취량을 조정해야 한다.

50킬로그램
1.5~2 리터
6~8 잔 1일

70킬로그램
2.1~2.8 리터
8~11 잔 1일

100킬로그램
3~4 리터
12~16 잔 1일

코어 운동

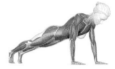

상체 운동

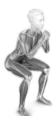

하체 운동

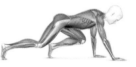

플라이오메트릭 운동

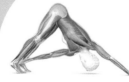

전신 운동

HIIT 운동

이 실전 섹션에서 소개하는 95가지 운동은 46가지 기본 동작에 도전 과제나 응용 동작을 추가한 49가지 변형 운동을 포함한다. 운동은 30~60초간 강도 높은 운동과 30~60초간 회복을 번갈아 수행한다. 운동 강도와 회복 기간에 변화를 주거나 둘 중 하나에 변화를 주면 운동 횟수를 무한히 늘릴 수 있게 된다. 운동마다 다양한 근육군을 목표로 하므로 집중하고 싶은 근육을 선택해 단련할 수 있다.

운동을
시작하며

이 섹션의 운동을 수행하면 심혈관 건강과 근력, 지구력을 모두 키울 수 있다.
각 운동은 특정 근육군을 목표로 하며, 해당 근육을 직접 찾아볼 수 있는
그림과 함께 올바른 자세와 호흡법을 따라하기 쉽게 설명한다. 안전한 운동이
될 수 있도록 설명에 주의를 기울여야 한다.

기본과 응용

본문은 신체 부위별 운동, 속도와 힘을 강화하는
플라이오메트릭(plyometric) 운동, 순발력과
심폐 지구력을 강화하는 전신 운동으로 구성된다.
각 운동은 '기본'과 이 기본의 '응용'으로 나누어
소개한다. 각 기본 운동은 특정 근육근 또는 개별
근육을 목표로 하는 프로그램으로, 각 응용 동작은
기본 동작을 수정해 난이도를 낮추거나 약간 다른
위치의 근육을 단련하는 프로그램, 또는 기본
동작의 단계를 높이는 프로그램으로 구성된다.

! 흔한 실수

모든 운동에 흔한 실수 상자를 수록해 해당 운동을
수행할 때 가장 많이 나오는 실수를 다루었다. 운동을
시작하는 사람은 자신의 현재 기술과 체력 수준에서
자세와 기량을 완전히 갖출 때까지 낮은 중량과 운동
지속 시간을 짧게 유지하는 것이 중요하다. 중량을
높이느라 자세를 희생해서는 안 된다.

올바른 운동 방법
올바른 자세가 모든 동작과 운동에서 매우 중요하다.
올바른 자세를 취하면 목표 근육의 근긴장도와 근력을
강화하는 데 도움이 된다. 또한 부상을 방지하는 효과도 있다.

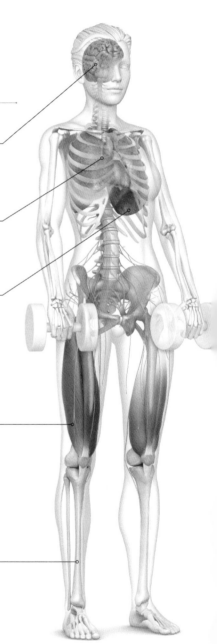

뇌와 신경계통
근육에 마음을 집중해 움직임을
느끼는 마음챙김 접근법이 목표 근육
강화와 협응력 개선을 촉진한다.

혈관계통
산소가 풍부한 혈액을 운반해
전신에 연료를 공급하며 근육에
힘을 불어넣는다.

호흡계통
올바른 호흡은 유효 산소량을
증가시킨다. 호흡의 리듬을
이용해 자세를 안정적으로
유지한다.

근육계통
고강도 인터벌 트레이닝 운동을
올바르게 수행해 목표 근육에
긴장과 스트레스를 가한다.

골격계통
뼈에 붙어 있는 근육이 수축하고
이완하면서 골격을 밀어내서
움직임을 만들어 낸다. 올바른 자세로
운동할 때 목표로 한 영역에 긴장을
줌으로써 부상을 방지할 수 있다.

호흡의 중요성

호흡계통은 우리 몸이 필요로 하는 에너지를 생성하는 데 필수적인 산소를 공급하고 에너지 변환 과정에서 만들어진 이산화탄소를 제거한다.(12~17쪽 참조) 호흡은 몸과 마음을 연결하는 마음챙김 명상에 리듬을 만들어 집중 상태를 유지하게 하며, 중심근육(코어근육), 특히 배 근육을 올바르게 사용하는 데 중요한 요소다.

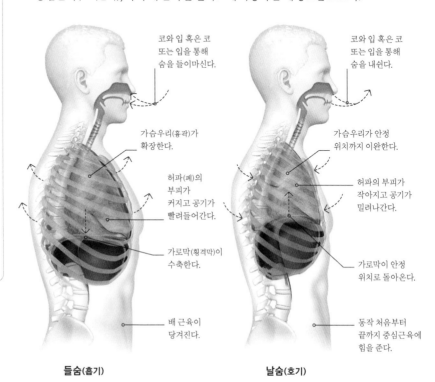

코와 입 혹은 코 또는 입을 통해 숨을 들이마신다.

코와 입 혹은 코 또는 입을 통해 숨을 내쉰다.

가슴우리(흉곽)가 확장한다.

가슴우리가 안정 위치까지 이완한다.

허파(폐)의 부피가 커지고 공기가 빨려들어간다.

허파의 부피가 작아지고 공기가 밀려나간다.

가로막(횡격막)이 수축한다.

가로막이 안정 위치로 돌아온다.

배 근육이 당겨진다.

동작 처음부터 끝까지 중심근육에 힘을 준다.

들숨(흡기)

날숨(호기)

장비

고강도 인터벌 트레이닝은 대부분 장비가 필요하지 않아 체육관만이 아니라 집에서 하기에도 완벽한 운동이다. 운동 매트가 있으면 바닥에서 취하는 동작을 더 편하게 할 수 있다. 짐볼(운동용 공)은 불안정성으로 인해 여러 다른 근육을 더 힘써 사용하게 만든다. 저항 밴드와 덤벨은 하중을 증가시켜 더 큰 힘을 쓰게 만든다.

밴드는 색상으로 저항 수준을 구분한다.(보통 가벼운 하중은 밝은 색상, 무거운 하중은 어두운 색상으로 표시한다.)

저항 밴드

덤벨에는 고정식과 조절식이 있으며, 대신 케틀벨을 사용할 수도 있다.

돌돌 말아 쉽게 보관할 수 있는 미끄럼 방지 매트로 선택한다.

자신의 키에 맞는 크기를 확인하고 구입한다.

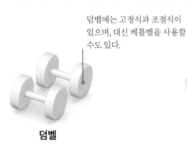

덤벨

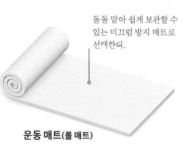

운동 매트(롤 매트)

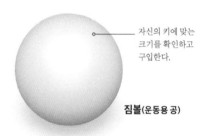

짐볼(운동용 공)

용어 안내

우리 몸의 관절은 폭넓은 움직임이 가능하며, 각 움직임에 해당하는 전문 용어를 여기에서 설명한다. 이 용어들을 개별 동작 운동 설명에서 사용하며, 해당 동작 운동에 여기를 참조 페이지로 표시했다.

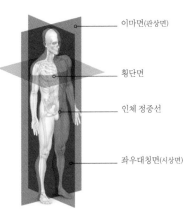

이마면(관상면)

횡단면

인체 정중선

좌우대칭면(시상면)

운동면

이 이미지는 인체의 움직임을 입체적으로 설명하기 위한 가상의 해부학적 면이다. 앞뒤 움직임은 좌우대칭면(시상면)에서 일어난다. 이마면(관상면)은 인체를 배쪽과 등쪽으로 나누는 면으로 측면 움직임이 일어난다. 횡단면은 인체를 상부와 하부로 나누는 면으로, 회전 움직임이 일어난다.

척주

척주는 윗몸(상체)을 구조적으로 지탱하는 한편 윗몸에서 아랫몸(하체)으로, 아랫몸에서 윗몸으로 부하를 전달하는 움직임을 돕는다. 척주는 펌 동작, 굽힘 동작, 돌림 동작, 옆굽힘 동작을 할 수 있으며, 이 동작들을 조합한 움직임도 가능하다.

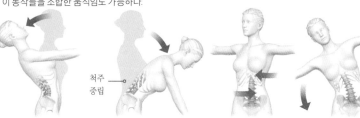

척주 중립

펌(신전)
허리를 펴서 몸통을 뒤로 보낸다.

굽힘(굴곡)
허리를 굽혀 몸통을 앞으로 움직인다.

돌림(회전)
몸통을 정중선을 중심으로 오른쪽 또는 왼쪽으로 돌린다.

옆굽힘(측면굴곡)
정중선을 중심으로 몸통을 오른쪽 또는 왼쪽으로 굽힌다.

팔꿉관절(주관절)

팔꿉관절은 특정한 팔 동작만이 아니라 손에 저항이 걸리는 모든 운동에 사용된다.

펌(신전)
팔을 펴 관절 각이 커진다.

굽힘(굴곡)
팔을 굽혀 관절 각이 작아진다.

손목관절(수관절)

손목관절은 굽히지 않은 경우에는 중립(위팔과 일직선) 위치로 유지한다.

뒤침(회외)
아래팔을 돌려 손바닥이 전방을 향한다.

엎침(회내)
아래팔을 돌려 손바닥이 후방을 향한다.

엉덩관절(고관절)

다음 이미지처럼 엉덩관절은 여러 운동면(plane of motion)으로 광범위하게 움직일 수 있는데, 다리를 곧게 편 상태를 기준으로 한다.

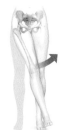 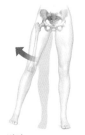 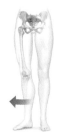 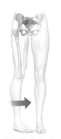 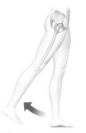 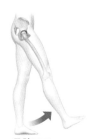

모음(내전)
넓적다리(대퇴)를 정중선을 향해 안쪽으로 움직인다.

벌림(외전)
넓적다리를 정중선에서 멀어지는 쪽으로 움직인다.

바깥돌림(외회전)
넓적다리를 바깥으로 돌린다.

안쪽돌림(내회전)
넓적다리를 안쪽으로 돌린다.

펌(신전)
엉덩관절로 몸을 펴면서 넓적다리를 뒤쪽으로 움직인다.

굽힘(굴곡)
엉덩관절로 몸을 굽히면서 넓적다리를 앞쪽으로 움직인다.

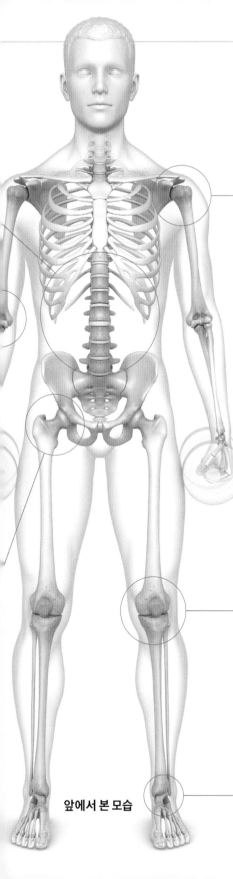

앞에서 본 모습

어깨관절(견관절)

이 복잡한 관절은 여러 운동면으로 광범위하게 움직일 수 있다.
팔을 앞뒤로 움직일 수 있고, 옆으로는 위아래로 움직일 수 있으며, 돌릴 수도 있다.

굽힘(굴곡)
어깨관절이 팔을 앞으로
움직인다.

폄(신전)
어깨관절이 팔을 뒤로
움직인다.

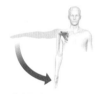

바깥돌림(외회전)
어깨관절이 팔을 바깥으로
돌린다.

모음(내전)
팔을 몸 쪽으로 움직인다.

안쪽돌림(내회전)
어깨관절이 팔을 안쪽으로
돌린다.

벌림(외전)
팔을 몸에서 먼 쪽으로
움직인다.

무릎관절(슬관절)

무릎관절은 몸무게의 10배에
달하는 부하를 지탱할 수 있다.
무릎관절의 주된 동작은
굽힘과 폄이며,
다양한 근력 운동에 사용된다.

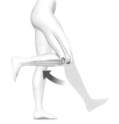

굽힘(굴곡)
무릎관절을 굽히면 관절 각이
작아진다.

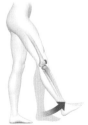

폄(신전)
무릎관절을 펴면 관절 각이
커진다.

발목관절(족관절)

고강도 인터벌 트레이닝(HIIT)
운동에서 이 관절의
주요 동작은 등쪽굽힘과
바닥쪽굽힘이다.

등쪽굽힘(발등굽힘, 배측굴곡)
발가락이 발등 쪽을 향하도록
발목관절을 굽힌다.

바닥쪽굽힘(발바닥굽힘, 저측굴곡)
발목관절을 발가락이 발바닥
쪽으로 향하도록 굽힌다.

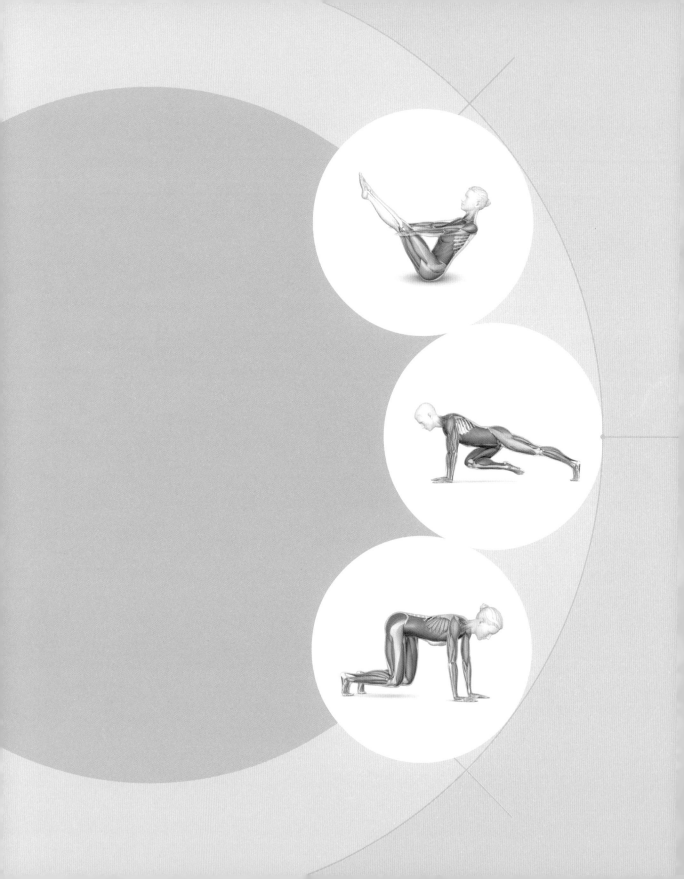

코어 운동

이번 장에 소개하는 운동은 배 근육(복근) 단련에 초점을 맞추는데
배 근육은 배가로근(복횡근), 배곧은근복직근(복직근), 배바깥빗근(외복사근),
배속빗근(내복사근)으로 구성된다. 각 동작의 효과를 극대화하고
부상 위험을 줄이기 위한 명확한 지침과 더불어 다양한 응용 동작과
수정 동작을 소개한다.

하이 **플랭크** 투 로우 **플랭크** HIGH **PLANK** TO LOW **PLANK**

이 운동은 배 근육, 허리 근육(요근), 볼기근(둔근), 넙다리네갈래근 (대퇴사두근), 가슴근(흉근)을 강화한다. 로우 플랭크에서 하이 플랭크로 전환할 때 몸을 위아래를 움직이는 동작으로 위팔세갈래근도 강화할 수 있다. 전환 동작이 있는 플랭크를 수행하면 배 근육이 강화되며 등과 허리를 지탱하는 힘도 강해진다.

개요 보기

매트 하나만 있으면 할 수 있는 운동이다. 이 운동을 하는 동안 처음부터 끝까지 중심근육(코어근육)에 힘을 집중해야 하는데 배꼽을 척추에 붙인다고 상상하면 도움이 될 것이다. 몸을 위아래로 움직일 때 머리와 목을 일직선으로 유지해야 한다. 처음에는 30초 운동, 30초 휴식으로 시작해 서서히 이 시간을 45초로, 60초로 늘린다.

구분
- ●-- 관절
- ○─ 근육
- ● 장력에 저항하며 짧아진다.
- ● 장력에 저항하며 길어진다.
- ● 장력의 작용 없이 길어진다.
- ● 움직임도 길이 변화도 없다.

정수리가 정면을 향한다.

뒤꿈치를 뒤로 밀어낸다.

척추를 중립으로 유지하면서 중심근육에 힘을 준다.

준비 단계
두 팔을 어깨너비로, 두 발은 엉덩이너비로 벌리고 머리와 목, 척추를 일직선이 되도록 해 하이 플랭크 자세에서 시작한다. 손가락을 바닥에 붙이고 발가락은 구부려 바닥에 댄다. 엉덩이가 뜨지 않도록 누르고 허리는 곧게 펴서 일직선으로 유지한다.

다리
넙다리뒤근육(햄스트링)이 중력을 버텨 몸이 흐트러지지 않도록 도와준다. 넓적다리 근육을 사용하면 볼기근, 모음근(내전근), 벌림근(외전근)에 단단하게 힘이 들어가 몸을 일직선으로 유지할 수 있다. 허벅지 안쪽과 볼기근에 힘을 주어 긴장시키면서 골반도 힘차게 조인다.

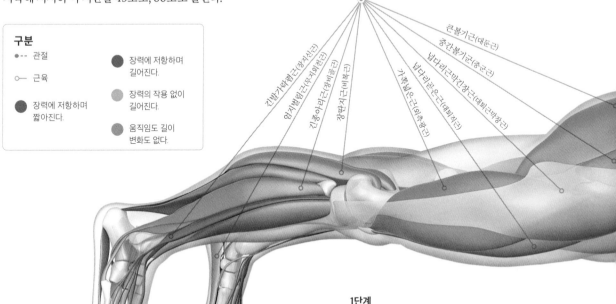

큰볼기근(대둔근)
중간볼기근(중둔근)
넙다리근막긴장근(대퇴근막장근)
가쪽넓은근(외측광근)
넙다리곧은근(대퇴직근)

긴발가락폄근(장지신근)
엄지폄근(무지신전근)
긴종아리근(장비골근)
장딴지근(비복근)

1단계
오른팔을 굽혀 오른 팔꿈치로 매트를 짚고 왼팔을 굽혀 왼 팔꿈치로 매트를 짚어 위팔로 몸을 지탱하는 자세가 된다. 중심근육에 단단히 힘을 주어 (배꼽을 척추 쪽으로 밀면서) 엉덩이가 좌우로 흔들리지 않게 골반을 최대한 안정적으로 유지한다.

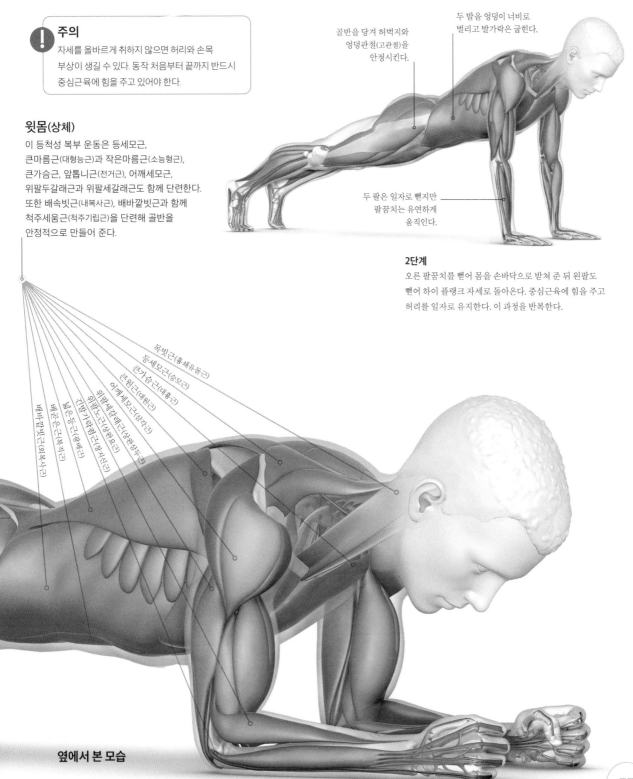

두 발을 엉덩이 너비로
벌리고 발가락은 굽힌다.

골반을 당겨 허벅지와
엉덩관절(고관절)을
안정시킨다.

윗몸(상체)

이 등척성 복부 운동은 등세모근,
큰마름근(대형능근)과 작은마름근(소능형근),
큰가슴근, 앞톱니근(전거근), 어깨세모근,
위팔두갈래근과 위팔세갈래근도 함께 단련한다.
또한 배속빗근(내복사근), 배바깥빗근과 함께
척주세움근(척주기립근)을 단련해 골반을
안정적으로 만들어 준다.

두 팔은 일자로 뻗지만
팔꿈치는 유연하게
움직인다.

2단계

오른 팔꿈치를 뻗어 몸을 손바닥으로 받쳐 준 뒤 왼팔도
뻗어 하이 플랭크 자세로 돌아온다. 중심근육에 힘을 주고
허리를 일자로 유지한다. 이 과정을 반복한다.

목빗근(흉쇄유돌근)
등세모근(승모근)
큰가슴근(대흉근)
어깨세모근(삼각근)
위팔세갈래근(상완삼두근)
긴노쪽손목폄근(장요측수근신근)
넓은등근(광배근)
배곧은근(복직근)
배바깥빗근(외복사근)

옆에서 본 모습

》 응용 동작

플랭크 응용 운동에는 로우 플랭크 홀드(버티기)와
로우임팩트 플랭크, 상급 과정인 돌핀 플랭크
등 다양한 버전이 있다. 전부 배가로근(복횡근)과
배곧은근(복직근)의 복근 강화를 목표로 한다.
배가로근을 먼저 단련해야 배곧은근,
즉 '식스팩'을 만들고 발달시킬 수 있다.

> 플랭크 응용 동작은 중심근육을
> 강화하고 유연성을 개선해
> 허리 통증 완화에 도움이 된다.

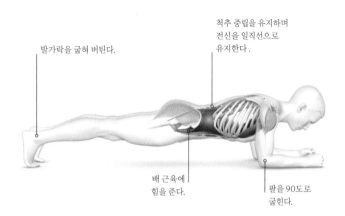

발가락을 굽혀 버틴다.

척추 중립을 유지하며
전신을 일직선으로
유지한다.

배 근육에
힘을 준다.

팔을 90도로
굽힌다.

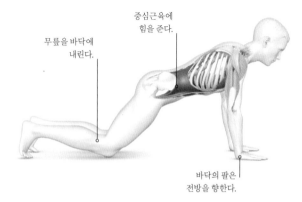

무릎을 바닥에
내린다.

중심근육에
힘을 준다.

바닥의 팔은
전방을 향한다.

로우 플랭크 홀드 LOW PLANK HOLD

이 응용 운동은 단순히 로우 플랭크 자세를 버티는 것이다.
허리, 어깨, 목, 골반 부위에 부상이 발생하지 않도록
배(복부), 다리, 어깨에 힘을 주어야 한다.

준비 단계/1단계
머리를 중립 자세로 잡고 팔뚝과 발가락으로 바닥을
지탱하면서 두 다리를 곧게 펴고 등을 평평하게 일자로
만들어 바닥을 바라보는 로우 플랭크 자세를 취한다.
팔꿈치는 어깨 바로 밑에 오고 팔뚝은 전방을 향하게 한다.
머리는 편안하게 힘을 풀고 시선은 바닥을 향해야 한다.
엉덩이가 뜨지 않도록 누르고 배꼽을 척주 쪽으로 붙이면서
힘주어 둔근을 조인다. 이 로우 플랭크 자세로 30초 버틴다.

로우임팩트 플랭크 LOW-IMPACT PLANK

허리 통증이 있거나 고강도 인터벌 트레이닝이 처음인
경우에는 저강도 플랭크가 가장 효과적이다. 코어 운동의 효과를
얻으면서도 척주에 무리를 주지 않는 운동이기 때문이다.

준비 단계
두 손을 어깨너비로, 두 발을 골반 너비로 벌리고 머리, 목, 척주가
일자가 되도록 정렬해 하이 플랭크 자세로 시작한다.

1단계
허리와 등을 일직선으로 유지하고 엉덩이가 뜨지 않도록 힘주어
누르는 상태에서 무릎을 꿇고 등이 아래로 처지지 않도록 의식하면서
30초 버틴다.

구분

 1차 목표 근육   ● 2차 목표 근육

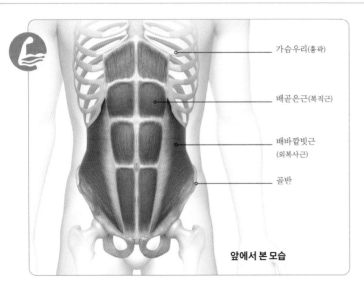

가슴우리(흉곽)

배곧은근(복직근)

배바깥빗근
(외복사근)

골반

앞에서 본 모습

중심근육(코어근육)

윗몸 일으키기를 할 때 배 근육에서는 단축성 수축
작용이 일어난다. 이때는 배 근육이 수축되면서
흉곽과 골반 사이가 짧아진다. 하지만 일으킨
윗몸을 내리기 시작할 때는 근육이 장력에
저항하면서 길어지는 신장성 수축 작용이 일어난다.

돌핀 플랭크 DOLPHIN PLANK

팔과 어깨를 강화하며 복부와 중심근육을 사용해 상반신의 균형을 잡아
주는 전신 운동이다. 긴장을 가하지 않고도 넙다리뒤근육(햄스트링)과
장딴지근(비복근)을 충분하게 스트레칭할 수 있다. 등을 일자로 유지해야 하며,
특히 올렸던 등을 낮출 때 자세가 흐트러지지 않도록 유의한다.

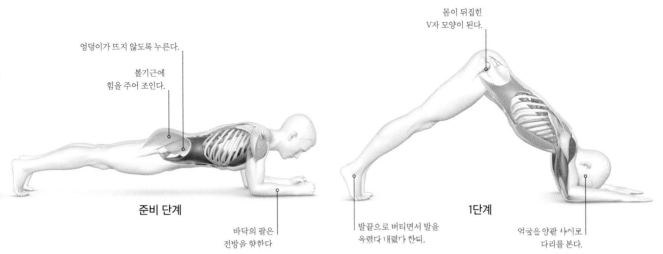

몸이 뒤집힌
V자 모양이 된다.

엉덩이가 뜨지 않도록 누른다.

볼기근에
힘을 주어 조인다.

준비 단계

바닥의 팔은
전방을 향한다

1단계

발끝으로 버티면서 발을
올렸다 내렸다 한다.

얼굴은 양팔 사이로
다리를 본다.

준비 단계

시작은 로우 플랭크 자세로, 머리를 중립 위치에서
바닥을 보고 팔꿈치와 발가락으로 바닥을 짚는다.
팔꿈치가 어깨 바로 밑에 있고 팔뚝이 전방을
향하는지 확인하자.

1단계

숨을 내쉬면서 발끝은 유지하고 발을 세우면서
엉덩이를 들어 올려 몸을 뒤집힌 V자 자세로 만든다.
팔뚝으로 바닥을 짚은 자세는 그대로 유지한다.

2단계

볼기근을 꽉 조이면서 (발끝은 그대로 두고) 발을 살짝
내리고 숨을 들이마시면서 플랭크 자세로 돌아간다.
이것이 돌핀 플랭크의 기본 동작이다.

스윔 플랭크 SWIM **PLANK**

스윔 플랭크는 전신 운동으로 복부, 등과 허리, 어깨를 강화한다.
프런트 플랭크 동작에는 척주세움근(척주기립근), 배곧은근,
배가로근 등의 주요 근육이 사용된다.

엉덩이를 바닥과
평행한 상태로 돌린다.

개요 보기

이 운동은 다른 중심근육(코어근육) 운동보다는 허리나 목에
가하는 부담이 적다. 사이드 플랭크 전환 동작이 들어가기
때문에 평형 운동이며, 이를 통해서 평형 능력과 협응 능력을
키울 수 있다. 스윔 플랭크에서는 들숨은 코로, 날숨은 입으로
한다. 8회 반복 4세트로 시작하며, 좌우 동일 횟수로 반복한다.

중심근육, 다리

이 동작에 사용되는 주 근육은 배
근육이지만, 중간볼기근(중둔근)과
큰볼기근(대둔근)도 활성화되어
엉덩이를 안정적으로 유지한다.
수영 동작을 하는 동안 척주 중립을
위해서 엉덩이가 뜨지 않도록 눌러
주어야 한다는 점을 유념하자.

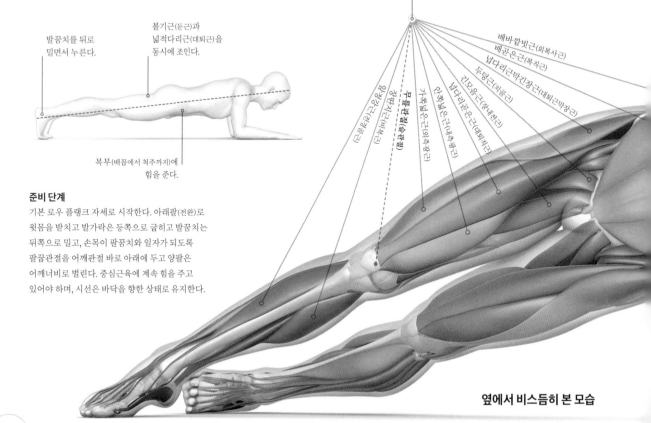

발꿈치를 뒤로
밀면서 누른다.

볼기근(둔근)과
넓적다리근(대퇴근)을
동시에 조인다.

복부(배꼽에서 척주까지)에
힘을 준다.

배바깥빗근(외복사근)
배곧은근(복직근)
넙다리근막긴장근(대퇴근막장근)
두덩근(치골근)
긴모음근(장내전근)
안쪽넓은근(내측광근)
가쪽넓은근(외측광근)
넙다리곧은근(대퇴직근)

준비 단계
기본 로우 플랭크 자세로 시작한다. 아래팔(전완)로
윗몸을 받치고 발가락은 등쪽으로 굽히고 발꿈치는
뒤쪽으로 밀고, 손목이 팔꿈치와 일자가 되도록
팔꿈관절을 어깨관절 바로 아래에 두고 양팔은
어깨너비로 벌린다. 중심근육에 계속 힘을 주고
있어야 하며, 시선은 바닥을 향한 상태로 유지한다.

옆에서 비스듬히 본 모습

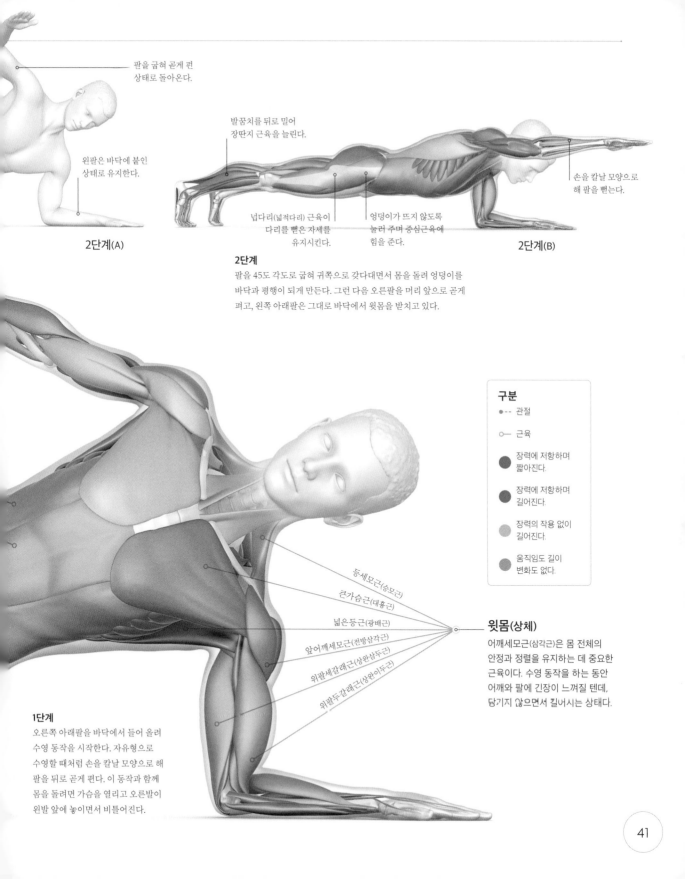

팔을 굽혀 곧게 편
상태로 돌아온다.

발꿈치를 뒤로 밀어
장딴지 근육을 늘린다.

왼팔은 바닥에 붙인
상태로 유지한다.

손을 칼날 모양으로
해 팔을 뻗는다.

넙다리(넓적다리) 근육이
다리를 뻗은 자세를
유지시킨다.

엉덩이가 뜨지 않도록
눌러 주며 중심근육에
힘을 준다.

2단계(A)

2단계(B)

2단계
팔을 45도 각도로 굽혀 귀쪽으로 갖다대면서 몸을 돌려 엉덩이를
바닥과 평행이 되게 만든다. 그런 다음 오른팔을 머리 앞으로 곧게
펴고, 왼쪽 아래팔은 그대로 바닥에서 윗몸을 받치고 있다.

구분

●--- 관절

○─ 근육

● 장력에 저항하며
   짧아진다.

● 장력에 저항하며
   길어진다.

● 장력의 작용 없이
   길어진다.

● 움직임도 길이
   변화도 없다.

등세모근(승모근)

큰가슴근(대흉근)

넓은등근(광배근)

앞어깨세모근(전방삼각근)

위팔세갈래근(상완삼두근)

위팔두갈래근(상완이두근)

윗몸(상체)
어깨세모근(삼각근)은 몸 전체의
안정과 정렬을 유지하는 데 중요한
근육이다. 수영 동작을 하는 동안
어깨와 팔에 긴장이 느껴질 텐데,
당기지 않으면서 길어지는 상태다.

1단계
오른쪽 아래팔을 바닥에서 들어 올려
수영 동작을 시작한다. 자유형으로
수영할 때처럼 손을 칼날 모양으로 해
팔을 뒤로 곧게 편다. 이 동작과 함께
몸을 돌리면 가슴을 열리고 오른발이
왼발 앞에 놓이면서 비틀어진다.

마운틴 **클라이머** MOUNTAIN **CLIMBER**

마운틴 클라이머, 일명 '몸통 돌림 있는 프런트 플랭크'는 동시에
여러 근육군과 관절을 사용해 팔, 등과 허리, 어깨, 중심, 다리 근육을
강화하는 운동이다. 한꺼번에 여러 근육을 사용하면 심박수가
증가해 더 많은 칼로리를 소모할 수 있다는 또 하나의 이점이 있다.
넙다리네갈래근(대퇴사두근)도 큰 운동 효과를 얻는다.

개요 보기

이 운동은 어깨와 팔과 가슴이 상체를
안정적으로 받쳐 주며 중심근육(코어근육)이
나머지 몸을 안정적으로 받쳐 준다.
플랭크 자세를 취한 뒤 전신을 일직선으로
유지하는 데 집중하면서 무릎을 한쪽씩
가슴 방향으로 당겨 반대쪽 팔꿈치 근처까지
갔다가 다시 원래 플랭크 자세로 돌아간다.
이 단계가 어려우면 무릎을 반대쪽으로
팔꿈치 대신 가슴 쪽으로 가져간다. 반드시
양쪽 모두 같은 횟수로 반복한다.

중심근육, 팔

중심근육(배곧은근, 배가로근, 배속빗근과
배바깥빗근)이 등과 허리의 안정성을
강화한다. 팔과 어깨의 근육은
움직임이 없이 장력을 받아 수축한다.
위팔세갈래근은 팔꿈치를 고정시킨다.

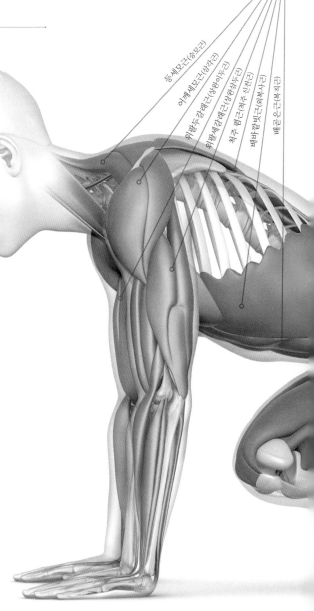

등세모근(승모근)
어깨세모근(삼각근)
위팔두갈래근(상완이두근)
위팔세갈래근(상완삼두근)
척주 폄근(척주 신전근)
배곧은근(복직근)
배바깥빗근(외복사근)

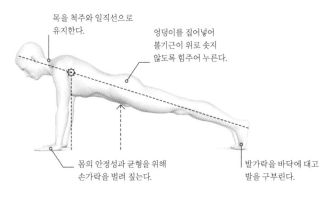

목을 척주와 일직선으로
유지한다.

엉덩이를 집어넣어
볼기근이 위로 솟지
않도록 힘주어 누른다.

몸의 안정성과 균형을 위해
손가락을 벌려 짚는다.

발가락을 바닥에 대고
발을 구부린다.

준비 단계
하이 플랭크 자세를 취한다. 이때 몸무게가 양쪽 손과 발에 고르게 분산되도록
한다. 두 손을 어깨너비로 벌려 손목이 어깨 바로 아래 놓이도록 하며, 목과
척주를 일직선으로 해 머리를 중립 위치로 유지하고 배 근육에 힘을 준다.
볼기근(둔근)이 위로 솟지 않도록 엉덩이에 힘을 주어 아래로 누른다.

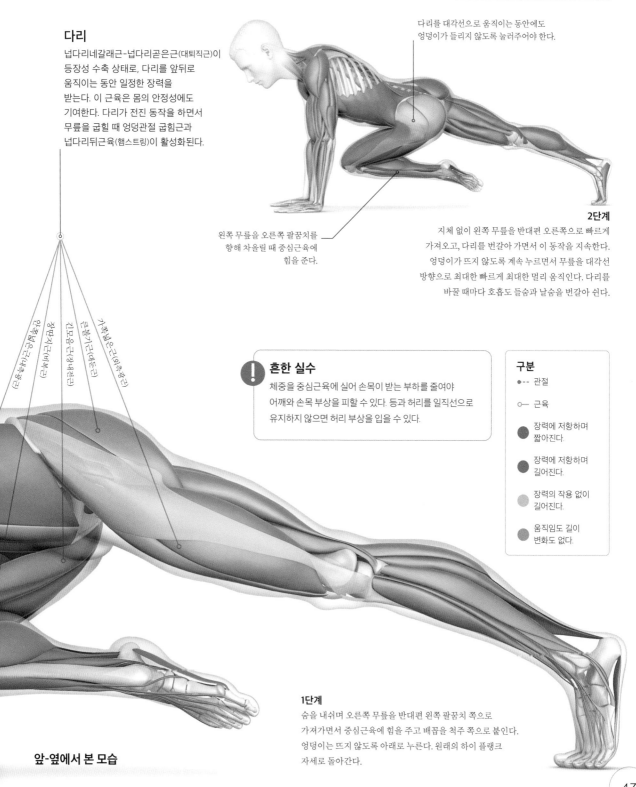

다리

넙다리네갈래근-넙다리곧은근(대퇴직근)이 등장성 수축 상태로, 다리를 앞뒤로 움직이는 동안 일정한 장력을 받는다. 이 근육은 몸의 안정성에도 기여한다. 다리가 전진 동작을 하면서 무릎을 굽힐 때 엉덩관절 굽힘근과 넙다리뒤근육(햄스트링)이 활성화된다.

다리를 대각선으로 움직이는 동안에도 엉덩이가 들리지 않도록 눌러주어야 한다.

2단계
지체 없이 왼쪽 무릎을 반대편 오른쪽으로 빠르게 가져오고, 다리를 번갈아 가면서 이 동작을 지속한다. 엉덩이가 뜨지 않도록 계속 누르면서 무릎을 대각선 방향으로 최대한 빠르게 최대한 멀리 움직인다. 다리를 바꿀 때마다 호흡도 들숨과 날숨을 번갈아 쉰다.

왼쪽 무릎을 오른쪽 팔꿈치를 향해 차올릴 때 중심근육에 힘을 준다.

⚠ 흔한 실수
체중을 중심근육에 실어 손목이 받는 부하를 줄여야 어깨와 손목 부상을 피할 수 있다. 등과 허리를 일직선으로 유지하지 않으면 허리 부상을 입을 수 있다.

구분
- ●-- 관절
- ○- 근육
- ● 장력에 저항하며 짧아진다.
- ● 장력에 저항하며 길어진다.
- ● 장력의 작용 없이 길어진다.
- ● 움직임도 길이 변화도 없다.

근육둘레근(배곧은근)
장갈래근(배곧은근)
긴모음근(장내전근)
큰볼기근(대둔근)
가쪽넓은근(외측광근)

1단계
숨을 내쉬며 오른쪽 무릎을 반대편 왼쪽 팔꿈치 쪽으로 가져가면서 중심근육에 힘을 주고 배꼽을 척주 쪽으로 붙인다. 엉덩이는 뜨지 않도록 아래로 누른다. 원래의 하이 플랭크 자세로 돌아간다.

앞-옆에서 본 모습

» 응용 동작

마운틴 클라이머 응용 동작은 배곧은근(복직근), 배가로근(복횡근),
빗근(복사근)을 포함한 모든 중심근육(코어근육)을 사용한다. 엉덩이와 등,
허리의 근육도 사용하며, 정확히 수행하면 허리를 강화할 수 있다.

얼터네이팅 풋 스위치 ALTERNATING FOOT SWITCH

격렬한 발 바꾸기 동작에는 체력과 협응력이 필요하다. 등과 허리를
곧게 펴 목과 머리와 일직선으로 유지해야 한다. 엉덩이가 들리지
않도록 골반을 집어넣은 상태로 발을 바꾼다.

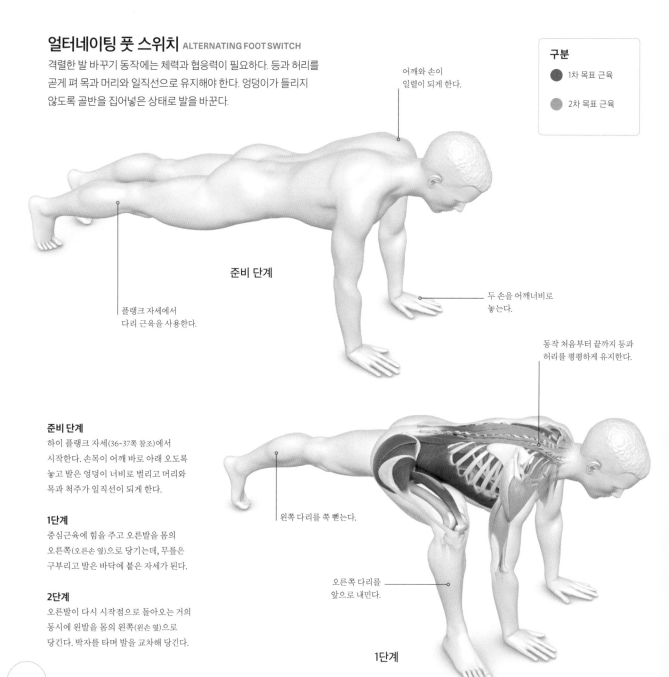

어깨와 손이
일렬이 되게 한다.

구분
- ● 1차 목표 근육
- ● 2차 목표 근육

준비 단계

플랭크 자세에서
다리 근육을 사용한다.

두 손을 어깨너비로
놓는다.

동작 처음부터 끝까지 등과
허리를 평평하게 유지한다.

준비 단계
하이 플랭크 자세(36~37쪽 참조)에서
시작한다. 손목이 어깨 바로 아래 오도록
놓고 발은 엉덩이 너비로 벌리고 머리와
목과 척주가 일직선이 되게 한다.

1단계
중심근육에 힘을 주고 오른발을 몸의
오른쪽(오른손 옆)으로 당기는데, 무릎은
구부리고 발은 바닥에 붙은 자세가 된다.

2단계
오른발이 다시 시작점으로 돌아오는 거의
동시에 왼발을 몸의 왼쪽(왼손 옆)으로
당긴다. 박자를 타며 발을 교차해 당긴다.

왼쪽 다리를 쭉 뻗는다.

오른쪽 다리를
앞으로 내민다.

1단계

마운틴 클라이머 응용 동작을 할 때는
손목과 등, 허리에 주의한다.

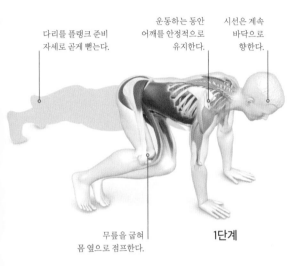

다리를 플랭크 준비
자세로 곧게 뻗는다.

운동하는 동안
어깨를 안정적으로
유지한다.

시선은 계속
바닥으로
향한다.

무릎을 굽혀
몸 옆으로 점프한다.

1단계

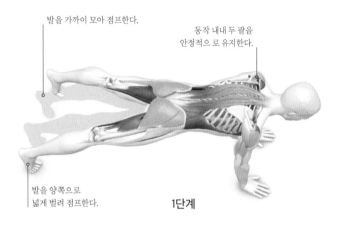

발을 가까이 모아 점프한다.

동작 내내 두 팔을
안정적으로 유지한다.

발을 양쪽으로
넓게 벌려 점프한다.

1단계

플랭크 **사이드투사이드 점프**
PLANK **SIDE-TO-SIDE JUMP**

심혈관 단련에 훌륭한 마운틴 클라이머 응용 동작이다. 상하
배 근육, 좌우 빗근(복사근)을 강화할 뿐만 아니라 안정성을
개선하고 칼로리를 태우며 지방을 줄일 수 있는 운동이다.

준비 단계
하이 플랭크 자세(36~37쪽 참조)로 시작한다.
손목을 어깨와 일렬이 되도록 벌려 짚고 두 발을 엉덩이
너비로 벌린다. 머리, 목, 척주가 일직선이 되도록 한다.

1단계
역동적인 동작으로 무릎을 굽혀 앞으로 밀면서
몸의 오른쪽으로 섬프한다.

2단계
점프해서 발을 다시 시작 위치로 보낸다. 두 발을 모아
무릎을 굽히면서 몸 왼쪽으로 점프한다. 30~60초 동안
양쪽 같은 횟수로 점프를 반복한다.

플랭크 **잭** PLANK JACK

플랭크 잭은 플랭크 자세로 팔 벌려 뛰기(점핑잭) 하는 동작에서
붙은 이름이다. 가슴과 등, 허리, 팔, 어깨 강화에 도움이 되며,
중심근육 강화에도 효과적이다. 손목 통증이 있는 경우에는
팔뚝(전완)으로 받치는 자세로 변형할 수 있다.

준비 단계
하이 플랭크 자세(36~37쪽 참조)로, 두 팔을 벌려 손이 어깨 아래 놓이게 짚고
두 발은 한데 모은다. 머리부터 발끝까지 전신이 일직선이 되어야 한다.

1단계
엎드려서 팔 벌려 뛰기를 한다는 생각으로 두 발을 넓게 벌려 점프한다.
준비 단계의 플랭크 자세를 유지한다.

2단계
플랭크 자세로 중심근육을 조이면서 점프해 빠르게 두 발을 모은다.
발을 벌렸다 모았다 계속해서 점프한다. 등과 허리를 평평하게 유지하며
엉덩이가 아래로 처지지 않도록 유의한다. 두 팔은 최대한 안정적으로
버틴다. 처음 시작할 때는 10~20초로 하다가 60초로 늘려가거나
점프 속도를 올림으로써 난이도를 높일 수 있다.

베어 플랭크 BEAR **PLANK**

베어 플랭크는 배 근육과 중심근육(코어근육)을 강화하며 허리 통증과 부상 위험을 낮춘다. 균형력을 향상시키는 데도 도움이 된다. 이 운동은 배 근육을 단련하면서 중간볼기근(중둔근)과 큰볼기근(대둔근), 허리 근육(요근), 넙다리네갈래근(대퇴사두근), 어깨와 팔 근육을 목표로 한다.

개요 보기

베어 플랭크를 할 때는 시선을 바닥에 고정하도록 한다. 이렇게 해야 목이 중립 자세를 유지할 수 있다. 천장을 올려다보거나 정면을 바라보면 목에 큰 부담을 준다. 골반을 앞뒤로 움직이지 않는다. 등척성 운동이므로 움직임 없이 자세를 유지하는 것이 중요하다. 중심근육에서 힘을 빼지 않고 꽉 조이고 있어야 한다는 것을 기억하자. 베어 플랭크 자세 유지 시간을 점차 늘려간다.

구분

- ●-- 관절
- ○- 근육
- ● 장력에 저항하며 짧아진다.
- ● 장력에 저항하며 길어진다.
- ● 장력의 작용 없이 길어진다.
- ● 움직임도 길이 변화도 없다.

다리

베어플랭크는 넙다리네갈래근을 단련하는데, 이 근육은 버티는 상태에서 등척성 수축을 일으킨다. 넙다리네갈래근은 몸이 흔들리지 않게 안정시켜 주며 무릎이 바닥 위에 떠서 체중을 지탱하는 데 중요한 역할을 맡는다. 구부린 무릎은 엉덩관절(고관절) 굽힘근과 넙다리뒤근육(햄스트링)이 작용한다.

! 주의
베어 플랭크를 할 때 허리가 내려앉아 무너지면 허리 아래쪽 근육에 무리가 간다. 중심근육에 집중하고 등을 평평하게, 척주는 중립 상태로 유지해야 한다.

준비 단계
손발로 바닥을 짚은 자세(네발 자세 또는 책상 자세)로 시작한다. 등, 허리를 평평하게 유지해야 한다. 두 손을 어깨너비로 벌리고 손목이 어깨 아래 놓이게 해서 바닥을 짚는다. 무릎은 골반 너비로 벌린다. 발가락이 바닥에 닿도록 발을 구부린다.

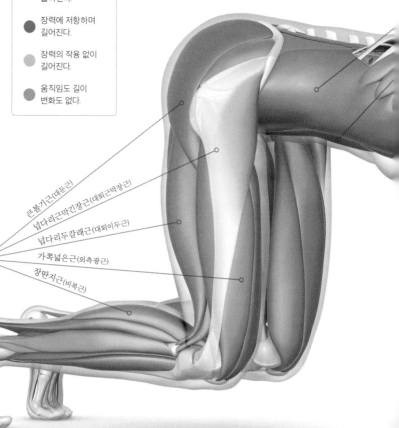

등과 허리를 평평하게 해 척주 중립 자세를 유지한다.

팔을 어깨너비로 벌리고 곧게 편다.

큰볼기근(대둔근)
넙다리근막긴장근(대퇴근막장근)
넙다리두갈래근(대퇴이두근)
가쪽넓은근(외측광근)
장딴지근(비복근)

옆에서 비스듬히 본 모습

윗몸(상체)

이 동작의 기본인 척추 중립 자세를 유지하기
위해서는 배가로근(복횡근), 배곧은근, 배속빗근
(내복사근)과 배바깥빗근 등의 배 근육을 사용해야
한다. 또한 등의 척주세움근(척주기립근)과 골반의
큰허리근(대요근)이 이 등척성 유지 자세를 보조한다.

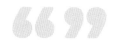

베어 플랭크는 등척성, 즉 움직임 없이 근육을 단련하는 운동이다.

1단계

중심근육, 즉 배꼽에서 척주까지를 등쪽에 바짝 붙이고
숨을 내쉬면서 손바닥으로 바닥을 밀어내 무릎을
바닥에서 8~15센티 높이로 들어 올린다. 발가락은
구부린 상태로 바닥에 붙이고 버틴다. 엉덩이는 어깨와
평평하게 일직선이 되게 한다. 체력 수준에 따라서
30~60초를 이 자세로 유지한다.

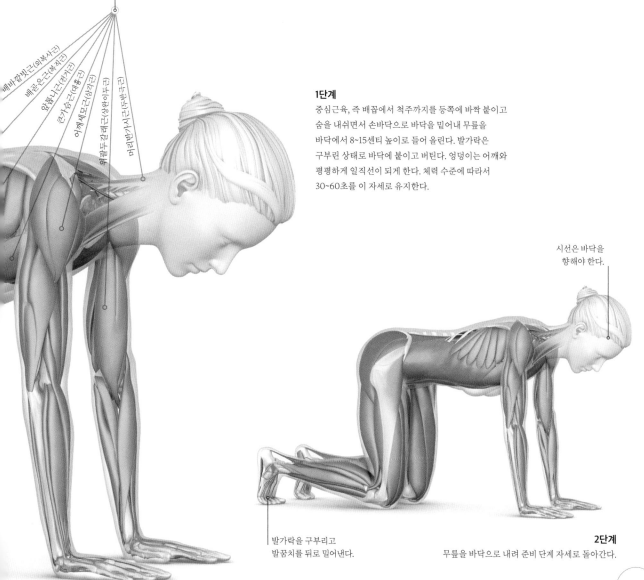

배바깥빗근(외복사근)
배곧은근(복직근)
큰가슴근(대흉근)
어깨세모근(삼각근)
위팔두갈래근(상완두근)
머리반가시근(두반극근)

시선은 바닥을
향해야 한다.

발가락을 구부리고
발꿈치를 뒤로 밀어낸다.

2단계
무릎을 바닥으로 내려 준비 단계 자세로 돌아간다.

» 응용 동작

기본 베어 플랭크 자세를 변형한 베어 플랭크 응용 동작으로
운동의 강도를 높일 수 있다. 기본 베어 플랭크와 마찬가지로
중심근육(코어근육), 볼기근(둔근), 넙다리뒤근육(햄스트링), 엉덩관절
굽힘근, 어깨 근육을 목표로 해 복합적인 근육군을 단련한다.

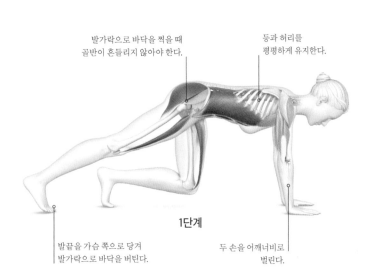

발가락으로 바닥을 찍을 때
골반이 흔들리지 않아야 한다.

등과 허리를
평평하게 유지한다.

1단계

발끝을 가슴 쪽으로 당겨
발가락으로 바닥을 버틴다.

두 손을 어깨너비로
벌린다.

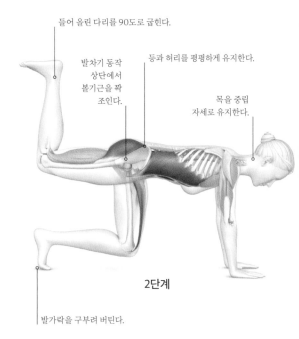

들어 올린 다리를 90도로 굽힌다.

발차기 동작
상단에서
볼기근을 꽉
조인다.

등과 허리를 평평하게 유지한다.

목을 중립
자세로 유지한다.

2단계

발가락을 구부려 버틴다.

레그리치 토 탭 LEG-REACH TOE TAP

토 탭 동작은 중간볼기근(중둔근)과 큰볼기근(대둔근), 허리 근육(요근),
넙다리네갈래근(대퇴사두근), 어깨와 팔 근육을 강화해 이동성과
민첩성을 향상시킨다. 배 근육(복근) 단련에도 효과가 있다.

준비 단계
네발 자세(46~47쪽 참조)로 엎드려 시작한다. 등과 허리가 평평한 일자를
유지해야 한다. 두 손을 어깨너비로 벌려 짚는다. 손목이 어깨 바로 아래
있어야 하며, 무릎은 골반 너비로 벌린다. 발을 구부려 발가락으로 바닥을
버틴다.

1단계
무릎이 바닥에서 8~15센티미터 떠 있는 베어 플랭크 자세에서 한쪽 발을
뒤로 밀면서 다리를 뻗어 발가락으로 바닥을 가볍게 찍는다.

2단계
발을 베어 플랭크 시작 위치로 가져온다. 반대쪽 발로 같은 동작을 반복한다.
골반이 뜨거나 처지지 않고 좌우로 흔들리지 않도록 유의한다. 바닥을 찍지
않는 다리는 베어 플랭크 위치를 그대로 유지하며, 무릎을 바닥에서 들어
올린다. 30~60초 동안 반복한다.

동키 킥 DONKEY KICK

동키 킥(당나귀 발차기)은 배 근육에 힘을 주는 등척성 유지 자세로
볼기근을 사용하는 운동이다. 한쪽 다리를 뒤로 들어 올린 동안 다른
쪽 무릎은 바닥에서 살짝 들어 올려 버틴다. 발차기를 하지 않는 다리는
움직이지 않도록 하며 중심근육에 계속 힘을 주고 있는 것이 중요하다.
다리를 바꿀 때는 골반이 좌우로 흔들리지 않도록 천천히 움직인다.

준비 단계
네발 자세(46~47쪽 참조)로 엎드려 시작한다. 등과 허리가 평평한 일자를 유지해야
한다. 두 손을 어깨너비로 벌려 손목이 어깨 아래 오게 짚고 무릎은 골반 너비로
벌린다. 발을 구부려 발가락으로 바닥을 버틴다.

1단계
무릎을 바닥에서 8~15센티미터 들어 올려 베어 플랭크 자세를 취한다. 엉덩이와
어깨가 일직선이 되어야 한다. 시선은 바닥에 고정하고 중심근육에 계속 힘을 주고
있어야 하며, 등과 허리는 일자로 평평하게, 척주는 중립 자세를 유지한다.

2단계
한쪽 무릎을 들어 올려 당나귀가 발차기하는 자세를 취한다. 발차기를 하지 않는
다리는 베어 플랭크 자세를 그대로 유지하면서 무릎을 바닥에서 들어 올린다.
다리를 번갈아 들어 올리며 30~60초 동안 반복한다.

구분
- ● 1차 목표 근육
- ● 2차 목표 근육

❝❞

손을 들어 올리는 '노젓기' 동작을 할 때 골반이 좌우로 흔들리지 않도록 최대한 정지 자세를 유지해야 한다.

얼터네이팅 로 ALTERNATING ROW

번갈아 노젓는 동작은 가동성과 민첩성을 향상시키기 위한 운동으로, 등과 허리의 등척성 유지에 집중하면서 배 근육을 사용한다. 웨이트 트레이닝을 결합할 수 있지만, 초보는 웨이트 없이 시작하거나 초경량 웨이트로 한다. 30~60초 동안 반복한다.

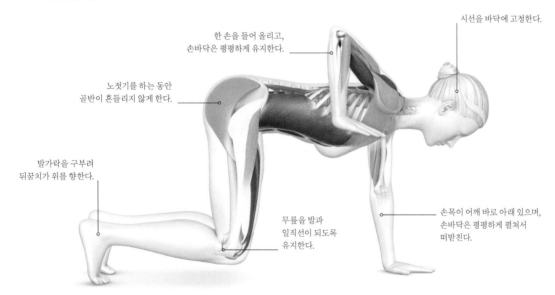

시선을 바닥에 고정한다.

한 손을 들어 올리고, 손바닥은 평평하게 유지한다.

노젓기를 하는 동안 골반이 흔들리지 않게 한다.

발가락을 구부려 뒤꿈치가 위를 향한다.

무릎을 발과 일직선이 되도록 유지한다.

손목이 어깨 바로 아래 있으며, 손바닥은 평평하게 펼쳐서 떠받친다.

준비 단계

네발 자세(46~47쪽 참조)로 엎드려 시작한다. 등과 허리가 평평한 일자를 유지해야 한다. 두 손은 어깨너비로 벌리고 손바닥을 바닥에 밀착시킨다. 웨이트를 사용하는 경우에는 손을 덤벨 위에 놓는다. 손목이 어깨 바로 아래 있어야 하고, 무릎은 골반 너비로 벌린다. 발가락을 구부려 바닥을 짚는다.

1단계

무릎을 바닥에서 8~15센티미터 들어 올려 베어 플랭크 자세를 잡는다. 골반이 어깨와 일직선 위치가 되어야 한다. 중심근육을 조인 힘을 유지하며, 등과 허리는 일자로 평평하게, 척주는 중립 자세를 유지해 목까지 중립 자세가 되어야 한다. 무릎이 바닥 위에 떠서 움직이는 동안 골반이 흔들리지 않도록 잡아 주어야 한다.

2단계

숨을 들이마시고 중심근육을 조인 뒤 숨을 내쉬며 오른손(또는 오른손의 덤벨)을 가슴우리(흉곽)를 향해 저으면서 어깨뼈(견갑골)를 등 뒤쪽으로 모아 준다. 골반과 어깨를 바닥과 일직선으로 유지하고 골반이 움직이지 않도록 한다. 손(또는 덤벨)을 바닥에 내려놓은 다음 왼손으로 같은 동작을 반복한다.

49

싯 업 SIT UP

> **⚠ 주의**
> 목과 등 근육에 무리가 가므로 목을 '거북이처럼' 빼지
> 않는 것이 중요하다. 윗몸을 바닥으로 그냥 툭 떨구지
> 않고 제어하면서 내려야 한다. 잘못하면 척추에 충격이
> 간다.

이 운동은 중심근육(코어근육)을 안정시키는 배 근육을
강화하고 탄탄하게 만들어 준다. 특히 배곧은근과
배바깥빗근에 엉덩관절 굽힘근, 가슴과 목 근육을 단련한다.
또한 허리와 볼기근을 단련해 바른 자세를 만드는 데
큰 역할을 한다.

개요 보기

윗몸 일으키기(싯 업)는 엉덩관절 굽힘근을 사용하는 운동이지만,
이 근육에 '모든 일'을 맡기지 않는 것이 중요하다. 윗몸을 일으킬 때
배 근육이 아닌 엉덩관절 굽힘근만 사용하는 경우가 많은데, 그래서는
안 된다. 처음부터 끝까지 코어(배꼽에서 척주까지)에 힘을 주고 있어야
한다. 팔은 머리 옆에 두어도 되고 앞으로 나란히 자세로 쭉 뻗어도 된다.
처음에는 10회 반복 3세트로 시작한다.

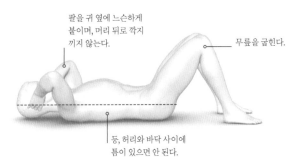

팔을 귀 옆에 느슨하게
붙이며, 머리 뒤로 깍지
끼지 않는다.

무릎을 굽힌다.

등, 허리와 바닥 사이에
틈이 있으면 안 된다.

준비 단계
얼굴이 천장을 향하게 바닥에 눕는다. 무릎을
굽히고 발을 바닥에 단단히 고정한다. 배 근육이
약한 편이면 발을 벤치 밑에 끼우거나 다른 방식으로
고정한다. 같이 운동하는 사람이나 트레이너가 있으면
발을 잡아 주어도 좋다.

윗몸(상체), 골반
윗몸 일으키기는 배곧은근, 배가로근(복횡근),
빗근은 물론 엉덩관절 굽힘근과 가슴, 목 근육까지
사용한다. 윗몸 일으키기를 바르게 하면 척주
내 각각의 척추뼈가 골고루 사용된다. 골반을
접을 때는 엉덩허리근(장요근)과 넙다리곧은근,
넙다리근막긴장근도 사용된다.

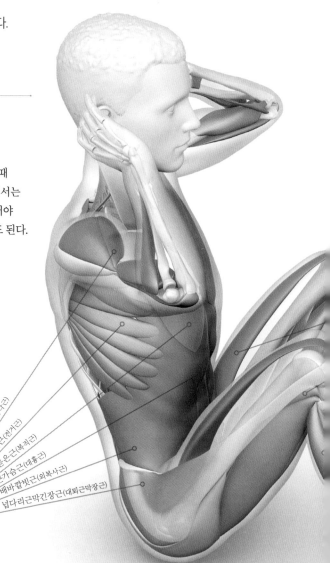

어깨세모근(삼각근)
앞톱니근(전거근)
배곧은근(복직근)
큰가슴근(대흉근)
배바깥빗근(외복사근)
넙다리근막긴장근(대퇴근막장근)

1단계
배 근육을 사용해 윗몸을 바닥에서 들어 올린다. 윗몸이
완전히 올라올 때까지 꼬리뼈와 골반이 움직이지 않도록
바닥에 단단히 붙인다. 한 방에 윗몸을 세우지 말고 척추뼈를
하나씩 말아 올린다고 생각하면서 한다.

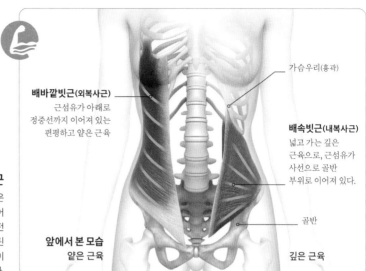

구분

- ●--- 관절
- ○— 근육
- ● 장력에 저항하며 짧아진다.
- ● 장력에 저항하며 길어진다.
- ● 장력의 작용 없이 길어진다.
- ● 움직임도 길이 변화도 없다.

배바깥빗근(외복사근)
근섬유가 아래로 정중선까지 이어져 있는 편평하고 얇은 근육

가슴우리(흉곽)

배속빗근(내복사근)
넓고 가는 깊은 근육으로, 근섬유가 사선으로 골반 부위로 이어져 있다.

골반

앞에서 본 모습
얕은 근육   깊은 근육

배빗근

배속빗근과 배바깥빗근은 근섬유가 수직으로 이루어져 있어 반대 방향으로 움직여 몸통의 회전 동작을 만들어 낸다. 특히 마운틴 클라이머(42~43쪽 참조) 운동이 이 회전 동작을 활용한다.

다리

엉덩관절 굽힘근을 사용하기 때문에 넙다리네갈래근과 넙다리빗근(봉공근)도 활성화된다. 발끝을 가슴 쪽으로 당겨주는 작용을 하는 종아리 앞쪽의 앞정강근이 하체 안정화를 돕는다.

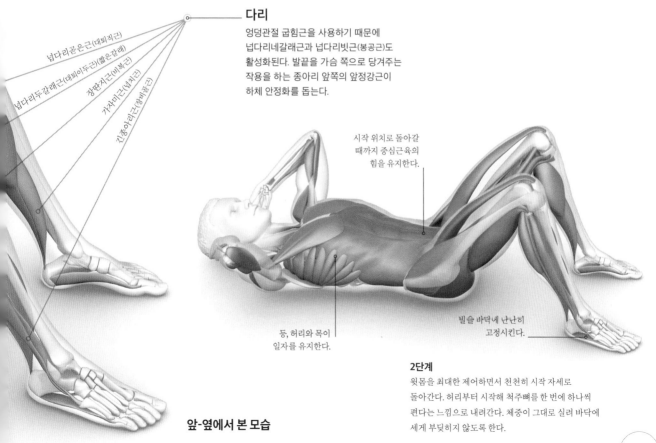

넙다리곧은근(대퇴직근)

넙다리두갈래근(대퇴이두근)(짧은갈래)

장딴지근(비복근)

가자미근(함)

긴종아리근(장비골근)

시작 위치로 돌아갈 때까지 중심근육의 힘을 유지한다.

등, 허리와 목이 일자를 유지한다.

발을 바닥에 단단히 고정시킨다.

앞-옆에서 본 모습

2단계

윗몸을 최대한 제어하면서 천천히 시작 자세로 돌아간다. 허리부터 시작해 척주뼈를 한 번에 하나씩 편다는 느낌으로 내려간다. 체중이 그대로 실려 바닥에 세게 부딪히지 않도록 한다.

크런치 CRUNCH

크런치는 대표적인 배 근육 운동의 하나다. 배곧은근을 단련하는데 가장 널리 활용되는데, 몸통 앞쪽에 만들어지는 이 '식스팩' 근육은 체지방이 적은 몸에서 뚜렷이 보인다. 이 근육을 단련하면 중심근육(코어근육)이 강화되어 안정성과 운동 능력이 향상된다.

주의
크런치를 하다가 힘들어지면 가장 흔히 나오는 실수가 목을 당기는 것이다. 목을 당기면 이 운동의 목표인 배 근육에 집중하지 못하게 되고 목과 척주의 일직선이 무너져 통증이나 부상을 유발할 수 있다. 동작을 머리가 아니라 복부에서 시작해야 한다. 목이 움직이지 않도록 주먹을 턱 밑에 넣는 방법도 있다.

개요 보기

크런치를 할 때는 몸을 제어하는 것이 중요하다. 윗몸을 일으킬 때도 제어해야 하지만, 특히 내릴 때 체중과 함께 그대로 바닥에 쿵 하고 떨어지지 않도록 제어해야 한다. 동작 시작부터 끝까지 배 근육을 계속 조이면서 하면 큰 운동 효과를 얻을 수 있다. 척주는 중립 자세를 유지한다. 등이 굽거나 휘지 않는지 주의해야 한다는 뜻이다. 고개를 들어 턱이 허벅지를 향하게 하며, 중심근육에 힘을 주고 목과 척주가 머리를 일직선으로 유지한다. 시간을 두고 천천히 동작하며, 처음에는 10회씩 3세트로 시작해 점차 회수와 세트수를 늘린다.

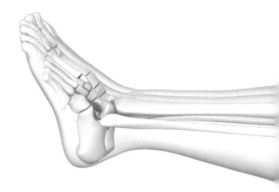

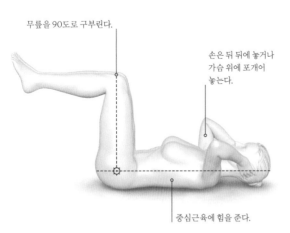

무릎을 90도로 구부린다.

손은 뒤 뒤에 놓거나 가슴 위에 포개어 놓는다.

중심근육에 힘을 준다.

준비 단계
바닥에 누워 무릎을 구부려 다리를 테이블 위에 올려놓은 듯한 자세를 취한다. 두 손을 귀 뒤에 놓거나 가슴 위에 포개어 놓는다. 목을 당기는 경향이 있다면 가슴 위에 포개어 놓거나 앞으로 나란히 자세로 죽 뻗는 것이 좋다. 준비 단계부터 복부에 힘주어 배꼽을 척주 쪽으로 붙인다.

아랫몸(하체), 다리
하체를 테이블에 올린 자세로 허리와 골반 근육을 바닥에 밀착시키되 긴장시키지 않도록 해야 한다. 엉덩관절 굽힘근(고관절 굴근)이 뭉치는 느낌이 든다면 스트레칭으로 뭉침을 풀어 준다.

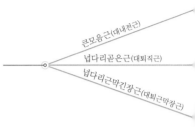

큰모음근(대내전근)

넙다리곧은근(대퇴직근)

넙다리근막긴장근(대퇴근막장근)

1단계
숨을 내쉬면서 배 근육에 힘주어 턱을 넓적다리를 향해 올려 어깨뼈(견갑골)를 바닥에서 3-5센티미터 띄운다. 턱은 약 45도 각도로 가슴과 평행하게 유지한다. 호흡을 이어가면서 동작 상단에서 몇 초간 멈춘다.

구분

●-- 관절

○- 근육

● 장력에 저항하며 짧아진다.

● 장력에 저항하며 길어진다.

● 장력의 작용 없이 길어진다.

● 움직임도 길이 변화도 없다.

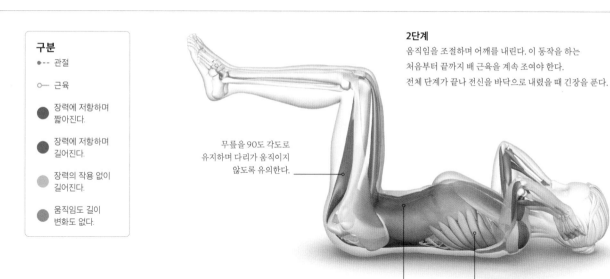

2단계

움직임을 조절하며 어깨를 내린다. 이 동작을 하는 처음부터 끝까지 배 근육을 계속 조여야 한다. 전체 단계가 끝나 전신을 바닥으로 내렸을 때 긴장을 푼다.

무릎을 90도 각도로 유지하며 다리가 움직이지 않도록 유의한다.

어깨를 내리는 동안 중심근육의 힘을 유지한다.

움직임을 조절하면서 어깨를 천천히 내린다.

윗몸(상체), 중심근육

크런치는 기본적으로 일정한 장력이 유지되는 등장성 수축 운동이다. 배곧은근이 배가로근(측면 배 근육 중 가장 깊은 근육)과 함께 수축한다. 배속빗근과 배바깥빗근도 함께 수축한다.

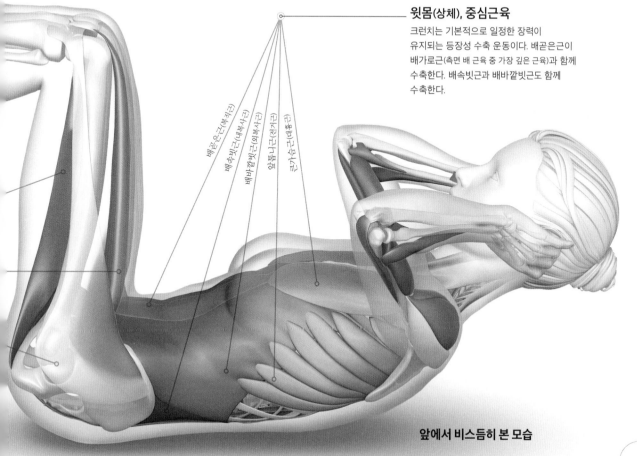

배곧은근(복직근)

배속빗근(내복사근)

배바깥빗근(외복사근)

앞톱니근(전거근)

큰가슴근(대흉근)

앞에서 비스듬히 본 모습

53

» 응용 동작

크런치 응용 동작을 결합하면 복부 지방을 추가적으로 감량할
수 있다. 이 운동은 배속빗근(내복사근)과 배바깥빗근(외복사근),
배가로근(복횡근), 배곧은근(복직근)을 집중적으로 단련한다.
모든 체력 수준에 적합한 운동이며, 초보자는 30초에서 시작해
60초까지 늘린다.

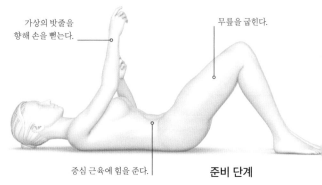

가상의 밧줄을
향해 손을 뻗는다.

무릎을 굽힌다.

중심 근육에 힘을 준다.

준비 단계

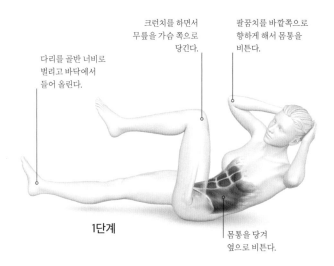

다리를 골반 너비로
벌리고 바닥에서
들어 올린다.

크런치를 하면서
무릎을 가슴 쪽으로
당긴다.

팔꿈치를 바깥쪽으로
향하게 해서 몸통을
비튼다.

1단계

몸통을 당겨
옆으로 비튼다.

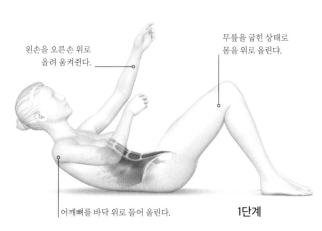

왼손을 오른손 위로
올려 움켜쥔다.

무릎을 굽힌 상태로
몸을 위로 올린다.

어깨뼈를 바닥 위로 들어 올린다.

1단계

자전거 크런치 | BICYCLE CRUNCH

자전거 크런치는 다리를 앞뒤로 돌리는, 자전거 페달을 밟는
듯한 동작에서 붙은 이름이다. 운동 강도를 높이려면 동작
상단에서 1초 동안 버티는 방법, 양쪽 다리를 들어 올린 채로 한
세트를 완성하는 방법이 있다.

준비 단계
바닥에 누워 두 손을 머리 뒤에 살짝 대고 다리를 올리면서 골반과
무릎에서 가볍게 구부린다. 머리를 바닥에서 약간 들어 올린다.

1단계
숨을 들이쉬면서 중심근육에 힘을 주고, 숨을 내쉬면서 왼쪽 무릎을
구부려 반대쪽 팔꿈치 쪽으로 올린다. 몸통을 당기면서 윗몸을 다리
쪽으로 돌린다.

2단계
숨을 들이쉬고 힘을 제어하면서 시작 자세로 돌아온다. 같은 동작을
반대편 다리와 팔꿈치로 반복하며, 양쪽을 동수로 반복해 한 세트를
완성한다.

로프 풀 | ROPE PULL

올릴 때와 내릴 때 모두 극도의 제어가 필요하다. 배 근육의 힘을
이용해 '밧줄'에 매달려 몸을 위로 끌어올리고 다시 몸을 내린다.

준비 단계
무릎을 굽히고 누워 발을 바닥에 고정하고 팔은 윗몸 옆에 놓는다.
준비 동작으로 중심근육에 힘을 주어 배꼽을 척추 쪽으로 당긴다.
코 위로 밧줄이 매달려 있다고 상상한다.

1단계
오른손을 왼쪽을 향해 뻗어 '밧줄'을 붙잡고 윗몸을 바닥 위로
끌어올린다. 이제 왼손을 오른손 위로 뻗어 윗몸을 오른쪽으로
약간 기울이면서 '밧줄'에 매달려 몸을 더 위로 끌어올려
크런치 자세를 취한다.

2단계
여전히 '밧줄'을 붙잡은 채로 한 손 한 손 아래로 내려 잡으면서
상부 배 근육에 집중하면서 천천히 몸을 바닥 쪽으로 내린다.

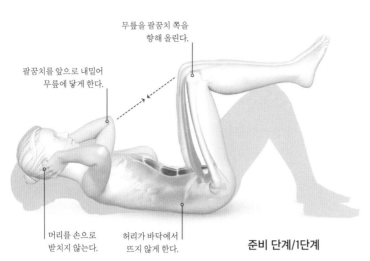

무릎을 팔꿈치 쪽을 향해 올린다.

팔꿈치를 앞으로 내밀어 무릎에 닿게 한다.

머리를 손으로 받치지 않는다.

허리가 바닥에서 뜨지 않게 한다.

준비 단계/1단계

더블 크런치| DOUBLE CRUNCH

더블 크런치는 다리와 가슴을 동시에 사용한다. 배곧은근, 넙다리곧은근, 빗근을 포함해 중심근육의 근육 조직을 공략한다.

준비 단계
무릎을 구부리고 바닥에 등을 대고 누운 뒤 발을 골반 너비로 벌린다. 손끝을 머리 양옆에 가볍게 얹는다.

1단계
복부에 힘을 주어 중심근육을 강화한다. 천천히 무릎을 들어 넙적다리가 바닥과 직각이 되게 한다. 동시에 머리와 어깨를 바닥에서 들어 올리면서 가슴을 무릎 쪽으로 당긴다. 이 동작의 마지막 단계에서는 이마가 무릎에서 15센티미터가량 떨어져 있어야 한다.

2단계
앞의 동작을 반대로 해 어깨, 등, 허리, 발을 준비 단계로 되돌린다. 자세를 정비하고 처음부터 다시 반복한다.

더블 크런치 홀드 위드 **트위스트** DOUBLE CRUNCH
HOLD WITH TWIST

더블 크런치 홀드 동작은 배곧은근과 넙다리곧은근을 공략하며, 트위스트 동작은 배속빗근과 배바깥빗근을 단련한다.

구분
● 1차 목표 근육   ● 2차 목표 근육

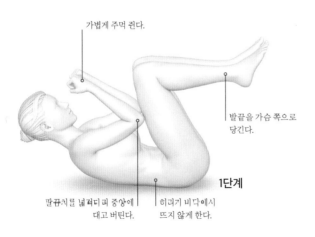

가볍게 주먹 쥔다.

발끝을 가슴 쪽으로 당긴다.

팔꿈치를 넙적다리 중앙에 대고 버틴다.

허리가 바닥에서 뜨지 않게 한다.

1단계

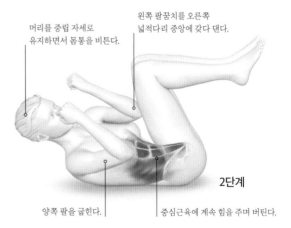

머리를 중립 자세로 유지하면서 몸통을 비튼다.

왼쪽 팔꿈치를 오른쪽 넙적다리 중앙에 갖다 댄다.

양쪽 팔을 굽힌다.

중심근육에 계속 힘을 주며 버틴다.

2단계

준비 단계
바닥에 등을 대고 누워 테이블에 다리를 올린 자세로 무릎을 90도로 해 발가락이 천장을 향하게 한다. 팔꿈치를 굽혀 아래팔이 얼굴을 향하게 든다.

1단계
머리와 어깨를 바닥에서 들어 올리면서 동시에 다리를 앞으로 당겨 팔꿈치가 넙적다리 중앙에 닿게 한다. 이 자세로 가능한 한 오래, 최대한 60초까지 버틴다.

2단계
어깨뼈(견갑골)를 바닥에서 띄워 버티면서 윗몸을 좌우로 비틀어 팔꿈치로 넙적다리를 스친다. 왼쪽 팔꿈치는 오른쪽 넙적다리 중앙에 닿고 오른쪽 팔꿈치는 왼쪽 넙적다리 중앙에 닿는다.

트랜스버스 애브도미널 볼 크런치 TRANSVERSE ABDOMINAL BALL CRUNCH

이 운동은 배곧은근 아래 깊이 자리잡은 배가로근을 포함해 복부의 근육을 공략한다. '식스팩'을 만들어 주는 것은 배곧은근이지만, 진정으로 강한 배 근육을 만들기 위해서는 두 근육 다 공략해야 한다.

개요 보기

이 배 근육 크런치 운동에는 최소 55~62센티미터 지름의 짐볼(운동용 공)이 필요하다. 크런치 운동을 수행하는 표면을 불안정하게 만드는 짐볼이 배속빗근, 배바깥빗근을 포함해 복부의 대근육과 척주를 안정시키는 소근육을 모두 사용하게 만들어 운동 효과를 극대화한다.

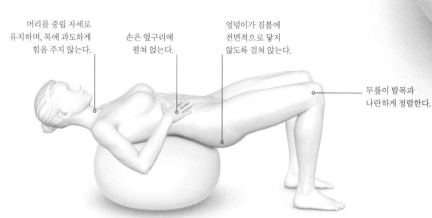

머리를 중립 자세로
유지하며, 목에 과도하게
힘을 주지 않는다.

손은 옆구리에
펼쳐 얹는다.

엉덩이가 짐볼에
전면적으로 닿지
않도록 걸쳐 앉는다.

무릎이 발목과
나란하게 정렬한다.

준비 단계

허리만 닿게 짐볼 위에 앉아 두 발을 어깨너비로 벌리고 발바닥 전체를 지면에 밀착하고 몸이 공과 수직이 되도록 정렬한다. 그런 다음 윗몸을 제어하면서 내려 누운 자세를 취한다.

1단계

숨을 들이쉬고 배 근육에 힘을 주고 중심근육을 안정시킨다. 숨을 내쉬면서 배 근육에 힘주어 척주를 위로 당기는 크런치 동작을 시작한다. 배 근육이 완전히 당겨지고 숨을 다 내쉬었을 때 동작의 전체 범위가 완성된다. 골반이 위로 들리지 않도록 힘주면서 몸통을 살짝 들어 올린다. 운동 강도를 높이고 싶으면 윗몸이 가장 높이 올라온 시점에 1초 동안 자세를 유지한다.

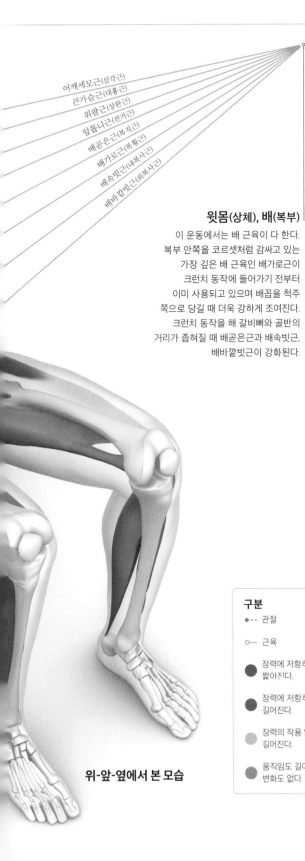

어깨세모근(삼각근)
큰가슴근(대흉근)
위팔근(상완근)
앞톱니근(전거근)
배곧은근(복직근)
배가로근(복횡근)
배속빗근(내복사근)
배바깥빗근(외복사근)

윗몸(상체), 배(복부)

이 운동에서는 배 근육이 다 한다.
복부 안쪽을 코르셋처럼 감싸고 있는
가장 깊은 배 근육인 배가로근이
크런치 동작에 들어가기 전부터
이미 사용되고 있으며 배꼽을 척주
쪽으로 당길 때 더욱 강하게 조여진다.
크런치 동작을 해 갈비뼈와 골반의
거리가 좁혀질 때 배곧은근과 배속빗근,
배바깥빗근이 강화된다.

위-앞-옆에서 본 모습

구분

- ●-- 관절
- ○-- 근육
- ● 장력에 저항하며 짧아진다.
- ● 장력에 저항하며 길어진다.
- ● 장력의 작용 없이 길어진다.
- ● 움직임도 길이 변화도 없다.

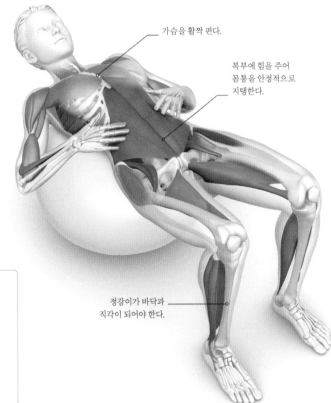

> ! **주의**
>
> 이 운동을 하는 동안 호흡을 바르게 해 주지
> 않으면 중심근육(코어근육)을 강화하는 동작의
> 운동 효과가 떨어질뿐더러 엉뚱한 곳이
> 긴장될 수 있다. 부상을 예방하고 운동 효과를
> 극대화하기 위해서는 호흡을 조절해야 한다.

가슴을 활짝 편다.

복부에 힘을 주어
몸통을 안정적으로
지탱한다.

정강이가 바닥과
직각이 되어야 한다.

2단계

중심근육을 등척성 유지로 버티는 상태로 숨을
들이마쉬면서 천천히 몸통을 내려 시작 자세로
돌아간다. 1단계, 2단계를 반복한다.

브이업 V-UP

근력을 기반으로 하는 브이업은 다리를 위로 뻗는 동시에 윗몸을 들어 올릴 때 몸의 모양이 V자가 된다고 해서 붙은 명칭이다. 체중을 이용해 중심근육(코어근육)을 공략한다. 브이업, 배 근육을 일차 목표로 배속빗근과 배바깥빗근을 탄탄하게 다듬고 등과 허리 근육을 강화한다. 동시에 넙다리네갈래근과 넙다리뒤근육을 단련하며 균형력 향상을 돕는다.

개요 보기

브이업, 일명 '할로우 바디(hollow body)'는 별다른 장비 없이 할 수 있다. 천장을 보는 방향으로 바닥에 누워 허리와 바닥 사이에 틈이 없게 복부에 힘을 주어 누른다. 균형력과 협응력을 유지하는 것이 중요하다. 윗몸을 바닥에서 들어 올릴 때 등과 허리가 휘지 않게 곧게 펴야 한다. 허리를 곧게 편 상태로 배 근육과 궁둥뼈(좌골)를 이용해 균형과 안정을 유지한다. 팔다리를 한번에 완전히 펴는 것이 너무 어려우면 무릎을 90도 각도로 구부려 가슴 쪽으로 당겼다가 펴는 방법이 있다. 운동 강도를 높이고 싶으면 보수볼(bosu ball)이나 밸런스쿠션 같은 불안정한 표면을 이용한다.

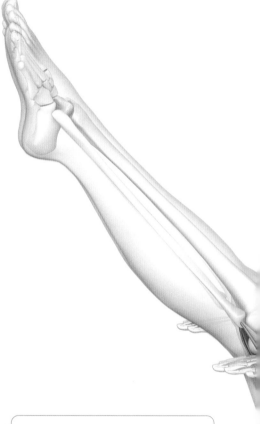

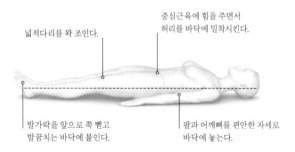

넓적다리를 꽉 조인다.

중심근육에 힘을 주면서 허리를 바닥에 밀착시킨다.

발가락을 앞으로 죽 뻗고 발꿈치는 바닥에 붙인다.

팔과 어깨뼈를 편안한 자세로 바닥에 놓는다.

준비 단계
허리를 바닥에 틈 없이 붙이고 천장을 향해 눕는 것으로 시작한다. 다리를 곧게 뻗고 팔은 양쪽 옆구리와 나란하게 뻗는다. 머리와 척주를 중립 자세로 유지한다.

> **! 흔한 실수**
> 등·허리를 일직선으로 유지하지 않으면 허리 통증, 엉덩관절 굽힘근 불편감, 근육 경직이 올 수 있다.

1단계
한 번의 동작으로 동시에 윗몸과 다리를 들어 올리고 다리는 일자로 펴고 팔은 앞으로 곧게 뻗는다. 몸통과 넓적다리가 V자가 되어야 한다. 중심근육을 단련하기 위해서는 등과 허리를 바닥 쪽으로 밀고 있어야 한다. 몸통을 들어 올릴 때는 팔이 바닥과 평행을 유지해야 한다. 손가락이 발가락을 가리키지 않도록 한다.

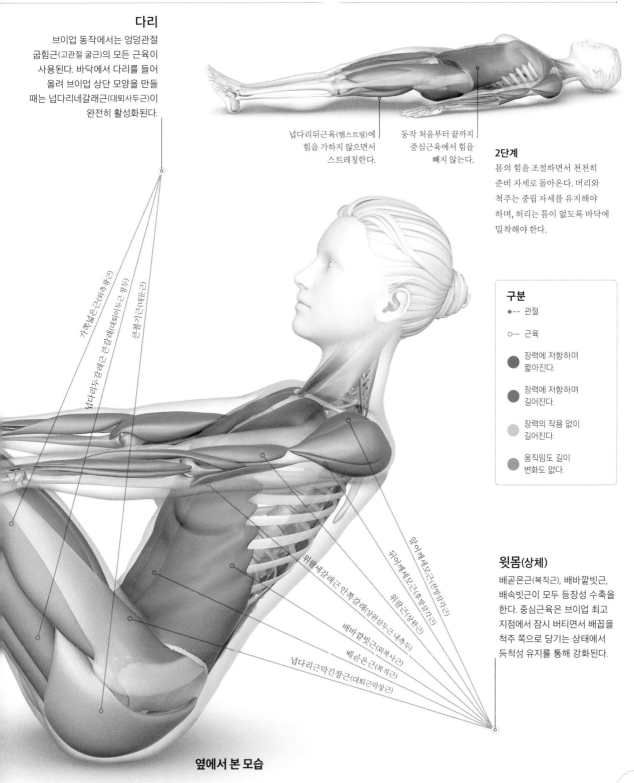

다리

브이업 동작에서는 엉덩관절 굽힘근(고관절 굴근)의 모든 근육이 사용된다. 바닥에서 다리를 들어 올려 브이업 상단 모양을 만들 때는 넙다리네갈래근(대퇴사두근)이 완전히 활성화된다.

넙다리뒤근육(햄스트링)에 힘을 가하지 않으면서 스트레칭한다.

동작 처음부터 끝까지 중심근육에서 힘을 빼지 않는다.

가쪽넓은근(외측광근)

넙다리두갈래근 긴갈래(대퇴이두근 장두)

큰볼기근(대둔근)

2단계

몸의 힘을 조절하면서 천천히 준비 자세로 돌아온다. 머리와 척주는 중립 자세를 유지해야 하며, 허리는 틈이 없도록 바닥에 밀착해야 한다.

구분

- ●--   관절
- ○—   근육
- ● 장력에 저항하며 짧아진다.
- ● 장력에 저항하며 길어진다.
- ● 장력의 작용 없이 길어진다.
- ● 움직임도 길이 변화도 없다.

앞어깨세모근(전방삼각근)

뒤어깨세모근(후방삼각근)

위팔근(상완근)

위팔세갈래근 안쪽갈래(상완삼두근 내측두)

배바깥빗근(외복사근)

배곧은근(복직근)

넙다리근막긴장근(대퇴근막장근)

윗몸(상체)

배곧은근(복직근), 배바깥빗근, 배속빗근이 모두 등장성 수축을 한다. 중심근육은 브이업 최고 지점에서 잠시 버티면서 배꼽을 척주 쪽으로 당기는 상태에서 등척성 유지를 통해 강화된다.

옆에서 본 모습

≫ 응용 동작

사이드 브이업은 배 근육을 집중적으로 공략하는 운동이다. 주동근에는 배바깥빗근과 배속빗근, 배곧은근이 포함된다. 시저 킥(가위 차기)은 중심근육만이 아니라 몸통과 골반의 근육군까지 강화하는 데 효과적인 운동이다. 브이업 세계일주는 기본 브이업에 사이드 브이업을 결합한 동작이다. 이 세 가지는 복근이나 상체 또는 하체에 집중할 때 추가하기에 안성맞춤인 응용 동작이다.

브이업 응용 동작에 복근 운동을 결합하면 장비 하나 없이 엄청난 운동 효과를 얻을 수 있다.

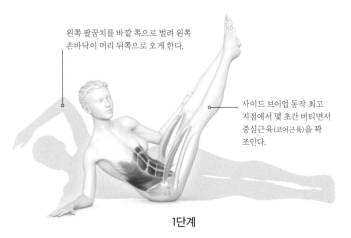

왼쪽 팔꿈치를 바깥 쪽으로 벌려 왼쪽 손바닥이 머리 뒤쪽으로 오게 한다.

사이드 브이업 동작 최고 지점에서 몇 초간 버티면서 중심근육(코어근육)을 꽉 조인다.

1단계

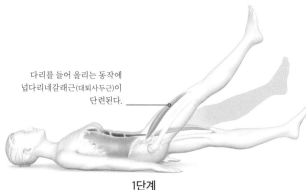

다리를 들어 올리는 동작에 넓다리네갈래근(대퇴사두근)이 단련된다.

1단계

사이드 브이업 SIDE V-UP

체중을 이용해 중심근육 부위를 공략한다. 오른쪽에서 왼쪽으로, 왼쪽에서 오른쪽으로 당기는 브이업 동작은 배 근육, 특히 당기는 쪽의 빗근을 공략한다. 넓다리네갈래근과 넓다리뒤근육을 단련하며 균형력과 골반과 척주의 유연성 향상 효과도 얻을 수 있다.

준비 단계
오른쪽 옆구리와 오른쪽 골반에 기대어 옆으로 눕는 자세로 시작한다. 바닥을 짚은 오른쪽 팔꿈치가 오른쪽 어깨 아래 있어야 한다. 한쪽 발을 다른 발 위에 놓고 (배꼽을 척주 쪽으로 당기고 골반을 약간 앞으로 기울여) 골반을 아래로 집어넣은 상태를 유지한다. 몸을 뒤집힌 V자 모양으로 만든다고 상상하면서 왼팔을 머리 뒤에 갖다 댄다.

1단계
골반과 다리를 바닥에서 들어 올리는 동시에 머리에 댄 왼팔을 다리 쪽으로 붙인다. 몸통과 넓적다리가 V자가 되어야 한다. 등과 허리는 곧게 편 상태로, 바닥을 짚은 팔로 안정을 유지한다.

2단계
다리를 내려 옆구리와 골반으로 누운 시작 자세로 돌아간 후 반대 방향으로, 왼쪽 옆구리로 눕고 왼팔쪽 팔꿈치로 바닥을 짚어 같은 단계를 반복한다.

시저 킥 SCISSOR KICK

시저 킥은 중심근육, 볼기근, 넓다리네갈래근, 모음근(내전근)을 강화한다. 중심근육에 힘을 주었을 때 다리로 가위 차기 동작을 할 수 있다. 중심근육에는 배곧은근(복직근), 빗근(복사근), 배가로근(복횡근), 엉덩관절 굽힘근이 들어간다.

준비 단계
등을 바닥에 대고 누워 다리를 앞쪽 바닥으로 곧게 뻗는다. 팔을 양 옆구리에 놓는다. 손바닥은 아래를 향한다. 허리가 뜨지 않게 바닥에 밀착시킨다. 손을 허리 아래 엉덩이 밑에 끼워 받치는 것으로 자세를 수정하는 것도 가능하다.

1단계
숨을 내쉬면서 양쪽 다리를 바닥에서 약 45도 각도로 들어 올린다. 중심근육에 힘을 주고 목에는 힘을 주지 않은 상태에서 한쪽 다리를 바닥으로 아래로 내리면서 다른 쪽 다리를 위로 올린다.

2단계
다른 쪽 다리로 가위 차기 동작을 반복하는데, 머리, 목, 척주는 일직선을 유지하고 허리는 바닥에 밀착시킨 상태여야 한다. 힘들다고 느껴지면 동작의 크기를 최소화한다.

브이업 **세계일주** V-UP **AROUND THE WORLD**

브이업 세계일주는 기본 브이업에 사이드 브이업을 결합한 연속 동작으로 강도를 높인 운동이다. 운동 모든 단계에서 엉덩관절(고관절)의 전체 가동 범위를 활용해야 하며 척추 정렬이 흐트러지지 않아야 한다. 즉 머리와 목과 척추는 중립 자세로, 골반뼈는 아래로 집어넣은 상태를 유지해야 한다. 중심근육에 힘을 주고 두 발은 붙어 있어야 한다. 1, 2, 3단계를 연속해서 수행하며, 각 단계마다 2회씩 반복한다.

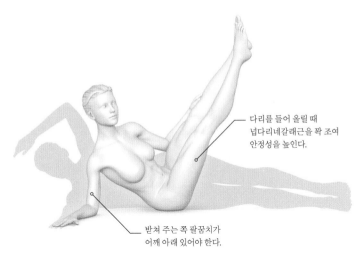

다리를 들어 올릴 때 넙다리네갈래근을 꽉 조여 안정성을 높인다.

받쳐 주는 쪽 팔꿈치가 어깨 아래 있어야 한다.

준비 단계/1단계

오른쪽 옆구리로 누워 오른 팔꿈치가 오른 어깨 아래 오게 바닥을 짚는다. 골반은 힘주어 집어넣고 다리는 곧게 편다. 뒤집힌 V자 모양을 만든다는 생각으로 왼팔을 머리 뒤에 갖다 댄다. 다리와 몸통을 들어 올려 사이드 브이업 자세를 취한 다음 2단계로 넘어간다.

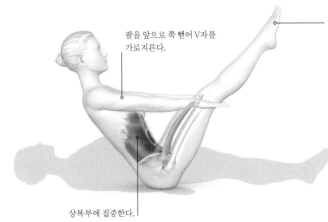

팔을 앞으로 쭉 뻗어 V자를 가로지른다.

발가락을 앞으로 쭉 뻗는다.

상복부에 집중한다.

2단계

몸을 돌려 등과 허리를 바닥에 밀착하고 누운 다음 몸통과 다리를 들어 올리고 팔을 앞으로 뻗어 기본 브이업 자세를 취한다. 몸통과 넓적다리가 V자 모양이 되어야 하며, 팔을 바닥과 평행으로 유지한다. 반복한 다음 3단계로 넘어간다.

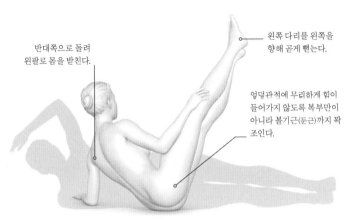

반대쪽으로 돌려 왼팔로 몸을 받친다.

왼쪽 다리를 왼쪽을 향해 곧게 뻗는다.

엉덩관절에 무리하게 힘이 들어가지 않도록 복부만이 아니라 볼기근(둔근)까지 꽉 조인다.

3단계

몸을 왼쪽으로 돌려 오른쪽 옆구리 브이업 동작을 수행한다. 이 동작을 2회 반복한 뒤 몸을 오른쪽으로 돌려 왼쪽 옆구리 브이업으로 2회 반복한다.

구분	
● 1차 목표 근육	● 2차 목표 근육

61

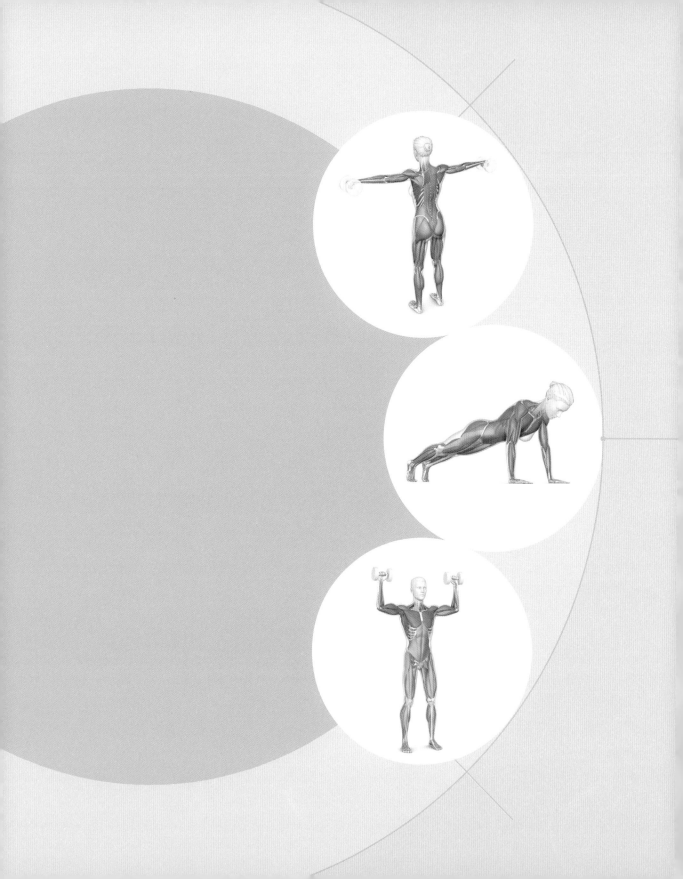

상체 운동

상반신 단련에 초점을 맞춘 상체 고강도 인터벌 트레이닝 운동의 동작들은 어깨 근육, 위팔두갈래근, 위팔세갈래근, 등 근육과 허리 근육, 가슴 근육을 탄탄하고 선명하게 단련하고 강화하기 위해 설계되었다. 여기에서 소개하는 운동은 대부분 체력 수준에 따른 응용 동작과 수정 동작을 포함한다. 윗몸(상체) 섹션에서는 각 동작의 효과를 극대화하고 위험을 최소화하는 방법을 안내한다.

푸시 업 PUSH UP

가슴근, 어깨세모근, 팔 뒤쪽의 위팔세갈래근(상완삼두근),
겨드랑이 바로 밑 날개뼈 근육인 앞톱니근(전거근),
배 근육(복근)을 강화한다. 다리가 몸이 처지거나
척추가 아치처럼 둥글게 굽지 않게 받쳐 주는
안전 장치 역할을 한다.

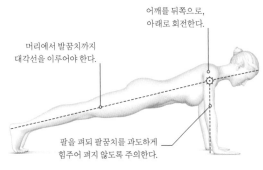

어깨를 뒤쪽으로,
아래로 회전한다.

머리에서 발꿈치까지
대각선을 이루어야 한다.

팔을 펴며 팔꿈치를 과도하게
힘주어 펴지 않도록 주의한다.

준비 단계

먼저 골반이 뜨지 않게 누르고 목은 중립 자세로 잡고 손바닥을
어깨너비보다 약간 넓게 벌려 바닥을 짚어 하이 플랭크 자세를
취한다. 어깨를 뒤쪽으로 회전해야 하며, 귀쪽으로 올리지 않고
아래로 회전해야 한다는 점을 명심한다. 또한 중심근육(코어근육)
힘을 유지해야 한다. 발가락을 가슴 쪽으로 발꿈치를 뒤로 밀어낸다.

개요 보기

팔굽혀펴기(푸시 업)은 단순한 가슴근 운동이 아니라
전신의 근육이 사용하는 운동이다. 팔굽혀펴기에서는
자세를 바르게 잡는 것과 움직임을 조절하는 것이
무엇보다 중요하다. 팔을 굽혀 내려갈 때 바닥에
그냥 떨어지지 않게 몸을 확실하게 제어해야 하며,
동작 시작부터 끝까지 배 근육에 계속 힘을 주고 있어야
한다. 초심자는 5~6회씩 4세트로 시작한다. 초심자를
위해 조금 쉽게 수정한 응용 동작(62~63쪽)도 소개한다.

> **⓵ 주의**
> 팔굽혀펴기를 하는 동안에는 배 근육에 힘을
> 주어 배꼽을 척주 쪽으로 당기고 있어야 한다.
> 그래야 척주 중립이 무너져 허리와 관절에
> 압박이 가해지는 것을 막을 수 있다.

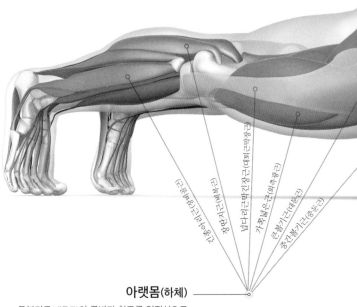

종아리세갈래근(하퇴삼두근)
장딴지근(비복근)
넙다리근막긴장근(대퇴근막장근)
가쪽넓은근(외측광근)
큰볼기근(대둔근)
중간볼기근(중둔근)

아랫몸(하체)

큰볼기근(대둔근)이 골반과 척주를 일직선으로
유지하며 아래로 무너지지 않게 잡아 준다.
넙다리곧은근(대퇴직근)은 움직임이나 길이
변화 없이 수축하는 등척성 유지 근육이다.

구분

- ⊷ 관절
- ⊶ 근육
- ● 장력에 저항하며 짧아진다.
- ● 장력에 저항하며 길어진다.
- ● 장력의 작용 없이 길어진다.
- ● 움직임도 길이 변화도 없다.

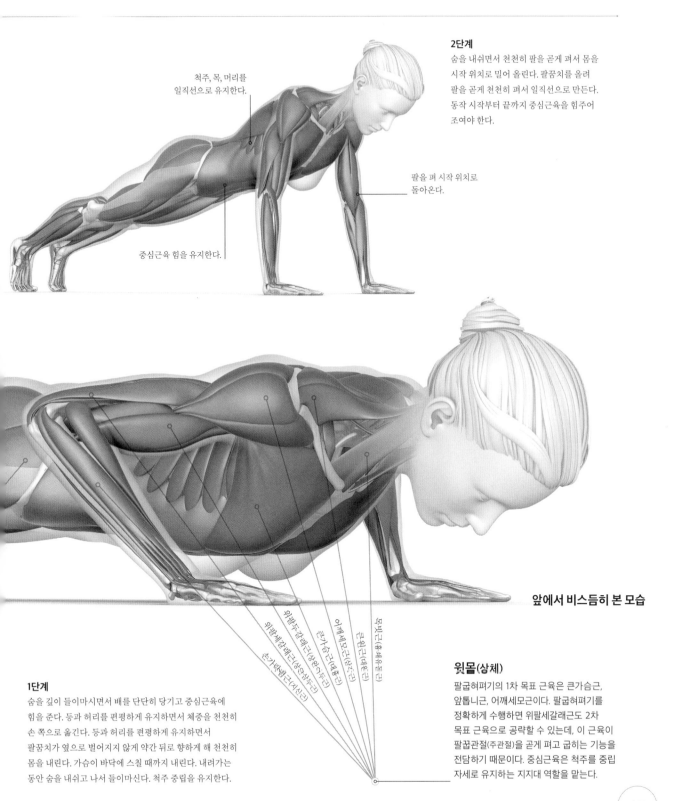

2단계
숨을 내쉬면서 천천히 팔을 곧게 펴서 몸을 시작 위치로 밀어 올린다. 팔꿈치를 올려 팔을 곧게 천천히 펴서 일직선으로 만든다. 동작 시작부터 끝까지 중심근육을 힘주어 조여야 한다.

척주, 목, 머리를 일직선으로 유지한다.

팔을 펴 시작 위치로 돌아온다.

중심근육 힘을 유지한다.

앞에서 비스듬히 본 모습

목빗근(흉쇄유돌근)
큰원근(대원근)
어깨세모근(삼각근)
큰가슴근(대흉근)
위팔두갈래근(상완이두근)
위팔세갈래근(상완삼두근)
손가락폄근(지신근)

1단계
숨을 깊이 들이마시면서 배를 단단히 당기고 중심근육에 힘을 준다. 등과 허리를 편평하게 유지하면서 체중을 천천히 손 쪽으로 옮긴다. 등과 허리를 편평하게 유지하면서 팔꿈치가 옆으로 벌어지지 않게 약간 뒤로 향하게 해 천천히 몸을 내린다. 가슴이 바닥에 스칠 때까지 내린다. 내려가는 동안 숨을 내쉬고 나서 들이마신다. 척주 중립을 유지한다.

윗몸(상체)
팔굽혀펴기의 1차 목표 근육은 큰가슴근, 앞톱니근, 어깨세모근이다. 팔굽혀펴기를 정확하게 수행하면 위팔세갈래근도 2차 목표 근육으로 공략할 수 있는데, 이 근육이 팔꿈관절(주관절)을 곧게 펴고 굽히는 기능을 전담하기 때문이다. 중심근육은 척주를 중립 자세로 유지하는 지지대 역할을 맡는다.

≫ 응용 동작

팔굽혀펴기는 다양한 변형이 가능한 운동으로, 특정 근육군을 목표로 고립시켜 단련하는 데 이용할 수 있다. 여기에서는 위팔세갈래근, 가슴 근육, 어깨 근육을 집중 공략하는 응용 동작으로 골랐다.

구분
- 1차 목표 근육
- 2차 목표 근육

트라이셉스 푸시 업 TRICEPS PUSH UP

트라이셉스(triceps, 세갈래근, 삼두근) 팔굽혀펴기는 복합 운동으로 전신의 근육군을 사용하면서 특히 위팔세갈래근을 고립적으로 단련한다. 이 운동은 손과 팔 위치와 팔의 움직임 경로를 수정한 응용 동작이다.

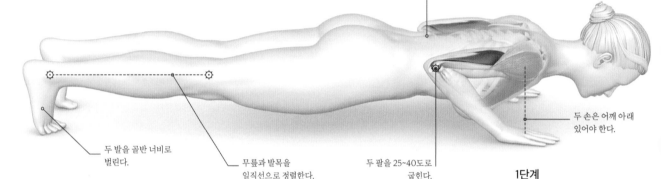

척주는 처음부터 끝까지 중립 자세로 유지한다.

두 손은 어깨 아래 있어야 한다.

두 발을 골반 너비로 벌린다.

무릎과 발목을 일직선으로 정렬한다.

두 팔을 25~40도로 굽힌다.

1단계

준비 단계
손을 어깨 바로 아래 놓고, 목과 척주는 중립 자세, 두 발은 골반 너비로 벌린 하이 플랭크(36~37쪽 참조) 자세로 시작한다.

1단계
중심근육(코어근육)에 힘을 주고 숨을 들이마시면서 팔꿈치를 굽히고 두 팔을 가슴우리 쪽으로 붙이면서 몸을 바닥 쪽으로 내린다.

2단계
숨을 내쉬면서 팔꿈치를 펴서 몸을 거의 처음의 하이 플랭크 위치까지 들어 올린다. 1단계, 2단계를 반복한다.

세갈래근 들여다보기

세갈래근은 위팔세갈래근(상완삼두근)이라고도 부르는 팔 뒤쪽에 있는 큰 큰육으로, 팔꿈치의 위팔뼈에 붙어 있는 가쪽갈래와 안쪽갈래, 그리고 어깨뼈에 붙어 있는 긴갈래, 이렇게 세 부분으로 구성된다. 세갈래근 운동 중에는 세 갈래를 한꺼번에 단련하는 동작이 있고, 하나나 두 갈래만 단련하는 동작이 있다. 갈래와 뼈의 구조를 이해한다면 어떤 운동이 어떤 근거로 세갈래근 단련에 효과가 좋은지 알 수 있을 것이다.

뒤에서 본 모습

어깨뼈(견갑골)

위팔세갈래근의 긴갈래(장두)

위팔세갈래근의 가쪽갈래(외측두)

팔꿈치근(주근)

위팔뼈(상완골)

위팔세갈래근의 안쪽갈래(내측두)

자뼈 (척골, 뒤아래팔뼈)

얕은 근육

깊은 근육

사이드투사이드 푸시 업 SIDE-TO-SIDE PUSH UP

이 응용 동작은 몸을 양쪽으로 번갈아 움직이므로 방향을 바꿀 때마다
몸의 한쪽으로 몸 전체를 지탱한다. 동작 처음부터 끝까지 전신을 강하게
제어해 자세를 유지하는 것이 중요하다. 이 동작의 1차 목표 근육은
큰가슴근(대흉근)이며, 배 근육이 전신을 지탱하며 안정을 유지해 준다.

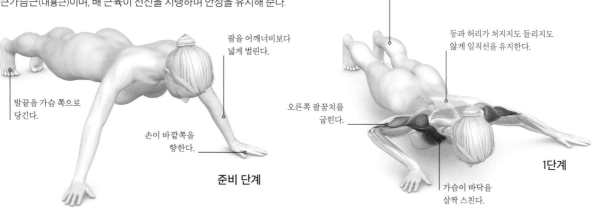

다리는 곧게 뻗은
자세를 유지한다.

등과 허리가 처지지도 들리지도
않게 일직선을 유지한다.

팔을 어깨너비보다
넓게 벌린다.

발끝을 가슴 쪽으로
당긴다.

오른쪽 팔꿈치를
굽힌다.

손이 바깥쪽을
향한다.

가슴이 바닥을
살짝 스친다.

준비 단계

1단계

준비 단계
하이 플랭크 자세(36~37쪽 참조)에서 시작하되 양팔을
어깨너비보다 넓게 벌리고 손끝을 몸 바깥쪽으로
향하게 한다. 전신을 일직선으로 유지한다.

1단계
오른 팔꿈치를 구부리고 왼팔은 왼쪽으로
곧게 뻗어 몸을 오른쪽으로 내린다. 가슴이 바닥을
살짝 스치면 시작 자세로 돌아간다.

2단계
왼쪽 팔꿈치를 굽히면서
오른팔을 오른쪽으로 곧게 뻗어
몸을 왼쪽으로 내린다.

다이아몬드 푸시 업 DIAMOND PUSH UP

이 팔굽혀펴기 응용 동작의 이름은 운동 자세로 두 손을 다이아몬드
형태로 만드는 데서 왔다. 세갈래근에 실리는 체중에 집중한다.

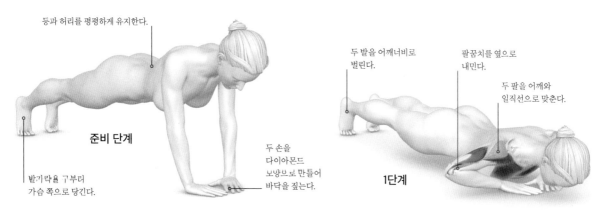

등과 허리를 평평하게 유지한다.

두 발을 어깨너비로
벌린다.

팔꿈치를 옆으로
내민다.

두 팔을 어깨와
일직선으로 맞춘다.

준비 단계

발가락을 구부려
가슴 쪽으로 당긴다.

두 손을
다이아몬드
모양으로 만들어
바닥을 짚는다.

1단계

준비 단계
골반을 아래로 집어넣고 머리와 목을 중립 위치로
유지하는 하이 플랭크 자세(36~37쪽 참조)로
시작한다. 두 손을 다이아몬드 모양으로 만들어
가슴 아래 놓는다.

1단계
중심근육에 힘을 주고 팔꿈치를 천천히 굽힌다.
이때 팔꿈치가 어깨와 일직선을 유지하며
양 옆구리 바깥 쪽으로 나와야 한다. 몸이
'다이아몬드'에 닿을 때까지 내려간다.

2단계
2초 동안 버티고 숨을 내쉬면서 팔을 곧게 펴
시작 위치로 돌아온다. 두 손은 계속 다이아몬드
모양을 유지한다. 반복한다.

오버헤드 트라이셉스
익스텐션 OVERHEAD TRICEPS EXTENSION

다양하게 활용할 수 있는 운동으로 덤벨이나

케틀벨, 저항 밴드를 이용할 수 있고 심지어 물병으로도 할 수 있다.

트라이셉스(위팔세갈래근, 상완삼두근) 익스텐션은 위팔 뒤쪽의 근육을 집중적으로 강화시키는 고립 운동이다. 위팔을 뻗는 동작에 세갈래근(긴갈래 (장두), 가쪽갈래(외측두), 안쪽갈래 (내측두) 전부 다 사용된다.

개요 보기

머리는 가슴 정중선과 일직선을, 가슴은 엉덩관절과 일직선을 유지한다. 시선은 전방을 주시하며 턱을 아래로 내리지 않도록 한다. 동작의 가동 범위 전체를 활용하는 것이 중요하다. 즉 웨이트를 90도 각도까지 내렸다가 끝까지 들어 올려야 한다. 8회씩 4세트로 시작한다. 66~67쪽에서 오버헤드 트라이셉스 익스텐션의 응용 동작을 찾아보자.

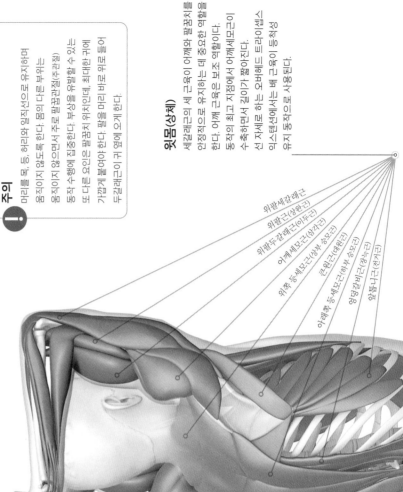

위 옆에서 본 모습

잇몸(상체)

세갈래근이 세 근육이 어깨와 팔꿈치를 안정적으로 유지하는 네 중요한 역할을 한다. 아래 근육은 보조 역할이다. 동작의 최고 지점에서 어깨세모근이 수축하면서 길이가 짧아진다. 선 자세로 하는 오버헤드 트라이셉스 익스텐션에서는 배 근육이 등척성 유지 동작으로 사용된다.

위팔세갈래근
위팔근(상완근)
위팔두갈래근(이두근)
어깨세모근(삼각근)
위쪽 등세모근(상부 승모근)
큰원근(대원근)
아래쪽 등세모근(하부 승모근)
앞톱니근(전거근)
엉덩갈비근(장늑근)

구분

● - - 관절
○ 근육
● 장력에 저항하며 짧아진다.
● 장력에 저항하며 길어진다.
● 장력의 작용 없이 길어진다.
● 움직임도 길이 변화도 없다.

! 주의

머리를 목, 등, 허리와 일직선으로 유지하며 움직이지 않도록 한다. 몸이 다른 부위는 움직이지 않으면서 주로 팔꿉관절(주관절) 동작 수행에 집중한다. 부상을 유발할 수 있는 또 다른 요인은 팔꿈치 위치이다. 최대한 귀에 가깝게 팔을 펴야 한다. 팔꿈 머리 바로 위로 들어 두갈래근이 귀 옆에 오게 한다.

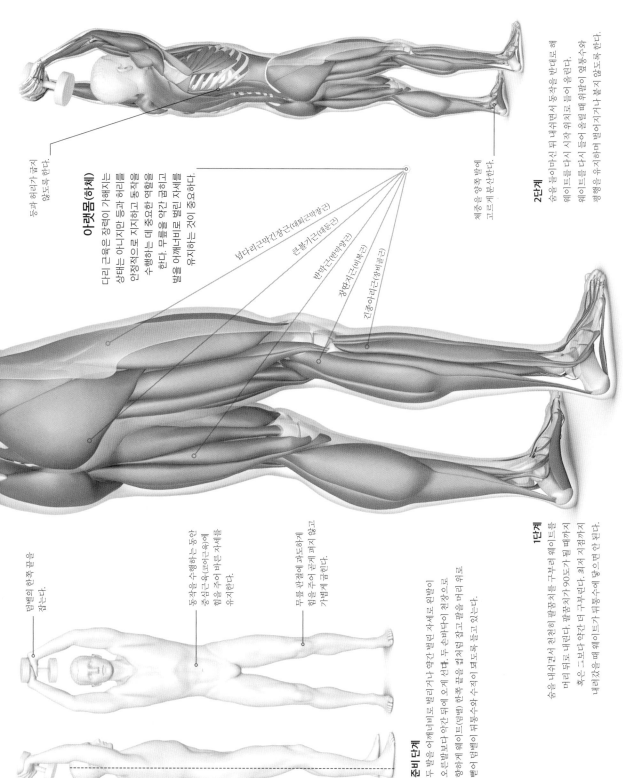

등과 허리가 굽지
않도록 한다.

아랫몸(하체)

다리 근육은 정력이 가해지는
상태는 아니지만 등과 허리를
안정적으로 지지하고 동작을
수행하는 데 중요한 역할을
한다. 무릎을 약간 굽히고
발을 어깨너비로 벌린 자세를
유지하는 것이 중요하다.

넙다리근막긴장근(대퇴근막장근)

큰볼기근(대둔근)

반막근(반막양근)

긴종아리근(장비골근)

2단계

숨을 들이마신 뒤 내쉬면서 동작을 반대로 해
웨이트를 다시 시작 위치로 들어 올린다.
웨이트를 다시 들어 올릴 때 위팔이 얼굴수와
평행을 유지하며 벌어지거나 붙지 않도록 한다.

체중을 양쪽 발에
고르게 분산한다.

준비 단계

두 발을 어깨너비로 벌리거나 약간 벌린 자세로 일반이
오른발보다 약간 뒤에 오게 선다. 두 손바닥이 천상으로
향하게 웨이트(덤벨) 한쪽 끝을 걸쳐서 잡고 팔을 머리 위로
뻗어 덤벨이 뒤통수와 수이이 되도록 들고 있는다.

덤벨이 한쪽 끝을
잡는다.

동작을 수행하는 동안
중심근육(코어근육)에
힘을 주어 바른 자세를
유지한다.

무릎 관절에 과도하게
힘을 주어 문게 과지 않고
가볍게 굽힌다.

1단계

숨을 내쉬면서 천천히 팔꿈치를 구부려 웨이트를
머리 뒤로 내린다. 팔꿈치가 90도가 될 때까지
혹은 느보다 약간 더 구부린다. 최저 지점까지
내려갔을 때 웨이트가 뒤통수에 닿으면은 안 된다.

69

» 응용 동작

여기에 소개하는 오버헤드 트라이셉스 익스텐션
응용 동작들은 위팔세갈래근(트라이셉스, 삼두근)의
가쪽갈래, 안쪽갈래, 긴갈래를 각각 고립적으로
공략한다. 다양한 웨이트나 저항 밴드 등을 이용해
다양하게 활용 가능한 응용성 높은 운동이다.

66 99

트라이셉스 딥을 할 때 척추가 휘면 허리에 부하가 가중되므로 척추를 일자로 펴는 것이 중요하다.

트라이셉스 **킥백** TRICEPS **KICKBACK**

트라이셉스 킥백은 위팔세갈래근의 가쪽갈래를
1차 목표 근육으로 공략한다. 배 근육, 어깨 근육, 볼기근도
2차 목표 근육으로 단련한다.

구분

● 1차 목표 근육   ● 2차 목표 근육

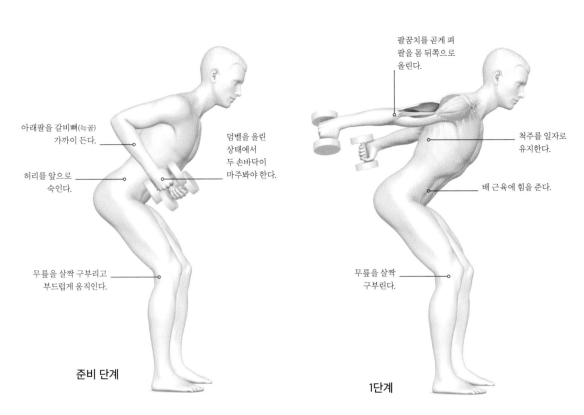

아래팔을 갈비뼈(늑골)
가까이 든다.

허리를 앞으로
숙인다.

덤벨을 올린
상태에서
두 손바닥이
마주봐야 한다.

무릎을 살짝 구부리고
부드럽게 움직인다.

준비 단계

팔꿈치를 곧게 펴
팔을 몸 뒤쪽으로
올린다.

척주를 일자로
유지한다.

배 근육에 힘을 준다.

무릎을 살짝
구부린다.

1단계

준비 단계
발을 어깨너비로 벌리고 서서 덤벨을 양손에
하나씩 든다. 허리를 45도 앞으로 숙이고
팔꿈치를 위로 90도 각도로 당긴 자세를
유지한다.

1단계
턱을 살짝 아래로 집어넣어 머리와 척주를
일직선으로 유지한다. 숨을 내쉬면서 팔꿈치를
뒤로 곧게 뻗는 동작으로 위팔세갈래근을
단련한다.

2단계
위팔(상완)은 그대로 두고 아래팔(전완)만
움직여 위팔세갈래근을 고립시킨다.
잠시 멈추었다가 숨을 들이마시면서 덤벨을
시작 위치로 가져간다.

트라이셉스 딥 TRICEPS DIP

트라이셉스 딥(뒤 팔굽혀펴기)은 위팔세갈래근의 모든 갈래를 단련한다.
동작에 익숙해지면 의자나 층계, 벤치를 이용해 운동 강도를 높일 수 있다.
이용하는 표면의 끄트머리에 앉아 엉덩이 옆 가장자리를 손으로 잡은 다음
약간 아래쪽으로 몸을 내려 뒤 팔굽혀펴기 동작을 실시한다.

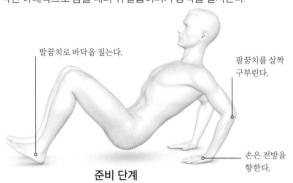

발꿈치로 바닥을 짚는다.

팔꿈치를 살짝 구부린다.

손은 전방을 향한다.

준비 단계

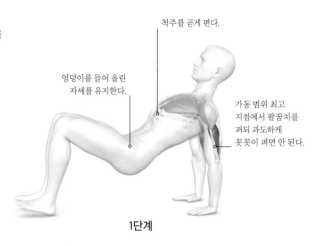

척주를 곧게 편다.

엉덩이를 들어 올린 자세를 유지한다.

가동 범위 최고 지점에서 팔꿈치를 펴되 과도하게 꼿꼿이 펴면 안 된다.

1단계

준비 단계
바닥에 앉아 다리를 골반 너비로 해 무릎을
굽힌다. 발꿈치로 바닥을 짚고 발가락은 전방을
향하며 손바닥이 발꿈치와 마주보는 방향으로
몸 뒤쪽을 짚는다.

1단계
손바닥을 눌러 엉덩이를 바닥에서 들어 올리고,
팔의 힘으로 동작을 수행한다. 팔꿈치는 약간
구부려야 한다.

2단계
천천히 몸을 내리되 엉덩이를 바닥에 대지 말고
곧바로 다시 올라온다. 몸을 제어하며 동작을
반복한다.

트라이셉스 딥 위드 토 터치(크랩 터치)

TRICEPS **DIP** WITH **TOE TOUCH**(**CRAB** TOUCH)

볼기근(둔근), 넙다리뒤근육(햄스트링), 넙다리네갈래근(대퇴사두근),
중심근육(코어근육)을 공략하는 전신 운동이다. 균형력을 향상시키고
중심근육과 다양한 근육군을 단련할 수 있어 짧은 시간용 맨몸 서킷
트레이닝 프로그램에 넣으면 높은 효과를 볼 수 있다.

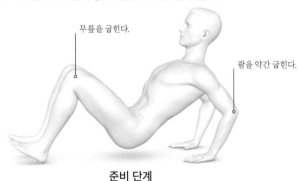

무릎을 굽힌다.

팔을 약간 굽힌다.

준비 단계

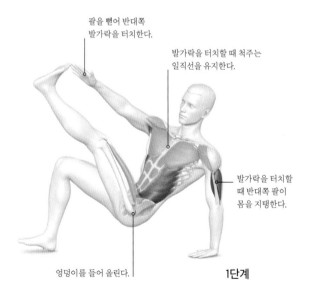

팔을 뻗어 반대쪽 발가락을 터치한다.

발가락을 터치할 때 척주는 일직선을 유지한다.

발가락을 터치할 때 반대쪽 팔이 몸을 지탱한다.

엉덩이를 들어 올린다.

1단계

준비 단계
트라이셉스 딥 준비 자세와 같은 자세로
바닥에 앉아 무릎을 굽히고 손으로
몸 뒤쪽을 짚는다.

1단계
바닥에서 엉덩이를 들어 올리고 왼손으로
바닥을 짚은 채 왼다리를 위로 걷어차며
오른손으로 발가락을 터치한다.

2단계
왼다리를 시작 자세로 돌리고 트라이셉스
딥을 1회 한 다음 다시 엉덩이를 들어 올려
반대쪽으로 같은 동작을 반복한다.

덤벨
바이셉스 컬 DUMBBELL **BICEPS CURL**

바이셉스 컬(덤벨 위팔두갈래근 접기)은 앉아서 또는 서서
할 수 있는 동작으로, 위팔두갈래근 고립 운동이면서
아래팔 근육인 위팔두갈래근과 위팔노근도 단련한다.

개요 보기

이 운동을 통해서 위팔의 근력을 키우고 중심근육(코어근육)으로 몸을
지탱하면서 팔 근육을 올바르게 사용하는 방법을 배울 수 있다. 자신의
체력 수준에 맞는 중량을 선택해야 한다. 중량이 너무 무거우면 이 운동이
오히려 부상을 유발할 수 있기 때문이다. 허리와 중심근육을 사용해 올바른
자세를 유지하는 방법을 배우면 좌상을 예방하는 데도 큰 도움이 될 것이다.
초심자는 경량으로 시작해야 한다.

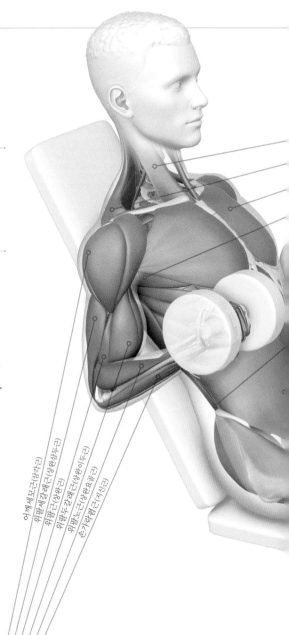

아래세모근(삼각근)
위팔세갈래근(상완삼두근)
위팔근(상완근)
위팔두갈래근(상완이두근)
위팔노근(상완요골근)
손가락폄근(지신근)

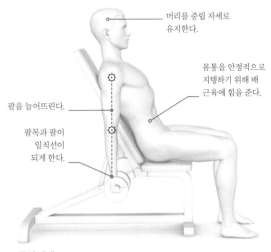

머리를 중립 자세로
유지한다.

몸통을 안정적으로
지탱하기 위해 배
근육에 힘을 준다.

팔을 늘어뜨린다.

팔목과 팔이
일직선이
되게 한다.

준비 단계

발과 무릎을 골반 너비로 벌리고 앉은 자세에서 시작한다. 등으로 의자
등에 민다. 덤벨을 언더핸드 그립(손바닥이 위를 향하게 잡는 방법)으로
잡고 팔에 힘을 빼고 양옆으로 내린다. 손바닥은 전방을 향하고,
어깨가 위로 솟지 않게 등 근육을 사용해 뒤로 당긴다.

팔

바이셉스 컬에는 앞어깨세모근(전방삼각근),
위팔두갈래근, 위팔노근, 아래팔의 굽힘근과
폄근(상완 굴근과 신근)이 사용된다. 이 근육들은
대부분 컬 운동을 하는 동안 어깨와 팔목,
팔꿈치를 안정시키며, 위팔 근육은 악력을
제어한다.

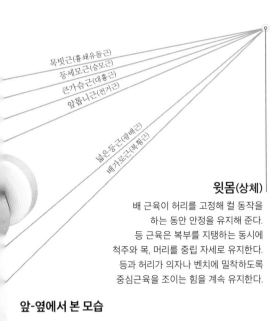

목빗근(흉쇄유돌근)
등세모근(승모근)
큰가슴근(대흉근)
앞톱니근(전거근)

넓은등근(광배근)
배가로근(복횡근)

윗몸(상체)

배 근육이 허리를 고정해 컬 동작을
하는 동안 안정을 유지해 준다.
등 근육은 복부를 지탱하는 동시에
척주와 목, 머리를 중립 자세로 유지한다.
등과 허리가 의자나 벤치에 밀착하도록
중심근육을 조이는 힘을 계속 유지한다.

앞-옆에서 본 모습

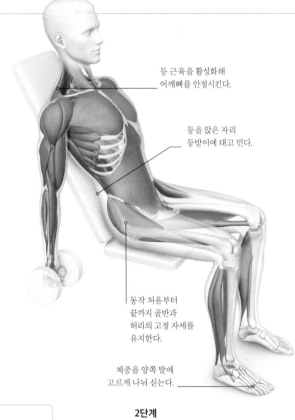

등 근육을 활성화해
어깨뼈를 안정시킨다.

등을 앉은 자리
등받이에 대고 민다.

동작 처음부터
끝까지 골반과
허리의 고정 자세를
유지한다.

체중을 양쪽 발에
고르게 나눠 싣는다.

구분

●--- 관절

○--- 근육

● 장력에 저항하며
짧아진다.

● 장력에 저항하며
길어진다.

● 장력의 작용 없이
길어진다.

● 움직임도 길이
변화도 없다.

2단계

컬 동작 최고 지점에서 팔을 당기는 힘을
2초간 유지한 다음 힘을 제어하면서 덤벨을
천천히 시작 위치로 내린다. 내리는 동작에서
덤벨이 흔들리지 않게 한다. 자세를 다듬고
1단계와 2단계를 반복한다.

1단계

어깨에서 힘을 빼고 위팔이 흔들리지 않게
유지하고 숨을 내쉬면서 팔꿈치를 구부려
덤벨을 어깨 쪽으로 들어 올린다. 팔꿈치가
갈비뼈에서 멀어지지 않도록 한다.

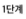 **흔한 실수**

웨이트 운동을 할 때는 체력 수준에
맞는 적절한 중량을 선택해야 한다.
웨이트가 너무 무거우면 힘에 겨워 몸을
비틀면서 밀어 올리게 되기 때문이다.
들어 올리는 속도도 너무 빠르면
팔꿈치에 무리를 줄 수 있다.

» 응용 동작

바이셉스 컬 응용 동작들은 위팔두갈래근(바이셉스, 상완이두근)의
각기 다른 근육을 공략하는 운동이다. 해머 컬은 위팔두갈래근의
긴갈래와 위팔근, 위팔노근이 목표 근육이며, 와이드 컬은
위팔두갈래근의 안쪽의 짧은갈래가 목표 근육이다.

와이드 바이셉스 컬 WIDE BICEPS CURL

와이드 바이셉스 컬은 위팔두갈래근을 강화하는 고립 운동이다.
덤벨을 넓게 잡는 동작이 위팔두갈래근의 짧은갈래를 집중적으로
단련시킨다. 위팔두갈래근과 더불어 2차 목표 근육으로 어깨세모근과
배 근육도 단련한다.

> 웨이트 운동을 할 때는
> 자신의 체력 수준에 맞는
> 중량을 선택해야 한다. 너무
> 무거운 웨이트로 운동하면
> 부상을 유발할 수 있다.

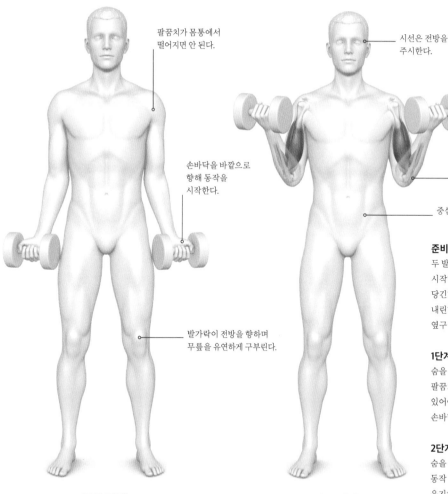

팔꿈치가 몸통에서
떨어지면 안 된다.

손바닥을 바깥으로
향해 동작을
시작한다.

발가락이 전방을 향하며
무릎을 유연하게 구부린다.

시선은 전방을
주시한다.

어깨를 펴서 뒤로 당기는
상태를 유지한다.

중심근육(코어근육)에 힘을 유지한다.

구분
- 1차 목표 근육
- 2차 목표 근육

준비 단계

두 발을 어깨너비로 벌리고 똑바로 선 동작으로
시작한다. 중심근육에 힘을 주고 어깨를 뒤쪽으로
당긴다. 양손에 덤벨을 하나씩 들고 팔을 양옆으로
내린다. 손바닥이 바깥을 향하게 해 팔을 양쪽
옆구리 쪽으로 붙인다.

1단계

숨을 들이마시면서 위팔을 옆구리에 붙인 상태로
팔꿈치를 굽혀 팔을 들어 올린다. 주먹이 위를 향하고
있어야 한다. 어깨세모근까지 컬 동작을 밀어 올린다.
손바닥이 어깨 윗부분에 닿을 정도까지 올리는 것이다.

2단계

숨을 내쉬면서 팔을 천천히 시작 위치로 내린다.
동작 처음부터 끝까지 머리, 목, 척주가 일직선을
유지해야 한다.

준비 단계

1단계

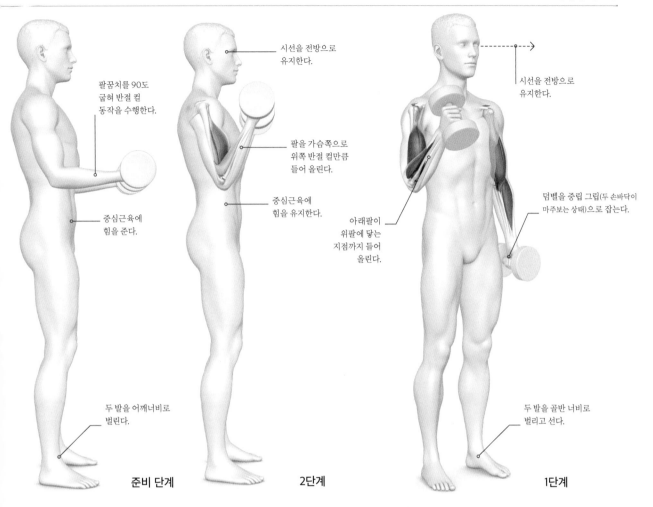

팔꿈치를 90도
굽혀 반절 컬
동작을 수행한다.

중심근육에
힘을 준다.

두 발을 어깨너비로
벌린다.

준비 단계

시선을 전방으로
유지한다.

팔을 가슴쪽으로
위쪽 반절 컬만큼
들어 올린다.

중심근육에
힘을 유지한다.

아래팔이
위팔에 닿는
지점까지 들어
올린다.

2단계

시선을 전방으로
유지한다.

덤벨을 중립 그립(두 손바닥이
마주보는 상태)으로 잡는다.

두 발을 골반 너비로
벌리고 선다.

1단계

파셜 바이셉스 컬 PARTIAL BICEPS CURL

위팔두갈래근 고립 운동이다. 컬 동작에서 아래 또는 위로
반절 수행한다. 위팔의 앞쪽 두갈래근과 허리 근육을 강화한다.

준비 단계
두 발을 어깨너비로 벌리고 서서 덤벨을 양손에 하나씩 잡아 주먹이
바깥으로 향하게 몸 앞쪽으로 들고 시작한다. 무릎은 약간 구부리고
어깨를 뒤로 당기고 머리와 척주는 중립 자세를 유지한다.

1단계
팔꿈치를 구부려 덤벨을 90도 각도로 들어 올린다. 팔꿈치를 갈비뼈에
가깝게 붙인다. 여기에서 잠시 멈춘다.

2단계
팔을 천천히 시작 위치로 내린다. 팔을 90도 구부린 중간 위치에서 시작
해 어깨까지 올렸다가 다시 중간 위치로 내리는 변형 운동도 가능하다.

해머 컬 HAMMER CURL

이 응용 동작은 위팔두갈래근과 더불어 팔꿈치 굽힘근인 위팔노근과
위팔근도 강화한다. 파셜 바이셉스 컬처럼 한쪽 팔씩 따로 하거나 두
팔을 동시에 한다. 가동 범위 최고 지점에서 1~2초간 멈추고 버틴다.

준비 단계
덤벨을 양손에 하나씩 잡아 팔을 양 옆구리 쪽으로 내리고 똑바로 선 자세에서
시작한다. 덤벨을 잡고 있을 때 손목에는 힘이 들어가지 않게 한다.

1단계
숨을 들이마시며 중심근육에 힘을 주고 숨을 내쉬면서 팔꿈치를 (한 팔씩 따로
하거나 두 팔을 동시에) 가동 범위 맨위까지 굽혀 덤벨을 들어 올린다.

2단계
숨을 들이마시며 팔을 내린다. 1단계, 2단계를 반복한다. 한 팔씩 하는 경우에는
양쪽 팔의 컬 동작을 같은 횟수로 반복한다.

덤벨 프런트 레이즈
DUMBBELL FRONT RAISE

프런트 레이즈(덤벨 앞들기)는 어깨세모근이 주동근으로 하는 고립 운동이며, 큰가슴근도 단련한다.

개요 보기

덤벨 프런트 레이즈는 초심자들에게 훌륭한 운동이다. 우선 자신에게 적합한 중량의 덤벨을 선택한다. 웨이트 트레이닝이 처음이라면 경량으로 시작해 10~12회 3세트 반복을 목표로 잡는다. 웨이트를 들 때는 동작 처음부터 끝까지 힘을 제어하면서 3을 세면서 위로 올리고 3을 세면서 아래로 내린다.

흔한 실수

몸을 앞뒤로도 옆으로도 흔들지 않는 것이 중요하다. 몸을 흔들어 웨이트를 들어 올릴 수 있다면 선택한 중량이 자신에게 너무 무겁다는 뜻일 것이다. 흔들림을 방지하기 위해서도 등과 허리를 굳게 중립 자세로 지탱해 주는 배근육의 힘을 유지해야 한다.

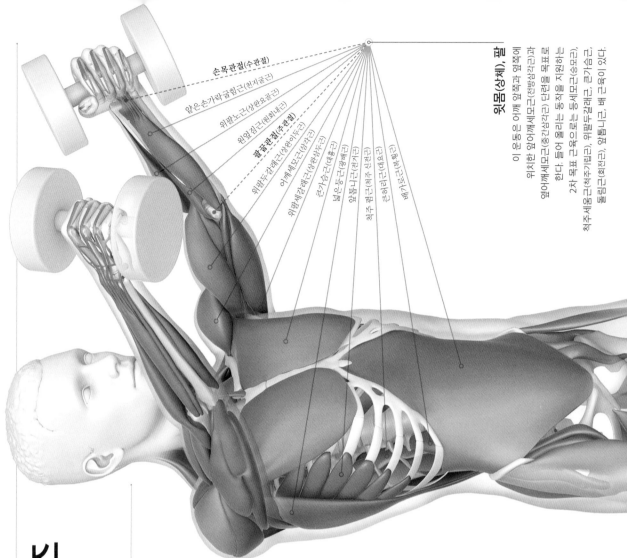

손목관절(수관절)
얕은손가락굽힘근(천지굴근)
위팔노근(상완요골근)
원엎침근(원회내근)
팔꿉관절(주관절)
위팔두갈래근(상완이두근)
어깨세모근(삼각근)
위팔세갈래근(상완삼두근)
큰가슴근(대흉근)
넓은등근(광배근)
앞톱니근(전거근)
척주세움근(척추 신전근)
배곧은근(복직근)
배가로근(복횡근)

윗몸(상체), 팔

이 운동은 어깨 앞쪽과 옆쪽에 위치한 앞어깨세모근(중간섬유전방섬유)과 옆어깨세모근(중간섬유)을 단련을 목표로 한다. 들어 올리는 동작을 지원하는 2차 목표 근육으로는 등세모근(승모근), 척주세움근(척추기립근), 위팔두갈래근, 큰가슴근, 돌림근(회전근), 앞톱니근, 배 근육이 있다.

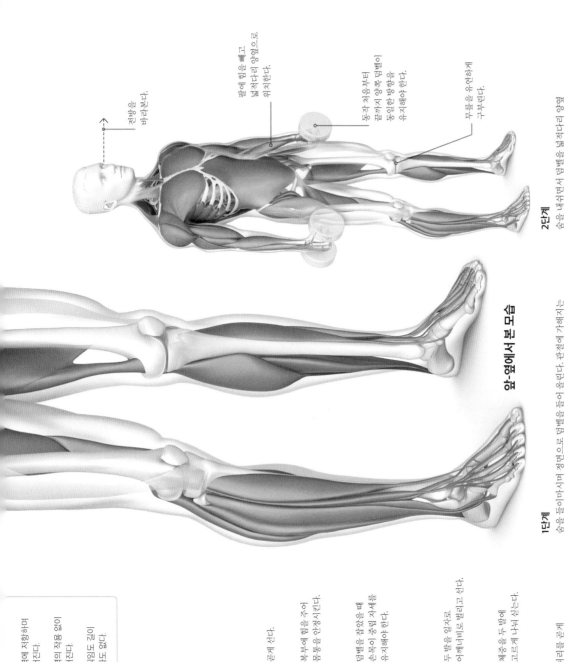

범례

- 관절
- 근육
- 장력에 저항하며 짧아진다.
- 장력의 작용 없이 길어진다.
- 움직임도 길이 변화도 없다.
- 장력에 저항하며 길어진다.

2단계

전방을 바라본다.

팔에 힘을 빼고 넓적다리 양옆으로 위치한다.

동작 처음부터 끝까지 양쪽 넓적다리 동일한 방향을 유지해야 한다.

무릎을 유연하게 구부린다.

숨을 내쉬면서 덤벨을 넓적다리 양옆 시작 위치로 천천히 내린다. 동작 처음부터 끝까지 중심근육의 힘을 유지한다.

앞-옆에서 본 모습

1단계

숨을 들이마시며 정면으로 덤벨을 들어 올린다. 관절에 가해지는 압박을 줄이기 위해 팔꿈치는 약간 구부린 자세를 유지한다. 팔이 바닥과 대략 평행한 높이가 되면 멈춘다. 덤벨을 손바닥이 위로도 올리지 않도록 한다. 가장 높이 들어 올린 지점에서 2초간 멈춘다.

준비 단계

곧게 선다.

복부에 힘을 주어 몸통을 안정시킨다.

덤벨을 잡았을 때 손목은 중립 자세를 유지해야 한다.

두 발을 일자로 어깨너비로 벌리고 선다.

체중을 두 발에 고르게 나눠 선다.

두 발을 어깨너비로 벌리고 선다. 등과 허리를 곧게 펴고 발바닥 전체를 바닥에 붙인다. 덤벨을 손바닥이 몸 쪽으로 향하게 잡아 넓적다리 양옆으로 위치한다. 중심근육에 힘을 준다.

≫ 응용 동작

노젓기 동작을 사용하는 운동은 주로 등 근육을 공략하지만, 아울러 중심근육(코어근육)의
안정성을 높이며 어깨와 팔 근육도 단련한다.

덤벨 벤트오버 로 DUMBBELL **BENT-OVER ROW**

이 변형 운동은 한쪽 다리를 벤치에 올려 몸을 지지한
상태에서 한팔 노젓기를 할 수도 있고, 두 발을
어깨너비로 벌리고 골반을 90도 각도로 구부린 자세로
서서 양팔 노젓기를 할 수도 있다. 운동 강도를 높이려면
동작 범위 최고 지점에서 덤벨을 2초간 들고 버틴다.

준비 단계

덤벨을 잡은 반대쪽 무릎을 벤치에 올려 다리가 골반 아래
놓이도록 한다. 골반이 바닥과 평행을 유지하며 한쪽이 들리지
않도록 유의한다. 등을 평평하게 유지하며 머리가 척주, 목과
일직선이 되어야 한다. 심호흡을 하면서 중심근육에 힘을 주어
등, 허리를 받쳐 주어야 한다.

1단계

숨을 내쉬면서 어깨뼈를 뒤쪽으로 당기고 팔을 들어 올린다.
공략하고자 하는 근육에 따라서 팔꿈치의 동작 범위를 30도와
75도 사이로 조절한다.

2단계

숨을 들이마시며 동작을 제어하면서 천천히 덤벨을 내린다.
동작 처음부터 끝까지 중심근육의 힘을 유지해야 한다. 1단계,
2단계를 반복한다.

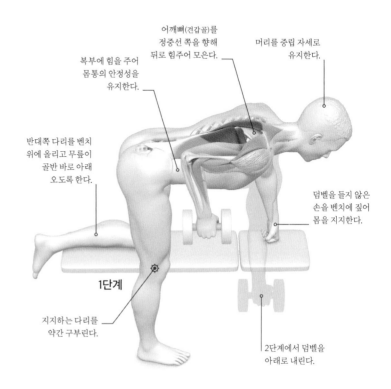

어깨뼈(견갑골)를
정중선 쪽을 향해
뒤로 힘주어 모은다.

머리를 중립 자세로
유지한다.

복부에 힘을 주어
몸통의 안정성을
유지한다.

반대쪽 다리를 벤치
위에 올리고 무릎이
골반 바로 아래
오도록 한다.

덤벨을 들지 않은
손을 벤치에 짚어
몸을 지지한다.

1단계

지지하는 다리를
약간 구부린다.

2단계에서 덤벨을
아래로 내린다.

얕은 근육

깊은 근육

머리반가시근
(두반극근)

등가시근
(흉극근)

등가장긴근
(흉최장근)

엉덩갈비근
(장늑근)

뒤에서 본 모습

척주 돌림근(회전근)

등반가시근(흉반극근)

허리네모근(요방형근)

뭇갈래근(다열근)

척주 폄근(척주 신전근)

척주 뒤쪽에 붙어 있는 폄근은 곧게
선 자세와 들어 올리는 동작을
제어한다. 이 근육에는 척주와
평행하게 붙어서 우리 몸을 바르게
세우는 역할을 하는 세 쌍의
척주세움근이 있다. 깊은 근육에는
척주세움근을 보조하며 골반 안정화
기능도 수행하는 돌림근이 있다.
이 부위 근육을 단련하면 직립
자세를 지지하는 힘이 강화되고
자세를 바르게 해 주며 허리 통증
완화에도 도움이 된다.

구분
● 1차 목표 근육 ● 2차 목표 근육

밴디드 업라이트 로 BANDED UPRIGHT ROW

이 응용 동작은 저항 밴드를 이용한다. 저항 밴드는 자신의 체력 수준에 적합한 강도를 선택한다. 동작 범위 최고 지점에서 2초간 버틴다.

등세모근 단련

등세모근의 윗부분은 팔을 지지하고 어깨뼈(견갑골)를 들어 올리는 동작을 제어하며, 중간부분과 아랫부분은 어깨뼈 뒤 당김 운동이나 내림 운동, 회전 운동에 필수적인 근육이다. 어깨를 으쓱하거나 팔을 들어 올리는 등의 동작에 등세모근이 사용되므로 이들 근육을 소홀히 하지 않는 것이 중요하다.

위쪽 등세모근 (상부 승모근)

옆어깨세모근 (중간삼각근)

옆에서 본 모습

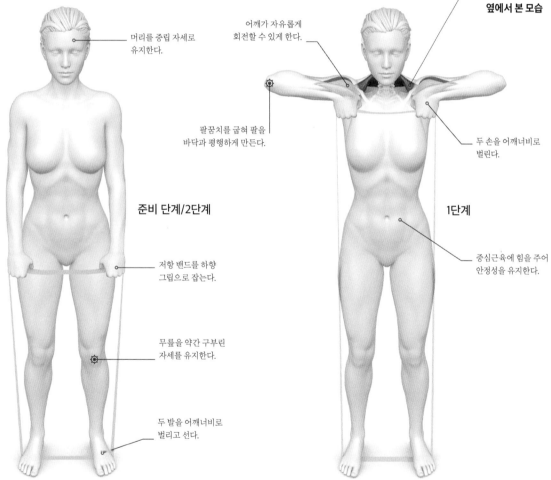

머리를 중립 자세로 유지한다.

어깨가 자유롭게 회전할 수 있게 한다.

팔꿈치를 굽혀 팔을 바닥과 평행하게 만든다.

두 손을 어깨너비로 벌린다.

준비 단계/2단계

1단계

저항 밴드를 하향 그립으로 잡는다.

중심근육에 힘을 주어 안정성을 유지한다.

무릎을 약간 구부린 자세를 유지한다.

두 발을 어깨너비로 벌리고 선다.

준비 단계
저항 밴드를 발 밑에 놓고 똑바로 선다. 밴드를 골반 바로 아래로 잡고 발과 손을 어깨너비로 벌리고 무릎은 유연하게 구부린다.

1단계
숨을 들이마시면서 배 근육을 조인다. 숨을 내쉬면서 어깨를 천장을 향해 올리면서 팔꿈치를 굽혀 손을 위로 올린다.

2단계
숨을 들이마시면서 천천히 어깨를 내리고 팔을 뻗어 시작 자세로 돌아간다. 1단계, 2단계를 반복한다.

덤벨
래터럴 레이즈 DUMBBELL **LATERAL RAISE**

래터럴 레이즈(옆들기)는 어깨세모근의 중간 부분인 옆어깨세모근을
집중적으로 단련하는 운동이다. 앞어깨세모근, 뒤어깨세모근,
등세모근, 돌림근(회전근)인 가시위근, 겨드랑이 아래 갈비뼈
바깥면에 있는 앞톱니근도 이 동작에 관여한다. 이 운동을 꾸준히
하면 넓은 어깨를 만들 수 있다.

> **! 흔한 실수**
>
> 체력과 근력 수준보다 무거운 중량을 선택하면
> 가속도를 이용하게 된다. 저항을 제어하면서 천천히
> 들어 올려야 하는데 확 올리면서 덤벨이 흔들려 어깨
> 고립이 흐트러지고 다른 부위까지 움직여 부상
> 위험이 높아지므로 척추 중립을 유지해야 한다.

개요 보기

중심근육(코어근육)에 힘을 주고 저항을 제어하며 팔을 천천히 올리고
내리려야 한다. 덤벨이 툭 떨어지지 않게 주의해야 한다. 웨이트 트레이닝이
처음이라면 경량 웨이트로 선택해 10~12회 3세트 반복을 목표로 시작한다.

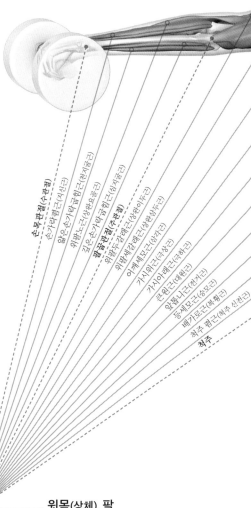

순목관절(수관절)
손가락폄근(지신근)
앞은손가락폄근힘줄(천지굴근)
위팔노근(상완요근)
긴은손가락폄근힘줄(심지굴근)
위팔두갈래근(상완이두근)
팔꿉관절(주관절)
위팔세갈래근(상완삼두근)
어깨세모근(삼각근)
가시위근(극상근)
큰원근(대원근)
앞톱니근(전거근)
등세모근(승모근)
배가로근(복횡근)
척주 폄근(척추 신전근)
척주

윗몸(상체), 팔
앞어깨세모근, 가시위근, 등세모근이
옆어깨세모근을 보조한다. 앞어깨세모근은
어깨뼈 앞쪽에 있다. 뒤어깨세모근의
가시위근이 이 동작을 개시한다. 어깨를 들어
올리는 동작은 등세모근이 담당한다.

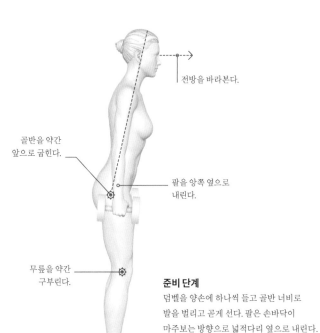

전방을 바라본다.

골반을 약간
앞으로 굽힌다.

팔을 양쪽 옆으로
내린다.

무릎을 약간
구부린다.

준비 단계
덤벨을 양손에 하나씩 들고 골반 너비로
발을 벌리고 곧게 선다. 팔은 손바닥이
마주보는 방향으로 넓적다리 옆으로 내린다.
자세를 점검한다. 어깨는 뒤로 당기고
중심근육에 힘을 주고 시선은 정면을
향해야 한다.

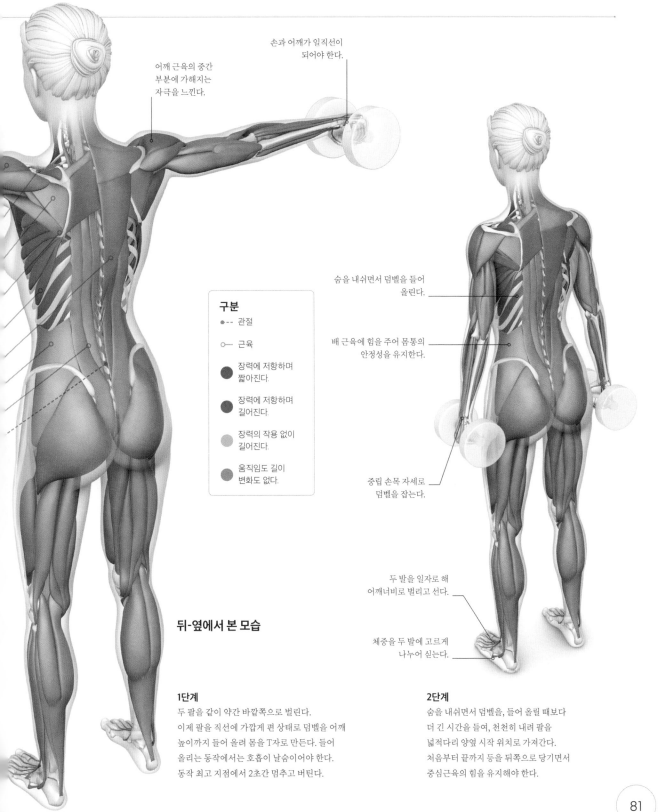

어깨 근육의 중간 부분에 가해지는 자극을 느낀다.

손과 어깨가 일직선이 되어야 한다.

숨을 내쉬면서 덤벨을 들어 올린다.

배 근육에 힘을 주어 몸통의 안정성을 유지한다.

구분

●-- 관절

○─ 근육

● 장력에 저항하며 짧아진다.

● 장력에 저항하며 길어진다.

● 장력의 작용 없이 길어진다.

● 움직임도 길이 변화도 없다.

중립 손목 자세로 덤벨을 잡는다.

두 발을 일자로 해 어깨너비로 벌리고 선다.

체중을 두 발에 고르게 나누어 싣는다.

뒤-옆에서 본 모습

1단계

두 팔을 같이 약간 바깥쪽으로 벌린다. 이제 팔을 직선에 가깝게 편 상태로 덤벨을 어깨 높이까지 들어 올려 몸을 T자로 만든다. 들어 올리는 동작에서는 호흡이 날숨이어야 한다. 동작 최고 지점에서 2초간 멈추고 버틴다.

2단계

숨을 내쉬면서 덤벨을, 들어 올릴 때보다 더 긴 시간을 들여, 천천히 내려 팔을 넓적다리 양옆 시작 위치로 가져간다. 처음부터 끝까지 등을 뒤쪽으로 당기면서 중심근육의 힘을 유지해야 한다.

밀리터리 숄더 프레스
MILITARY SHOULDER PRESS

이 운동은 가슴근, 어깨세모근, 위팔세갈래근, 등세모근을 강화한다.

목바로 서 있으려면 균형을 유지해야하므로 중심근육과 허리 근육도 사용하게 된다. 앉은 자세로 수행할 수도 있다.

개요 보기

덤벨을 머리 위로 들어 올려 팔꿈치가 손목과 수직으로 일자가 되거나 약간 안쪽으로 향하게 한다. 팔꿈치를 과도하게 펴져 않도록 부드럽게 구부린 상태로 유지 한다. 프레스를 머리 위로 들어 올릴 때는 중심근육과 볼기근(둔근)을 꽉 조여 척주 안정성을 높인다. 초심자는 8-10회 반복 1세트로 시작한다.

주의

너무 무거운 중량을 들면 허리가 휠 수 있고 이로 인해 통증을 유발할 수 있다. 바닥에 놓인 웨이트를 집을때도 조심해야 한다. 무릎과 허리를 굽히면서 잡는다.

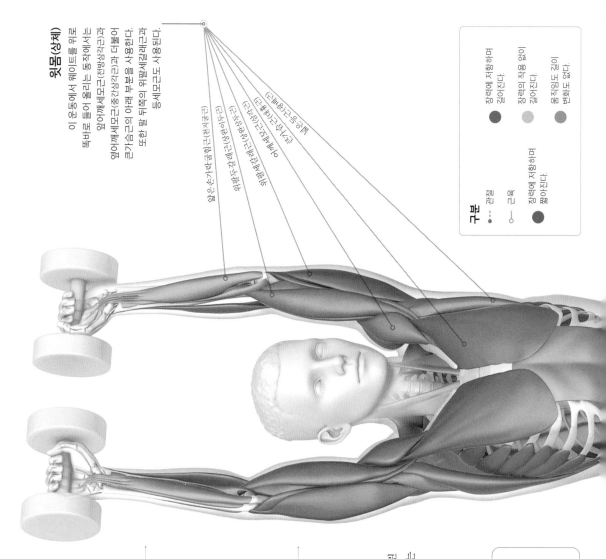

윗몸(상체)

이 운동에서 웨이트를 위로 똑바로 들어 올리는 동작에서는 앞어깨세모근(전방삼각근)과 큰가슴근의 이래 부분을 사용한다. 또한 팔 뒤쪽의 위팔세갈래근과 등세모근으로도 사용된다.

앞손가락굽힘근(천지굴근)
위팔두갈래근(상완이두근)
위팔노근(상완요골근)
위팔세갈래근(상완삼두근)
어깨세모근(삼각근)

구분

관절
근육
장력에 저항하며 짧아진다.
장력에 저항하며 길어진다.
장력에 작용 없이 길어진다.
움직임도 길이 변화도 없다.

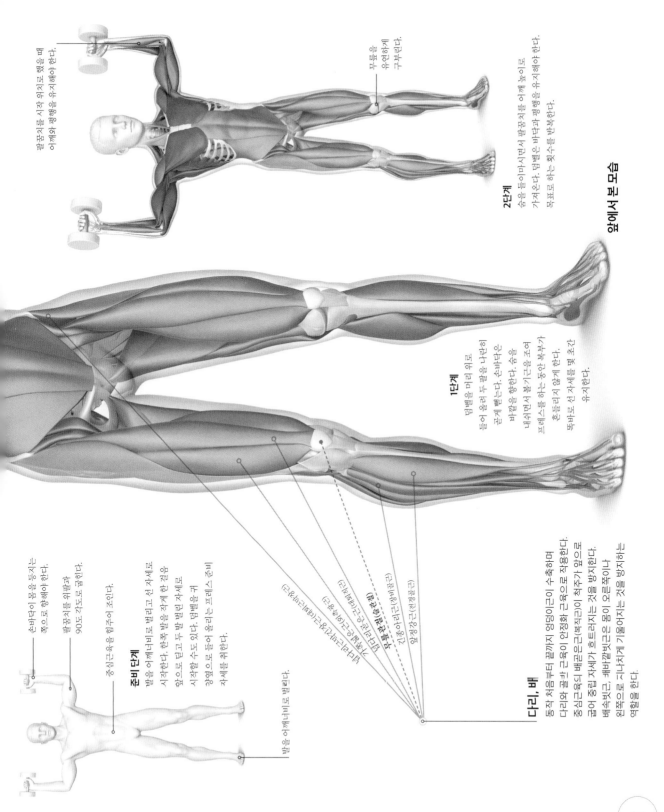

팔꿈치를 시작 위치로 뺐을 때 어깨와 평행을 유지해야 한다.

무릎을 유연하게 구부린다.

2단계
숨을 들이마시면서 팔꿈치를 어깨 높이로 가져온다. 덤벨은 바닥과 평행을 유지해야 한다. 목표로 하는 횟수를 반복한다.

앞에서 본 모습

1단계
덤벨을 머리 위로 들어 올려 두 발을 나란히 곧게 뻗는다. 손바닥은 바깥을 향한다. 숨을 내쉬면서 복근을 조여 프레스를 하는 동안 복부가 흔들리지 않게 한다. 똑바로 선 자세를 몇 초간 유지한다.

손바닥이 몸을 등지는 쪽으로 향해야 한다.

팔꿈치를 위팔과 90도 각도로 굽힌다.

중심근육을 힘주어 조인다.

준비 단계
발을 어깨너비로 벌리고 선 자세로 시작한다. 한쪽 발을 약게 한 걸음 앞으로 딛고 두 발 벌린 자세로 시작할 수도 있다. 덤벨을 귀 강앞으로 들어 올리는 프레스 준비 자세를 취한다.

발을 어깨너비로 벌린다.

다리, 배
동작 처음부터 끝까지 엉덩이근이 수축하며 다리와 골반 근육이 안정화 근육으로 작용한다. 중심근육이 배곧은근(복직근)이 척추가 앞으로 굽어 중립 자세가 흐트러지는 것을 방지한다. 배속빗근, 배바깥빗근은 몸이 오른쪽이나 왼쪽으로 지나치게 기울어지는 것을 방지하는 역할을 한다.

넙다리곧은근(대퇴직근)

가쪽넓은근(외측광근)

무릎 관절(슬관절)

넙다리두갈래근(대퇴이두근)

앞정강근(전경골근)

83

≫ 응용 동작

숄더 프레스에 사용되는 주동근은 어깨세모근(삼각근)으로,
앞어깨세모근(전방삼각근), 옆어깨세모근(중간삼각근), 뒤어깨세모근(후방삼각근)으로
구성된다. 여기에 소개하는 응용 동작은 어깨세모근의 각기 다른 부위를 집중
단련한다. 중립 그립 오버헤드 프레스는 어깨세모근의 앞쪽 갈래와 옆쪽 갈래 근육을
주요하게 단련한다. 아놀드 슈워제네거의 이름을 딴 아놀드 프레스는 어깨 근육의 세
갈래를 동시에 집중 단련한다.

구분	
● 1차 목표 근육	● 2차 목표 근육

뉴트럴그립 덤벨
숄더 프레스 NEUTRAL-GRIP
DUMBBELL SHOULDER PRESS

이 응용 동작은 어깨세모근의 앞쪽 갈래에
옆쪽 갈래까지 고립 단련한다. 손바닥을
바깥으로 향하는 것이 아니라 마주보게
(중립 그립으로) 잡는데, 이것이 어깨세모근
내 여러 근육을 단련할 수 있는 각도다.

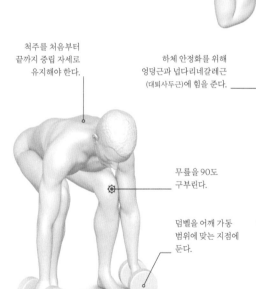

가동 범위 최고
지점에서 손바닥이
마주보고 있어야 한다.

자신의 어깨 가동 범위에
맞추어 그립을 조정한다.

위팔이 귀에서
멀어지지 않도록 민다.

척주를 처음부터
끝까지 중립 자세로
유지해야 한다.

하체 안정화를 위해
엉덩근과 넙다리네갈레근
(대퇴사두근)에 힘을 준다.

동작 처음부터
끝까지 중심근육의
힘을 유지한다.

무릎을 90도
구부린다.

이 동작을 완료할 때까지
무릎을 부드럽게 굽힌
상태로 유지한다.

덤벨을 어깨 가동
범위에 맞는 지점에
둔다.

프레스 동작 처음부터
끝까지 발바닥 전체가
바닥에 닿아 있도록 한다.

웨이트 안전하게 들기
두 발을 골반에서 어깨 너비로 벌리고 선다.
무릎과 골반을 굽혀 발 양옆에 놓인 덤벨을 잡는다.

준비 단계/2단계
무릎을 펴면서 덤벨을 어깨 위로 올려 프레스 준비
자세를 취한다. 위로 들어 올리기를 준비하면서
중심근육에 힘을 준다.

1단계
숨을 들이마시며 복부 안정화를 위해 숨을 깊이
들이마시며 힘을 준다. 그런 다음 숨을 내쉬면서
손바닥이 마주보게 덤벨을 위로 들어 올린다.
숨을 들이마시며 다시 2단계로 돌아간다.

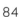

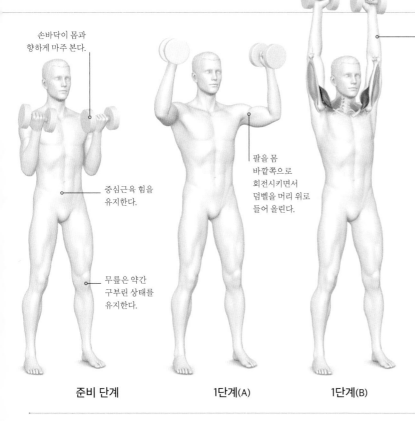

손바닥이 몸과 향하게 마주 본다.

팔을 밀어 올려 위로 끝까지 뻗는다.

중심근육 힘을 유지한다.

팔을 몸 바깥쪽으로 회전시키면서 덤벨을 머리 위로 들어 올린다.

무릎은 약간 구부린 상태를 유지한다.

준비 단계

1단계(A)

1단계(B)

아놀드 프레스 ARNOLD PRESS

이 프레스는 위팔 위쪽을 덮고 있는 둥근 윤곽의 근육인 어깨세모근의 세 근육(앞어깨세모근, 옆어깨세모근, 뒤어깨세모근)을 전부 자극한다. 어깨 근육 발달에 좋은 운동이다.

준비 단계
덤벨을 잡은 손바닥이 몸을 바라보는 방향으로 해 어깨 높이에 위치한다. 두 발을 어깨너비로 벌리고 똑바로 선다. 무릎은 부드럽게 구부린 상태여야 한다.

1단계
덤벨을 잡은 손바닥이 몸과 평행을 이루도록 손목을 돌리면서 양 어깨 바로 위까지 들어 올린다. 손바닥이 전방을 향하도록 손목을 돌려 천천히 들어 올리면서 팔을 끝까지 뻗는다.

2단계
동작 최고 지점에서 멈추지 않고 손목을 몸 안쪽으로 회전시키면서 다시 덤벨을 시작 위치로 내린다. 목표한 횟수를 반복한다.

바디웨이트 인버티드 숄더 프레스 BODYWEIGHT INVERTED SHOULDER PRESS

벤치를 이용하거나 바닥에서 하는 인버티드 숄더 프레스는 가슴 근육, 어깨 근육, 위팔세갈래근(상완삼두근)의 힘을 키우는 기본 팔굽혀펴기 변형 운동이다. 반전된 각도는 가슴근보다는 어깨 근육과 위팔세갈래근에 더 많은 힘을 싣는다.

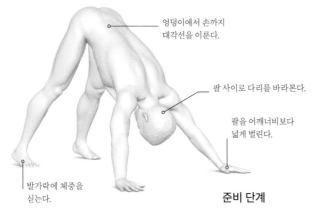

엉덩이에서 손까지 대각선을 이룬다.

팔 사이로 다리를 바라본다.

팔을 어깨너비보다 넓게 벌린다.

발가락에 체중을 싣는다.

준비 단계

프레스 동작을 하는 동안 엉덩이가 공중에 떠 있는 상태를 유지한다.

팔꿈치를 90도 각도로 구부린다.

프레스 동작을 하는 동안 발가락이 바닥을 지탱해야 한다.

 1단계

준비 단계
두 손을 넓게 벌려 바닥을 짚고 골반을 들어 올려 몸을 거꾸로 뒤집은 V자로 만든다.

1단계
팔꿈치를 90도 각도로 구부리고 머리가 바닥에 닿을 때까지 하체를 내린다.

2단계
숨을 내쉬면서 다시 몸을 밀어 시작 자세로 돌아온다. 정수리는 계속 바닥을 향하고 있어야 한다.

덤벨 **리어 델토이드 플라이**
DUMBBELL **REAR DELTOID FLY**

**이 리버스 플라이 운동은 어깨 뒤쪽(어깨세모근)과 등세모근을
포함해** 등 위쪽의 주요 근육을 공략한다. 등세모근이
어깨뼈(견갑골) 뒤 당김 운동을 보조한다. 어깨 근육을 강화하는
운동은 니쁜 자세를 개선하고 곧게 섰을 때 자세를 높이고
균형력을 향상시킨다.

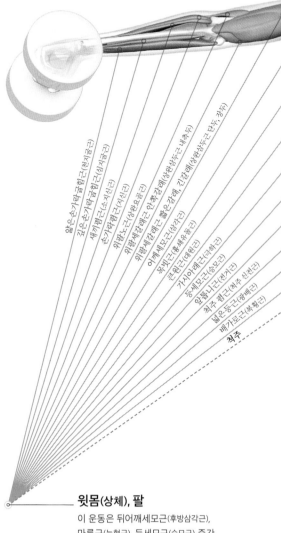

얄은 손가락 굽힘근(천지굴근)
깊은 손가락 굽힘근(심지굴근)
째가락폄근(소지신근)
손가락폄근(지신근)
위팔근(상완근)
위팔노근(상완요골근)
위팔세갈래근 안쪽갈래(상완삼두근 내측두)
위팔세갈래근 짧은갈래, 긴갈래(상완삼두근 단두, 장두)
어깨세모근(삼각근)
목빗근(흉쇄유돌근)
큰원근(대원근)
가시아래근(극하근)
등세모근(승모근)
앞톱니근(천거근)
척주 폄근(척주 신전근)
넓은등근(광배근)
배가로근(복횡근)
척주

개요 보기

처음에는 웨이트 없이 연습하다가 전체 동작을 시도할 준비가 되면
경량 웨이트로 시작한다. 동작을 제어하면서 웨이트를 천천히 올리고
천천히 내린다. 웨이트를 갑작스럽게 던지거나 툭 떨구는 일이 없어야
한다. 초심자는 가벼운 웨이트부터 시작한다.

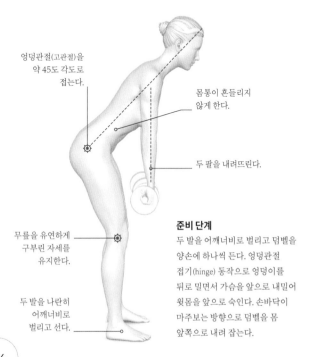

엉덩관절(고관절)을
약 45도 각도로
접는다.

몸통이 흔들리지
않게 한다.

두 팔을 내려뜨린다.

무릎을 유연하게
구부린 자세를
유지한다.

두 발을 나란히
어깨너비로
벌리고 선다.

준비 단계
두 발을 어깨너비로 벌리고 덤벨을
양손에 하나씩 든다. 엉덩관절
접기(hinge) 동작으로 엉덩이를
뒤로 밀면서 가슴을 앞으로 내밀어
윗몸을 앞으로 숙인다. 손바닥이
마주보는 방향으로 덤벨을 몸
앞쪽으로 내려 잡는다.

윗몸(상체), 팔
이 운동은 뒤어깨세모근(후방삼각근),
마름근(능형근), 등세모근(승모근) 중간
부분을 공략한다. 리버스 플라이
동작에서는 어깨에서 등 아래쪽에 위치한
마름근이 주동근으로 사용된다. 바른 자세가
중요하며, 운동을 하는 동안 동작을 제어할
수 있는 중량을 선택해야 한다.

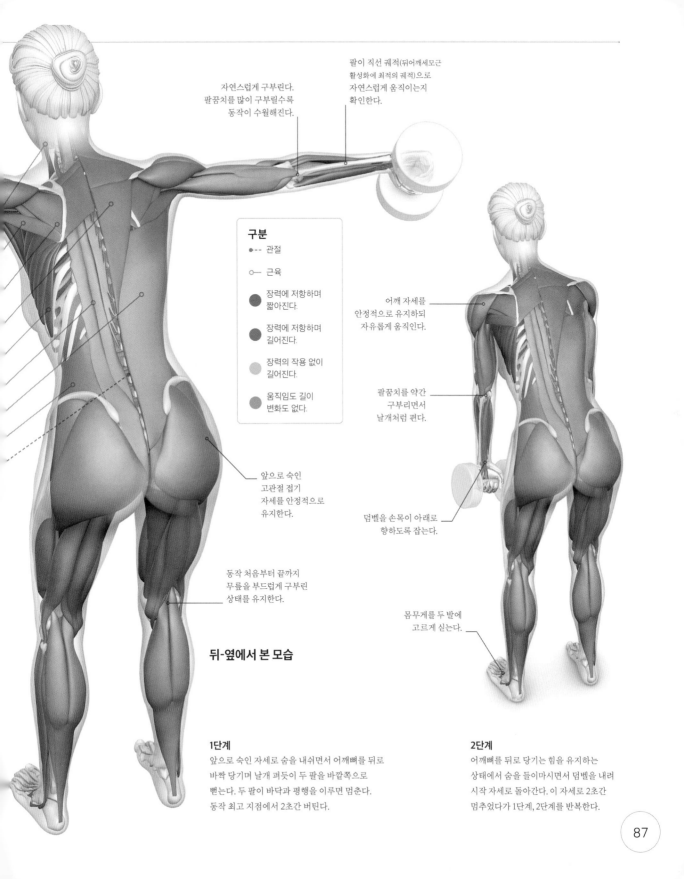

자연스럽게 구부린다.
팔꿈치를 많이 구부릴수록
동작이 수월해진다.

팔이 직선 궤적(뒤어깨세모근
활성화에 최적의 궤적)으로
자연스럽게 움직이는지
확인한다.

구분
- ●-- 관절
- ○— 근육
- ● 장력에 저항하며
  짧아진다.
- ● 장력에 저항하며
  길어진다.
- ● 장력의 작용 없이
  길어진다.
- ● 움직임도 길이
  변화도 없다.

어깨 자세를
안정적으로 유지하되
자유롭게 움직인다.

팔꿈치를 약간
구부리면서
날개처럼 편다.

앞으로 숙인
고관절 접기
자세를 안정적으로
유지한다.

덤벨을 손목이 아래로
향하도록 잡는다.

동작 처음부터 끝까지
무릎을 부드럽게 구부린
상태를 유지한다.

몸무게를 두 발에
고르게 싣는다.

뒤-옆에서 본 모습

1단계
앞으로 숙인 자세로 숨을 내쉬면서 어깨뼈를 뒤로
바짝 당기며 날개 펴듯이 두 팔을 바깥쪽으로
뻗는다. 두 팔이 바닥과 평행을 이루면 멈춘다.
동작 최고 지점에서 2초간 버틴다.

2단계
어깨뼈를 뒤로 당기는 힘을 유지하는
상태에서 숨을 들이마시면서 덤벨을 내려
시작 자세로 돌아간다. 이 자세로 2초간
멈추었다가 1단계, 2단계를 반복한다.

》 응용 동작

여기에 소개하는 리버스 플라이 응용 동작들은 등의 각기 다른 부위를
공략하기 위해 설계된 운동이다. 와이드 로우는 마름근(능형근)과
뒤어깨세모근(후방삼각근)을 집중 단련하면서 넓은등근(광배근)도 사용한다.
풀오버는 넓은등근과 큰가슴근 고립 운동이다. 두 응용 동작 다 배 근육도
고립 단련하는데, 동작 처음부터 끝까지 조이는 힘을 유지해야 한다.

구분

● 1차 목표 근육　　● 2차 목표 근육

벤트오버 와이드 로 BENT-OVER WIDE ROW

등 위쪽과 가운데 쪽 근육과 더불어 위팔과 어깨 회전근을 공략하는 운동이다.
등 위쪽 근육이 어깨를 아래로 당기고 뒤로 당기는 동작을 보조한다. 이 근육들을
단련하면 윗몸의 좌우 대칭이 개선되고 당당하게 곧게 선 자세를 만들어 주며
올바른 자세를 유지하는 데 도움이 된다.

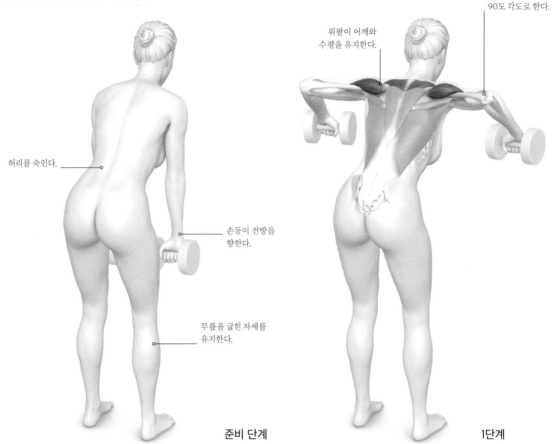

팔꿈치를 구부려 팔을
90도 각도로 한다.

위팔이 어깨와
수평을 유지한다.

허리를 숙인다.

손등이 전방을
향한다.

무릎을 굽힌 자세를
유지한다.

준비 단계

1단계

준비 단계
두 발을 어깨너비로 벌리고 곧게 서서 중심근육에 힘을
준다. 손등이 전방을 향하게 양손에 덤벨을 하나씩
들고 허벅지 앞으로 든다. 윗몸을 앞으로 숙인다.

1단계
팔을 어깨보다 넓게 벌리고 위팔을 어깨와 수평으로
유지하면서 덤벨을 가슴 쪽으로 당긴다. 어깨뼈를
힘껏 조인다.

2단계
덤벨을 내려 시작 자세로 돌아온다.
여기까지가 1회다. 목표한 횟수만큼
반복한다.

덤벨 풀오버 DUMBBELL PULLOVERS

기본적인 덤벨 풀오버는 큰가슴근(대흉근)과 등의 '날개' 근육인
넓은등근(광배근)을 강화한다. 이 동작을 변형해 중심근육과
위팔 뒤쪽의 위팔세갈래근(상완삼두근)까지 단련할 수 있다.
몸의 앞쪽과 뒤쪽을 동시에 단련할 수 있는 훌륭한 운동이다.

" "

코어 안정성은 등과 허리 부상을 예방하는 데 도움이 된다. 중심근육 힘을 유지하는 데 어려움을 겪는다면, 선택한 중량이 자신에게 너무 무겁다는 뜻일 수 있다.

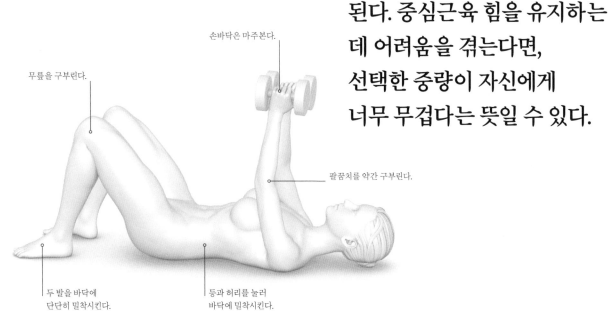

손바닥은 마주본다.

무릎을 구부린다.

팔꿈치를 약간 구부린다.

두 발을 바닥에
단단히 밀착시킨다.

등과 허리를 눌러
바닥에 밀착시킨다.

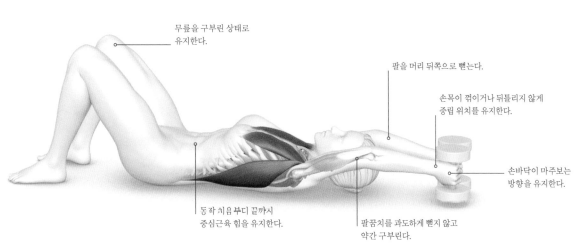

무릎을 구부린 상태로
유지한다.

팔을 머리 뒤쪽으로 뻗는다.

손목이 꺾이거나 뒤틀리지 않게
중립 위치를 유지한다.

동작 치음 부디 끝까지
중심근육 힘을 유지한다.

팔꿈치를 과도하게 뻗지 않고
약간 구부린다.

손바닥이 마주보는
방향을 유지한다.

준비 단계
바닥에 누워 두 발을 골반 너비로 벌리고
무릎을 구부린다. 허리를 눌러 바닥에
밀착시키고 덤벨을 가슴 위로 든다.

1단계
숨을 들이마시면서 허리와 중심근육에
힘을 주고 덤벨을 위로 들어 머리 뒤
바닥에 닿을 때까지 뻗는다.

2단계
최대 동작 범위에 도달하면 천천히 숨을
내쉬면서 팔을 시작 위치로 가져온다.
30~60초 동안 반복한다.

덤벨 벤치 프레스
DUMBBELL **BENCH PRESS**

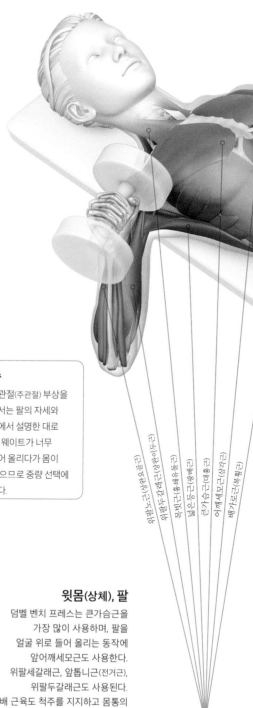

덤벨 벤치 프레스는 가슴 근육을 단련하는 운동이다.
앞어깨세모근, 위팔세갈래근, 아래팔(전완), 배 근육도 단련한다.

개요 보기

바닥이나 벤치에 누워서 할 수 있다. 발을 골반 너비로 해 바닥에 단단히
고정하고 무릎을 굽힌다. 중심근육에 힘을 주어 조이고 등과 허리를 바닥
또는 벤치에 빈틈 없이 밀착시킨다. 덤벨을 올리고 내리는 동작은 중량에
저항하면서 천천히 수행해야 하며, 동작을 하는 동안 윗몸과 다리가
움직이거나 흔들리지 않도록 힘을 유지해야 한다. 웨이트 트레이닝이
처음이면 가벼운 중량으로 10~12회 3세트 반복을 목표로 시작한다.

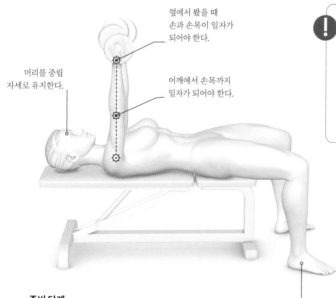

옆에서 봤을 때
손과 손목이 일자가
되어야 한다.

머리를 중립
자세로 유지한다.

어깨에서 손목까지
일자가 되어야 한다.

준비 단계
발을 바닥에 고정하고 벤치에 눕는다. 덤벨을 오버핸드 그립으로
잡아 허벅지 위에 놓는다. 숨을 내쉬면서 덤벨을 위로 천천히 밀어
올린다. 팔꿈치를 과도하게 힘주어 펴서 관절에 무리가 가지 않도록
유의하면서 팔을 일자로 만든다.

발을 골반
너비보다
넓게 놓는다.

❗ 흔한 실수
어깨나 팔꿈관절(주관절) 부상을
피하기 위해서는 팔의 자세와
움직임을 위에서 설명한 대로
지켜야 한다. 웨이트가 너무
무거우면 들어 올리다가 몸이
뒤틀릴 수 있으므로 중량 선택에
신중해야 한다.

위팔노근(상완요골근)
위팔세갈래근(상완삼두근)
위팔근(상완근)
큰가슴근(대흉근)
어깨세모근(삼각근)
배가로근(복횡근)

윗몸(상체), 팔
덤벨 벤치 프레스는 큰가슴근을
가장 많이 사용하며, 팔을
얼굴 위로 들어 올리는 동작에
앞어깨세모근도 사용한다.
위팔세갈래근, 앞톱니근(전거근),
위팔두갈래근도 사용된다.
배 근육도 척주를 지지하고 몸통의
안정성을 유지하는 데 사용된다.

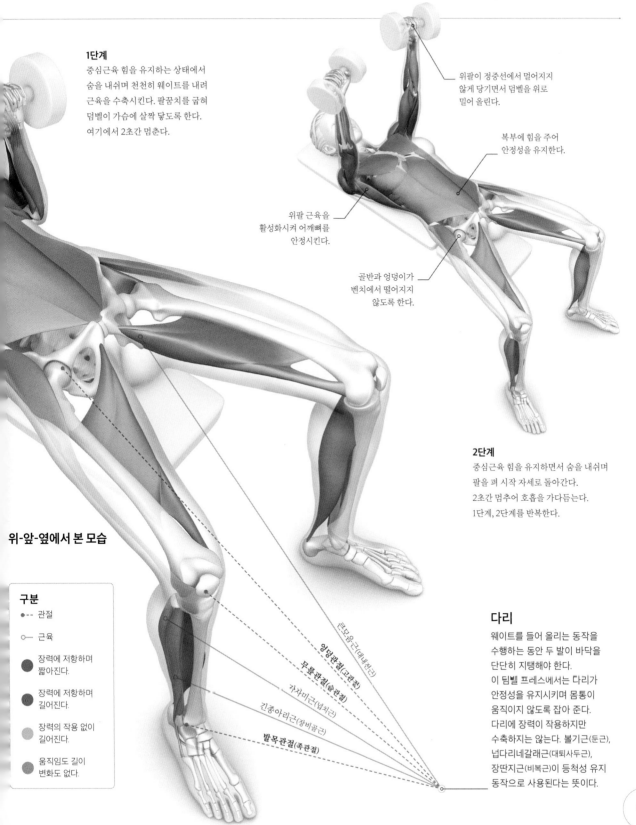

1단계
중심근육 힘을 유지하는 상태에서
숨을 내쉬며 천천히 웨이트를 내려
근육을 수축시킨다. 팔꿈치를 굽혀
덤벨이 가슴에 살짝 닿도록 한다.
여기에서 2초간 멈춘다.

위팔이 정중선에서 멀어지지
않게 당기면서 덤벨을 위로
밀어 올린다.

복부에 힘을 주어
안정성을 유지한다.

위팔 근육을
활성화시켜 어깨뼈를
안정시킨다.

골반과 엉덩이가
벤치에서 떨어지지
않도록 한다.

2단계
중심근육 힘을 유지하면서 숨을 내쉬며
팔을 펴 시작 자세로 돌아간다.
2초간 멈추어 호흡을 가다듬는다.
1단계, 2단계를 반복한다.

위-앞-옆에서 본 모습

구분

- ●--- 관절
- ○--- 근육

● 장력에 저항하며
  짧아진다.

● 장력에 저항하며
  길어진다.

● 장력의 작용 없이
  길어진다.

● 움직임도 길이
  변화도 없다.

큰모음근(대내전근)

엉덩관절(고관절)

무릎관절(슬관절)

가자미근(넙치근)

긴종아리근(장비골근)

발목관절(족관절)

다리
웨이트를 들어 올리는 동작을
수행하는 동안 두 발이 바닥을
단단히 지탱해야 한다.
이 덤벨 프레스에서는 다리가
안정성을 유지시키며 몸통이
움직이지 않도록 잡아 준다.
다리에 장력이 작용하지만
수축하지는 않는다. 볼기근(둔근),
넙다리네갈래근(대퇴사두근),
장딴지근(비복근)이 등척성 유지
동작으로 사용된다는 뜻이다.

덤벨 **체스트 플라이**
DUMBBELL **CHEST FLY**

1단계
중심근육을 힘주어 조인다. 숨을 들이마시면서
팔꿈치를 약간 구부리고 숨을 내쉬면서 덤벨을 옆구리
양옆으로 내리면서 가슴이 깊이 스트레칭되는 자극을
느낀다. 가동 범위 최저 지점에서 약 2초 버틴다.

이 단관절 운동은 가슴 근육을 1차 목표로 고립 단련하며
2차 목표로 어깨세모근, 위팔세갈래근, 위팔두갈래근을 단련한다.
가슴 근육을 늘이고 확장하는 이 동작은 가슴이 답답한 증상을
완화하고 자세를 개선하는 데 도움이 될 수 있다.

개요 보기

체스트 플라이 운동을 할 때는 기술을 정확하게 연마하는 것이 중요하다.
웨이트를 들어 올리고 내리는 모든 동작을 완전히 제어하면서 천천히 해야
근육과 관절 염좌 같은 부상을 피할 수 있다. 웨이트 트레이닝이 처음이면
가벼운 중량으로 시작해야 하며 10~12회 3세트 정도를 목표로 하는 것이 좋다.

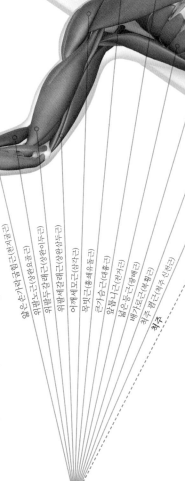

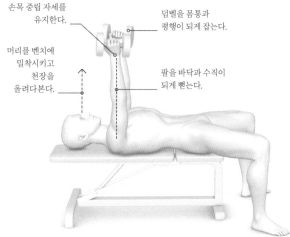

손목 중립 자세를
유지한다.

덤벨을 몸통과
평행이 되게 잡는다.

머리를 벤치에
밀착시키고
천장을
올려다본다.

팔을 바닥과 수직이
되게 뻗는다.

준비 단계
벤치에 등을 대고 눕는다. 그냥 바닥에서도 할 수 있다. 두 발을
어깨너비로 벌리고 바닥에 단단히 고정한다. 덤벨을 한 손에 하나씩,
손바닥이 마주보는 방향으로, 잡고 팔을 뻗어 가슴 위로 든다.
머리, 목, 척추를 중립 자세로 유지한다.

위팔노근(상완요골근) · 위팔두갈래근(상완이두근) · 위팔세갈래근(상완삼두근) · 어깨세모근(삼각근) · 목빗근(흉쇄유돌근) · 큰가슴근(대흉근) · 앞톱니근(전거근) · 넓은등근(광배근) · 배가로근(복횡근) · 척주 폄근(척주 신전근) · 척주

윗몸(상체), 팔
이 동작에서 주된 장력이
발생하는 부위는 가슴 근육이다.
큰가슴근은 세 갈래로 되어
있는데, 벤치를 세우지 않고
하는 플랫벤치 체스트 플라이는
큰가슴근의 아래쪽 복장갈래를
능동적으로 사용하는 운동이다.
이때 어깨 근육의 안쪽 갈래가
큰가슴근을 보조한다. 웨이트를
내리는 동작을 하는 동안
위팔두갈래근이 등척성 수축을
통해 어깨 관절과 아래팔을
안정적으로 잡아 준다.

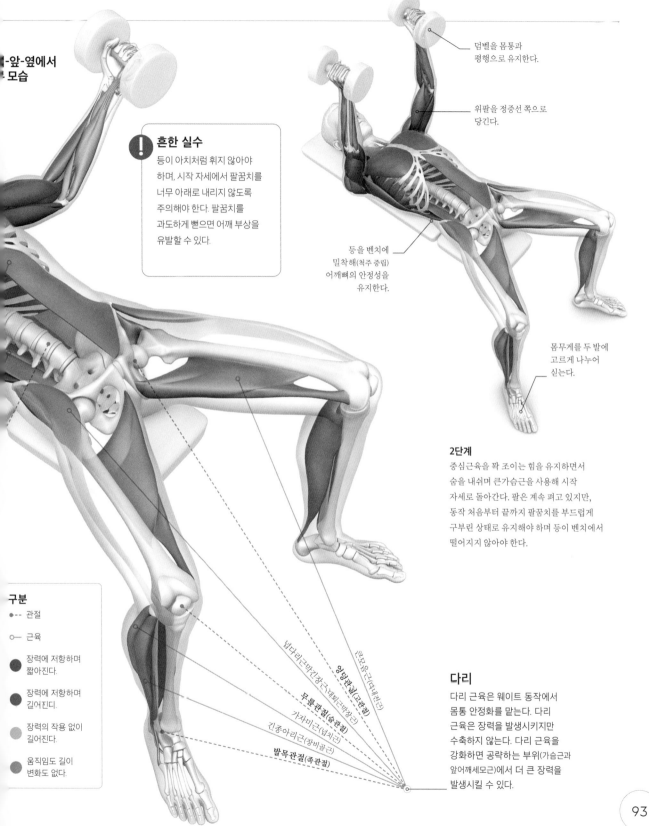

앞-옆에서
모습

흔한 실수
등이 아치처럼 휘지 않아야
하며, 시작 자세에서 팔꿈치를
너무 아래로 내리지 않도록
주의해야 한다. 팔꿈치를
과도하게 뻗으면 어깨 부상을
유발할 수 있다.

덤벨을 몸통과
평행으로 유지한다.

위팔을 정중선 쪽으로
당긴다.

등을 벤치에
밀착해(척주 중립)
어깨뼈의 안정성을
유지한다.

몸무게를 두 발에
고르게 나누어
싣는다.

2단계
중심근육을 꽉 조이는 힘을 유지하면서
숨을 내쉬며 큰가슴근을 사용해 시작
자세로 돌아간다. 팔은 계속 펴고 있지만,
동작 처음부터 끝까지 팔꿈치를 부드럽게
구부린 상태로 유지해야 하며 등이 벤치에서
떨어지지 않아야 한다.

구분
- ●-- 관절
- ○- 근육
- ● 장력에 저항하며
  짧아진다.
- ● 장력에 저항하며
  길어진다.
- ● 장력의 작용 없이
  길어진다.
- ○ 움직임도 길이
  변화도 없다.

근육뭉근(대퇴근)

엉덩관절(고관절)

넙다리근막긴장근(대퇴근막장근)

무릎관절(슬관절)

가자미근(넙치근)

긴종아리근(장비골근)

발목관절(족관절)

다리
다리 근육은 웨이트 동작에서
몸통 안정화를 맡는다. 다리
근육은 장력을 발생시키지만
수축하지 않는다. 다리 근육을
강화하면 공략하는 부위(가슴근과
앞어깨세모근)에서 더 큰 장력을
발생시킬 수 있다.

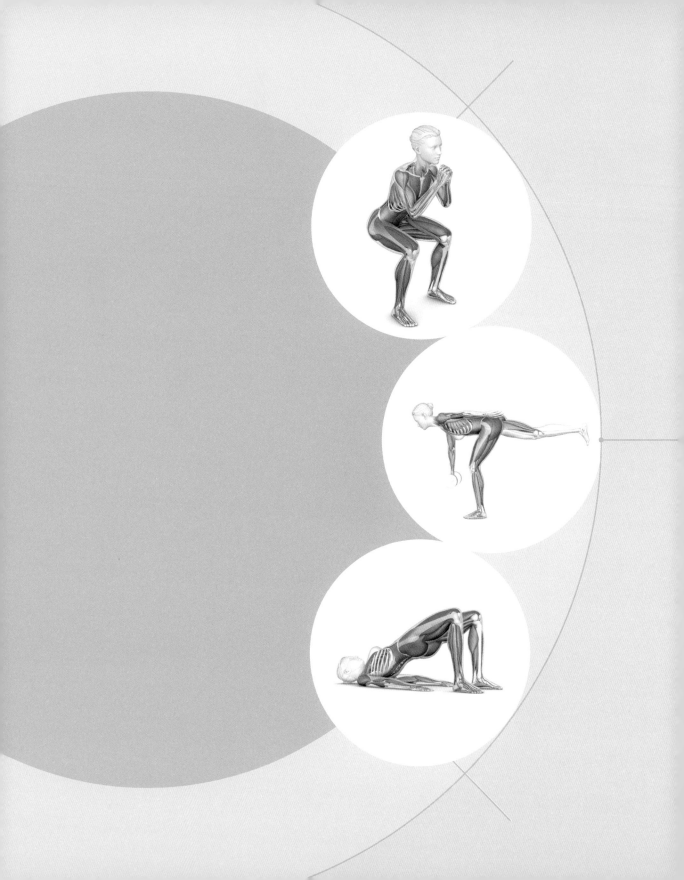

하체 운동

이 섹션에서는 넙다리네갈래근, 넙다리뒤근육, 장딴지근, 볼기근,

모음근과 벌림근 등 아랫몸(하체) 근육을 단련하는 운동을 다룬다.

주요 운동에 응용 동작과 수정 동작을 함께 소개하며, 동작마다 효과를

극대화하고 부상 위험을 최소화하는 방법을 안내한다.

스쿼트 SQUAT

이 운동은 넙다리네갈래근, 볼기근, 넙다리뒤근육처럼 별도의 운동을
통한 단련이 필요한 부위를 포함해 다리와 엉덩이의 모든 큰 근육을
강화한다. 중심근육(코어근육)도 단련시킨다. 아랫몸의 가동성이
향상되고 뼈와 관절이 건강해지는 효과도 있다.

개요 보기

스쿼트는 엉덩이에서 무릎, 발까지 많은 부위의 많은 근육을 사용하는
복합 운동이다. 무릎이 발가락보다 앞으로 나가지 않도록 주의해야 한다.
잘못된 자세는 무릎과 허리 부상을 유발할 수 있다. 무릎을 굽힐 때
안쪽으로 붙거나 등이 구부정해지거나 발꿈치를 바닥에서 들어
올리는 일이 없어야 하며, 스쿼트를 무릎에서 시작하면 안
된다. 8~10회 4세트로 시작한다. 96~97쪽에서 스쿼트
변형 운동을 찾아보자.

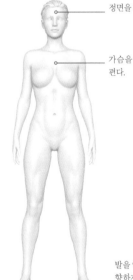

정면을 바라본다.

가슴을 활짝
편다.

발을 약간 바깥쪽으로
향하게 한다.

준비 단계
두 발을 약간 바깥쪽으로 향하면서 골반 너비보다 약간
넓게 벌리고 선다. 체중을 발바닥에 고르게 싣는다.

1단계
몸무게를 빠르게 발꿈치로 옮기면서 골반을
뒤로 밀고 두 손을 가슴 앞으로 모아 느슨하게
깍지 낀다. 엉덩이를 낮추어 넓적다리 또는
바닥과 평행하게 또는 거의 평행하게 만든다.
스쿼트 동작의 모든 단계가 넓적다리와 볼기근에서
느껴져야 한다. 무릎이 발가락보다 앞으로 나가지
않도록 하면서 굽힌 상태로 잠시 버틴다.

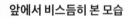

앞에서 비스듬히 본 모습

윗몸(상체)

스쿼트를 하는 동안 배곧은근, 배가로근(복횡근),
앞톱니근(전거근)을 포함한 배 근육을 계속
활성화하는 것이 중요하다. 배 근육을 사용하면
허리를 지지하고 척주 중립 자세를 안정적으로
유지할 수 있다. 아랫몸을 낮추는 동작 때
척주 당기는 힘을 유지한다.

목빗근(흉쇄유돌근)
어깨세모근(삼각근)
큰가슴근(대흉근)
위팔두갈래근(상완이두근)
배곧은근(복직근)

아랫몸(하체)

넙다리네갈래근과 모음근이 주동근이며
넙다리뒤근육과 장딴지근이 골반과 무릎
안정화를 보조한다. 아랫몸을 낮추어
취하는 스쿼트 자세는 신장성 동작이다.
무릎관절에 상당한 압력을 가할 수 있으므로
올바른 자세를 유지해야 한다.

안쪽넓은근(내측광근)
넙다리근막긴장근(대퇴근막장근)
넙다리곧은근(대퇴직근)
장딴지근(비복근)
가자미근(넙치근)
앞정강근(전경골근)

구분

- ●┄┤ 관절
- ○─ 근육
- ● 장력에 저항하며
  짧아진다.
- ● 상력에 저항하며
  길어진다.
- ● 장력의 작용 없이
  길어진다.
- ● 움직임도 길이
  변화도 없다.

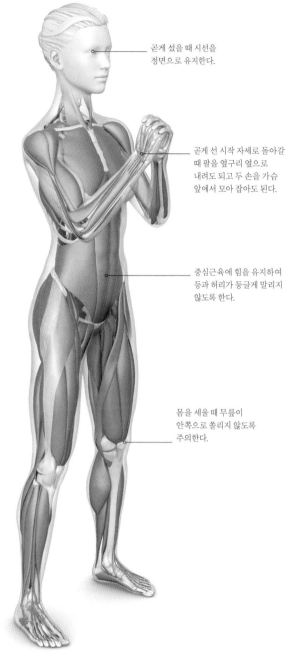

곧게 섰을 때 시선을
정면으로 유지한다.

곧게 선 시작 자세로 돌아갈
때 팔을 옆구리 옆으로
내려도 되고 두 손을 가슴
앞에서 모아 잡아도 된다.

중심근육에 힘을 유지하여
등과 허리가 둥글게 말리지
않도록 한다.

몸을 세울 때 무릎이
안쪽으로 쏠리지 않도록
주의한다.

2단계

숨을 내쉬면서 중심근육을 조이고 바닥을 짚은 발을
밀면서 가슴을 펴고 목과 머리를 척주와 일직선으로
만들어 시작 자세로 돌아간다. 몸을 세울 때 무릎이
안쪽으로 쏠리면 안 된다.

» 응용 동작

다리의 여러 근육을 공략하는 스쿼트 응용 동작을 소개한다. 체어 스쿼트는 넙다리네갈래근, 넙다리뒤근육, 볼기근을 전부 주동근으로 사용한다. 스모 스쿼트에 플라이를 결합한 동작은 중간볼기근(중둔근)과 큰볼기근(대둔근)을 주동근으로 사용하며 엉덩관절(고관절), 다리 모음근, 넙다리네갈래근, 넙다리뒤근육, 장딴지근까지 단련한다. 고블렛 스쿼트는 모든 하체 근육을 단련한다.

볼기근이 약하거나 골반 유연성이 떨어지면 스쿼트를 할 때 무릎이 안쪽으로 쏠릴 수 있다.

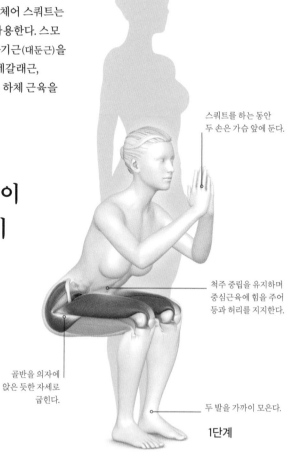

스쿼트를 하는 동안 두 손은 가슴 앞에 둔다.

척주 중립을 유지하며 중심근육에 힘을 주어 등과 허리를 지지한다.

골반을 의자에 앉은 듯한 자세로 굽힌다.

두 발을 가까이 모은다.

1단계

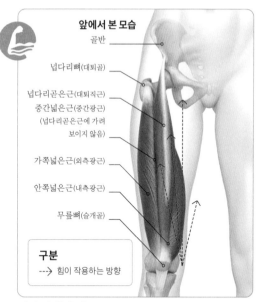

앞에서 본 모습

골반

넙다리뼈(대퇴골)

넙다리곧은근(대퇴직근)
중간넓은근(중간광근)
(넙다리곧은근에 가려
보이지 않음)

가쪽넓은근(외측광근)

안쪽넓은근(내측광근)

무릎뼈(슬개골)

구분
--> 힘이 작용하는 방향

넙다리네갈래근

넙다리네갈래근은 넓적다리 앞칸에 분포한 네 갈래 근육군의 통칭으로, 갈래마다 수행하는 기능이 각기 다르다. 가쪽넓은근은 넓적다리 앞칸의 가쪽에 위치하며, 넙다리뼈에서 무릎뼈로 이어진다. 안쪽넓은근은 넓적다리 앞칸의 안쪽, 넙다리뼈와 무릎뼈 사이에 위치한다. 가장 깊이 위치한 중간넓은근은 엉덩뼈(장골)에서 무릎뼈에 걸쳐 분포한다.

체어 스쿼트 CHAIR SQUAT

이 운동은 넙다리네갈래근, 큰볼기근, 큰모음근을 강화하며 넙다리뒤근육, 배 근육, 빗근(복사근)의 근력을 키운다. 척주세움근이 양발 간격을 좁히는 내로우 스쿼트 동작에서 척주를 펴 준다.

준비 단계
두 발을 (발을 어깨너비로 벌리는 기본 스쿼트와 달리) 어깨너비보다 좁게 벌리고 선다. 팔은 힘을 빼고 내린다. 숨을 들이마신다.

1단계
의자에 앉는 듯한 동작의 스쿼트다. 골반과 무릎을 천천히 굽혀 최대한 낮게 쪼그려 앉는데, 엉덩이가 바닥과 평행한 위치보다(엉덩이를 무릎 아래로 내린다.) 낮아진다.

2단계
숨을 내쉬면서 천천히 엉덩이를 밀어 올리며 무릎을 편다. 완전히 선 자세가 될 때까지 몸을 세운다.

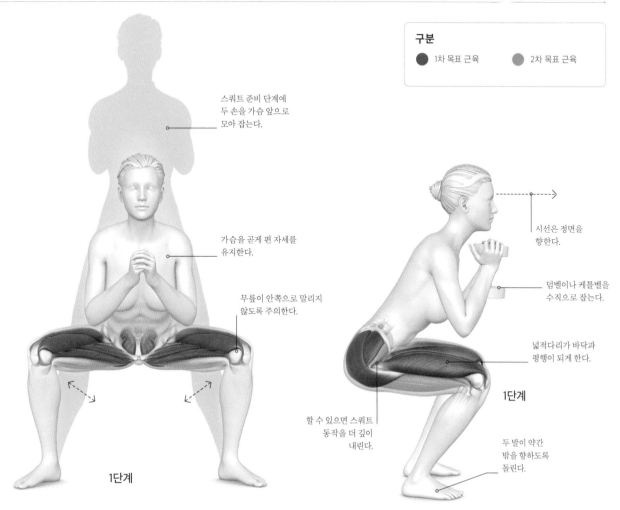

구분
● 1차 목표 근육　　● 2차 목표 근육

스쿼트 준비 단계에 두 손을 가슴 앞으로 모아 잡는다.

가슴을 곧게 편 자세를 유지한다.

무릎이 안쪽으로 말리지 않도록 주의한다.

1단계

시선은 정면을 향한다.

덤벨이나 케틀벨을 수직으로 잡는다.

넙적다리가 바닥과 평행이 되게 한다.

할 수 있으면 스쿼트 동작을 더 깊이 내린다.

두 발이 약간 밖을 향하도록 돌린다.

1단계

스모 플라이 결합 스모 스쿼트 SUMO SQUAT AND SUMO FLY

볼기근, 넙다리네갈래근, 넙다리뒤근육, 엉덩관절 굽힘근, 장딴지근, 중심근육을 강화한다. 넓적다리를 안팎으로 벌렸다 모았다 하는 날갯짓(플라이) 동작은 넓적다리 안쪽의 모음근만이 아니라 골반 부위 근육을 더욱 중점적으로 강화한다.

준비 단계
양발을 45도 각도로 바깥쪽으로 향하게 하고 넓게 벌리고 선다. 머리와 목을 중립 자세로 척주와 일직선이 되게 하고 몸무게를 두 발에 고르게 나누어 싣는다.

1단계
골반과 무릎을 굽히면서 엉덩이를 천천히 뒤로 밀어낸다. 넓적다리가 바닥과 평행을 이루면 무릎을 안팎으로 모았다 벌렸다 한다.

2단계
몸을 세워 시작 자세로 돌아간다. 무릎이 안쪽을 향하지 않도록 주의한다. 척주와 목의 중립 자세를 유지한다.

덤벨 고블렛 스쿼트 DUMBBELL GOBLET SQUAT

넙다리네갈래근, 볼기근, 넙다리뒤근육을 포함하여 아랫몸의 모든 큰 근육을 단련하는 전신 운동이다. 웨이트를 가슴 앞에 들고 스쿼트를 하기 때문에 넙다리네갈래근이 특히 집중적으로 활성화된다.

준비 단계
양발을 약간 밖을 향하게 돌리고 골반 너비보다 약간 넓게 벌리고 선다. 덤벨 머리를 손잡이 없는 술잔(goblet) 잡듯이 두 손으로 잡는다.

1단계
숨을 들이마시며 엉덩이를 뒤로 빼면서 무릎을 굽혀 스쿼트 동작을 수행한다. 허리가 말리지 않도록 가슴을 곧게 세운 자세를 유지한다. 몸무게를 두 발에 고르게 나누어 싣는다.

2단계
숨을 내쉬며 발꿈치에 힘을 주고 스쿼트 동작을 풀어 시작 자세로 돌아간다. 동작 범위 최고 지점에서 엉덩이를 앞으로 밀어 올릴 때 볼기근에 힘을 준다.

라이트 앤드 레프트
스플릿 스쿼트 RIGHT AND LEFT **SPLIT SQUAT**

스플릿 스쿼트는 다리를 한쪽씩 단련하는 한쪽 운동이다. 하체를 강화하며
균형력과 안정성, 골반 가동성을 개선한다. 넙다리뒤근육(햄스트링),
넙다리네갈래근(대퇴사두근), 볼기근(둔근), 중심근육(코어근육)도 강화한다.
하체를 낮추는 단계에서 넙다리뒤근육이 힘과 균형과 안정성을 제공하므로,
이 부위의 근육 크기를 증대시키고 근력을 키우는 데 효과가 큰 운동이다.

개요 보기

한 번에 한쪽 다리에만 집중하므로 고립도와 안정성이 높아 부상을 방지하면서
단련하기에 더 효과적이다. 이 운동에서는 발을 벌리는 폭이 중요하다. 너무 좁게
벌려서도, 너무 멀리 벌려서도 안 된다. 어깨가 안으로 굽지 않게 뒤로 당기는 힘을
유지해야 한다. 처음부터 끝까지 중심근육의 힘을 유지해야 하며, 앞으로 디딘 쪽
무릎이 발가락보다 앞으로 나가지 않게 주의해야 한다. 초심자는 8~12회 1세트
실시한 다음 반대쪽 다리로 반복한다. 운동이 익숙해지면 3세트까지 늘린다.
덤벨을 들고 스플릿 스쿼트를 하면 운동 강도를 높일 수 있다.

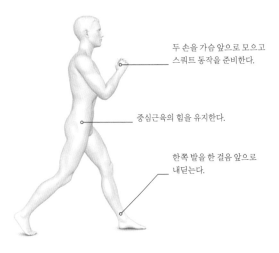

두 손을 가슴 앞으로 모으고
스쿼트 동작을 준비한다.

중심근육의 힘을 유지한다.

한쪽 발을 한 걸음 앞으로
내딛는다.

준비 단계
두 발을 앞으로 놓고 어깨너비로 벌리고 곧게 선다. 두 손을 가슴 앞으로
모으고 가볍게 깍지 낀다. 한쪽 다리를 앞으로 한 걸음 내딛는다.
두 발을 벌린 자세에서 편안하게 균형이 잡히면 중심근육에 힘을 준다.

윗몸(상체)
윗몸에서는 배 근육이 주동근이다. 빗근과
배곧은근이 중심근육을 안정화시키고 척주를
지지해 스쿼트 동작을 수행할 때 골반이 원활하게
기능하게 해 준다. 중심근육은 균형력과 안정성이
부족할 때 발생하는 회전력에 저항해 중심을 잡아
준다. 덤벨을 사용하면 팔 근육에 더 큰 장력을
발생시킨다.

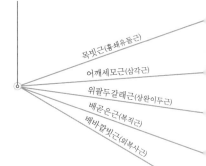

목빗근(흉쇄유돌근)

어깨세모근(삼각근)

위팔두갈래근(상완이두근)

배곧은근(복직근)

배바깥빗근(외복사근)

아랫몸(하체)
볼기근은 스플릿 자세에서 엉덩관절
폄(고관절 신전) 동작과 골반을
안정적으로 잡아 주는 역할을 맡는다.
넙다리네갈래근이 무릎을 폄 동작을
수행하며, 스플릿 스쿼트 시작 동작을
보조한다. 넙다리뒤근육은 균형과
안정화를 맡으며, 몸을 낮추는 동작을
보조한다. 장딴지근도 활성화된다.

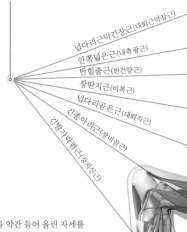

넙다리근막긴장근(대퇴근막장근)

안쪽넓은근(내측광근)

반힘줄근(반건양근)

장딴지근(비복근)

넙다리곧은근(대퇴직근)

긴종아리근(장비골근)

긴발가락폄근(장지신근)

1단계
숨을 들이마시고 가슴을 약간 들어 올린 자세를
유지하면서 지지하는 뒤쪽 무릎이 바닥에 닿을락 말락
할 때까지 무릎을 굽혀 스쿼트 동작을 취한다.
발가락으로 균형을 잡으며 뒤꿈치는 바닥에서 들려 있다.
동작 처음부터 끝까지 중심근육의 힘을 유지하면서
가능한 데까지 내려간다. 앞쪽 무릎을 90도 각도로
유지한다. 이 자세에서 2초간 버틴다.

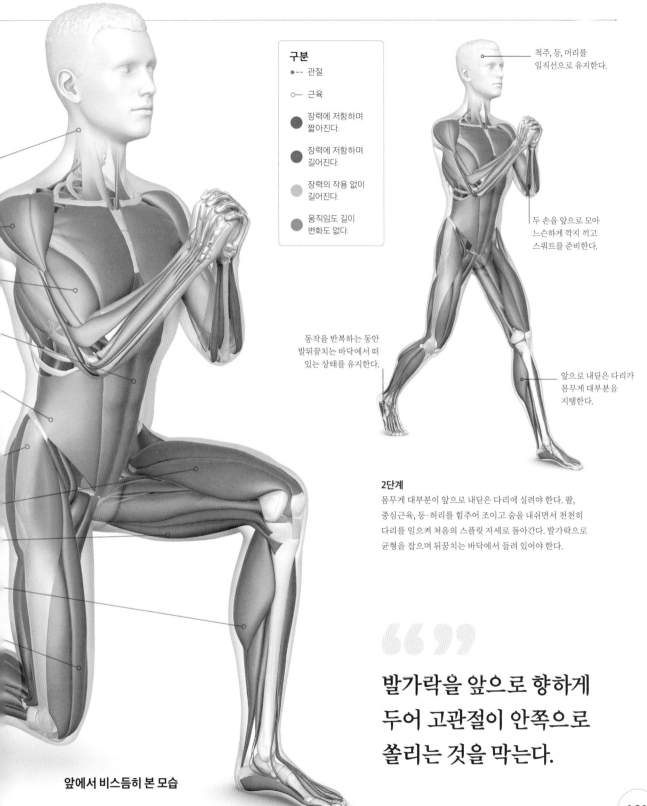

척주, 등, 머리를
일직선으로 유지한다.

두 손을 앞으로 모아
느슨하게 깍지 끼고
스쿼트를 준비한다.

동작을 반복하는 동안
발뒤꿈치는 바닥에서 떠
있는 상태를 유지한다.

앞으로 내딛은 다리가
몸무게 대부분을
지탱한다.

2단계

몸무게 대부분이 앞으로 내딛은 다리에 실려야 한다. 팔,
중심근육, 등·허리를 힘주어 조이고 숨을 내쉬면서 천천히
다리를 일으켜 처음의 스플릿 자세로 돌아간다. 발가락으로
균형을 잡으며 뒤꿈치는 바닥에서 들려 있어야 한다.

앞에서 비스듬히 본 모습

❝❞

발가락을 앞으로 향하게 두어 고관절이 안쪽으로 쏠리는 것을 막는다.

» 응용 동작

스플릿 스쿼트에서는 모든 볼기근이 주동근으로 사용되며 배 근육도 사용된다. 얼터네이팅 대각선 스쿼트는 넙다리네갈래근과 볼기근을 고립 단련한다. 스쿼트 앤드 얼터네이팅 킥백(뒷발차기 결합 스쿼트)은 기본 스쿼트에 사용되는 모든 근육을 사용하지만, 다리를 뒤로 차는 동작이 볼기근 고립을 한층 더 강화한다.

얼터네이팅 대각선 스쿼트
ALTERNATING CURTSY SQUAT

넙다리네갈래근과 볼기근을 강화한다. 다리를 뒤로 교차할 때 정지 상태로 지지하는 다리의 중간볼기근(중둔근)이 활성화된다. 넓적다리를 모아 주는 엉덩관절 벌림근(고관절 외전근)도 단련된다. 무릎을 굽힌 런지 자세에서 몸을 밀어 올릴 때 장딴지근(비복근)도 활성화된다.

> 앉은 자세에서 앞쪽 무릎이 앞쪽 발목보다 앞으로 나갈 경우 장딴지근과 넙다리네갈래근 부상 위험이 있으므로 조심해야 한다.

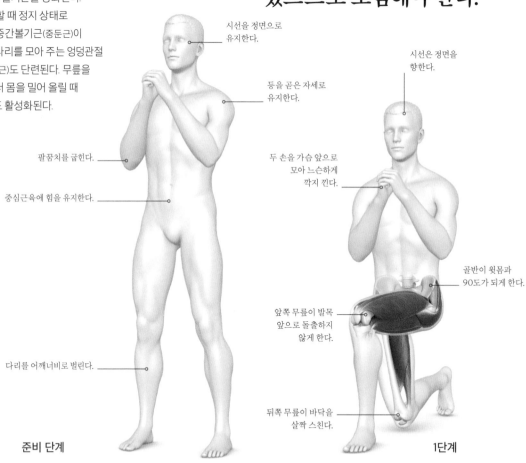

시선을 정면으로 유지한다.

등을 곧은 자세로 유지한다.

팔꿈치를 굽힌다.

중심근육에 힘을 유지한다.

다리를 어깨너비로 벌린다.

준비 단계

시선은 정면을 향한다.

두 손을 가슴 앞으로 모아 느슨하게 깍지 낀다.

골반이 윗몸과 90도가 되게 한다.

앞쪽 무릎이 발목 앞으로 돌출하지 않게 한다.

뒤쪽 무릎이 바닥을 살짝 스친다.

1단계

준비 단계
가슴을 내밀고 등을 바르게 세워 선 자세로 시작한다. 두 발을 어깨너비로 벌리고, 두 손을 가슴 앞에 모아 잡는다.

1단계
왼발을 앞에 두고 오른발을 대각선 방향으로 한 걸음 뒤로 짚어 왼쪽 다리 뒤에 위치하게 한다. 양쪽 무릎을 굽혀 다리를 '교차'시키는 스쿼트다.

2단계
중심근육을 힘주어 조이고 동작을 조절하면서 몸을 위로 밀어 올려 선 자세로 돌아간다. 이번에는 오른발을 앞에 두고 왼 다리로 무릎인사(curtsy)를 한다. 발을 바꿔 가며 스쿼트를 반복한다.

스쿼트 앤드 **얼터네이팅** 킥백

SQUAT AND **ALTERNATING** KICKBACK

스쿼트에 한 다리씩 뒷발차기를 결합한 운동으로, 장딴지근(비복근)과
볼기근(둔근)을 단련한다. 스쿼트-뒷발차기를 연속 동작으로
30~60초 반복한다.

구분

● 1차 목표 근육   ● 2차 목표 근육

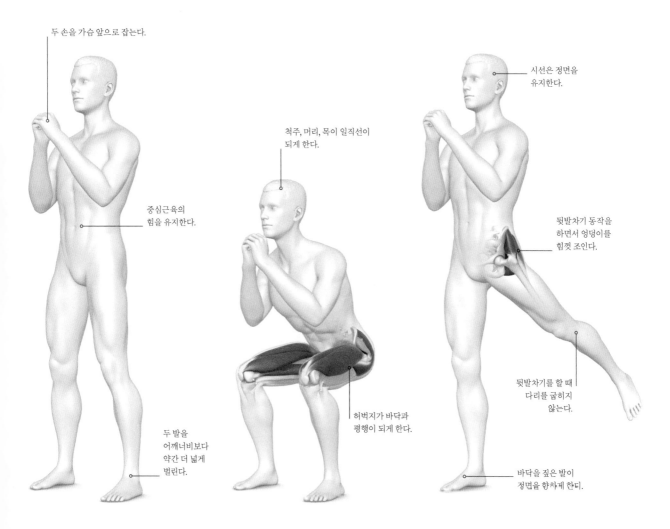

두 손을 가슴 앞으로 잡는다.

중심근육의
힘을 유지한다.

두 발을
어깨너비보다
약간 더 넓게
벌린다.

척주, 머리, 목이 일직선이
되게 한다.

허벅지가 바닥과
평행이 되게 한다.

시선은 정면을
유지한다.

뒷발차기 동작을
하면서 엉덩이를
힘껏 조인다.

뒷발차기를 할 때
다리를 굽히지
않는다.

바닥을 짚은 발이
정면을 향하게 한다.

준비 단계
두 발을 어깨너비보다 약간 넓게 벌리고
두 손을 가슴 앞으로 모아 느슨하게 깍지 낀다.

1단계
중심근육을 단단히 조이고 숨을 들이마시면서
천천히 무릎을 굽혀 스쿼트 동작을 수행한다. 가슴을
살짝 들고, 척주와 목과 머리를 일직선으로 유지한다.
무릎이 발가락보다 앞으로 나가지 않도록 한다.

2단계
몸을 세우고 숨을 내쉬면서 체중을 오른쪽
다리로 옮겨 싣는다. 왼쪽 다리를 뒤로 찬
자세로 2초간 버틴 뒤 스쿼트 동작으로
돌아온다. 반대쪽 다리로 반복한다.

크랩 워크 CRABWALK

옆으로 걷는 동작이 들어가는 크랩워크(게걸음 스쿼트)는 볼기근과 엉덩관절 벌림근(고관절 외전근) 단련에 매우 효과 높은 운동이며, 골반, 넓적다리, 다리의 모든 큰 근육도 강화한다. 유연성과 안정성을 향상시켜 부상 예방에 도움이 되는 크랩워크는 달리기와 점프, 비틀기 동작이 필요한 종목의 스포츠를 하는 사람들에게 특히 유용하다.

개요 보기

완전 스쿼트와 선 자세의 중간이라고 할 수 있는 하프 스쿼트가 이 운동의 시작 자세이자 전체 과정의 자세다. 이 자세를 올바르게 하고 있다면 중간볼기근이 당기는 느낌이 들어야 한다. 하프 스쿼트에서는 무릎이 발 중앙과 일직선이 되도록 구부린 자세를 유지해야 한다. 이렇게 해야 무릎에 무리가 가도록 과도하게 힘을 주지 않고 목표 근육을 단련할 수 있다. 초심자는 30초 수행으로 시작해 서서히 60초까지 늘려간다. 좌우 동일한 걸음 수로 실시해 3~4세트 반복한다.

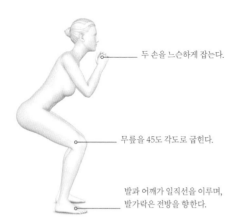

두 손을 느슨하게 잡는다.

무릎을 45도 각도로 굽힌다.

발과 어깨가 일직선을 이루며, 발가락은 전방을 향한다.

준비 단계
두 발을 어깨너비로 벌리고 선다. 무릎을 약간 굽혀 하프 스쿼트 자세를 취해 중간볼기근을 활성화한다. 몸무게를 두 발에 고르게 나누어 싣는다. 중심근육에 힘을 주고 가슴을 약간 들어 올린다.

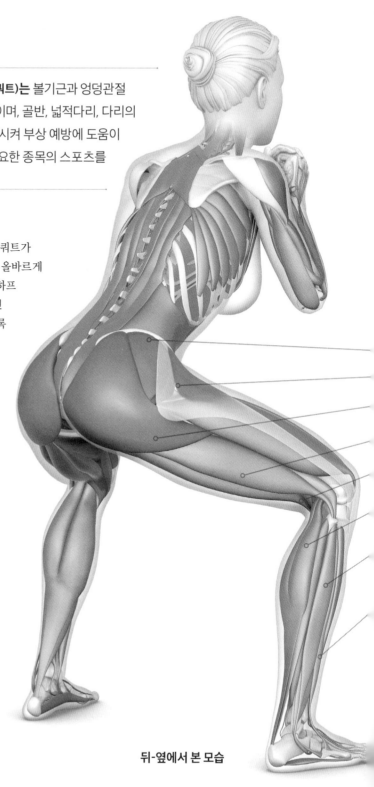

뒤-옆에서 본 모습

주의

부분 스쿼트 자세에서는 무릎에 무리가 가지 않도록 굽힌 무릎을 발 중앙선과 일직선으로 유지해야 목표 근육을 효과적으로 공략할 수 있다. 걸음을 옮길 때 불안정한 흔들림이나 반동이 생기지 않도록 부드럽게 움직인다. 흔들림이나 반동이 있으면 목표 근육에서 초점이 벗어나 엉덩관절에 압박이 가중될 수 있다.

구분

- 관절
- 근육
- 장력에 저항하며 짧아진다.
- 장력에 저항하며 길어진다.
- 장력의 작용 없이 길어진다.
- 움직임도 길이 변화도 없다.

아랫몸(하체)

넙다리네갈래근의 모든 근육이 무릎을 펴는 동작에 작용한다. 벌림근(외전근)은 중간볼기근과 큰볼기근과 함께 다리를 옆으로 들어 올린다. 그밖에 넙다리근막긴장근, 위쌍둥이근(상쌍자근)과 아래쌍둥이근(하쌍자근), 궁둥구멍근(이상근)이 작용한다.

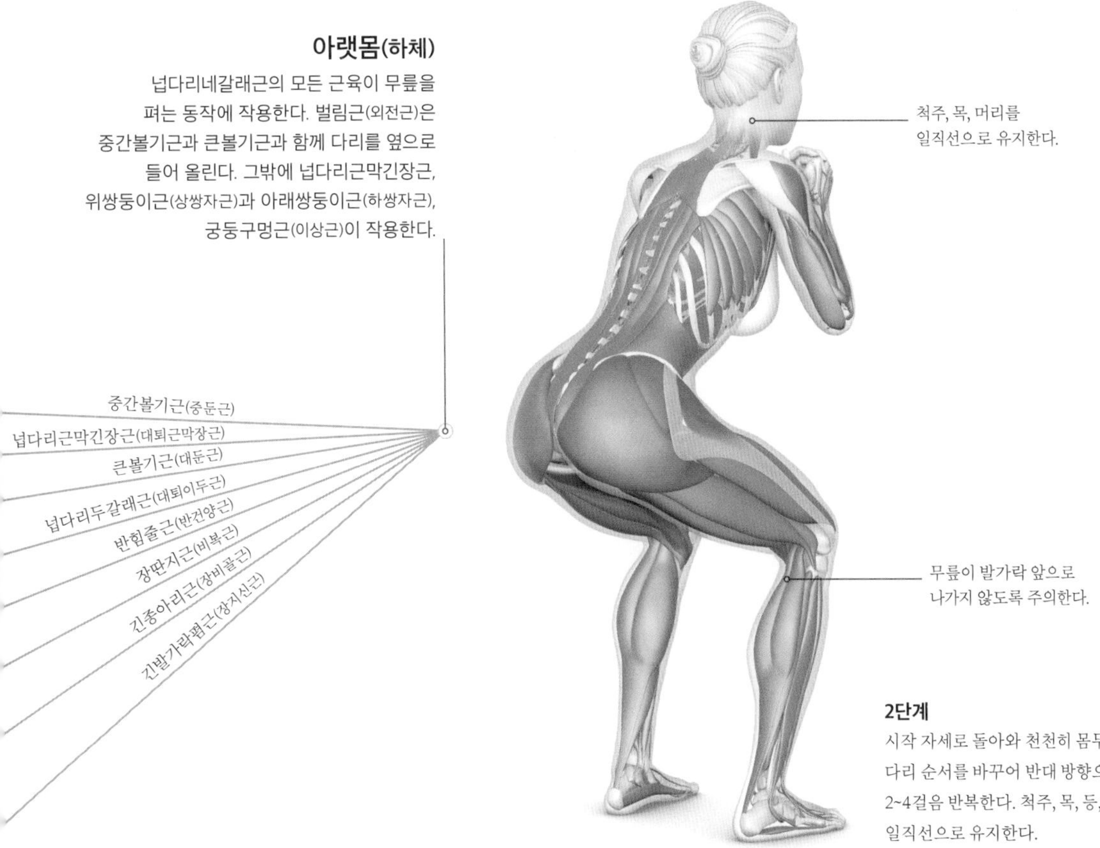

척주, 목, 머리를 일직선으로 유지한다.
중간볼기근(중둔근)
넙다리근막긴장근(대퇴근막장근)
큰볼기근(대둔근)
넙다리두갈래근(대퇴이두근)
반힘줄근(반건양근)
장딴지근(비복근)
긴종아리근(장비골근)
긴발가락폄근(장지신근)
무릎이 발가락 앞으로 나가지 않도록 주의한다.

2단계

시작 자세로 돌아와 천천히 몸무게를 이동한 뒤 다리 순서를 바꾸어 반대 방향으로 게걸음을 2~4걸음 반복한다. 척주, 목, 등, 허리를 일직선으로 유지한다.

1단계

하프 스쿼트 자세를 취한 다음 한쪽 다리를 오른쪽으로 한 걸음 내딛고 반대쪽 다리도 같은 방향으로 옆으로 한 걸음 내딛는다. 엉덩이를 수평으로 유지하면서 이 게걸음 동작을 2~4회 반복한다. 이 단계 내내 하프 스쿼트 자세를 유지하면서 등이 굽지 않도록 주의하고 시선은 계속 정면을 응시한다.

잘 발달된 볼기근은 엉덩관절의 안정성을 높여 무릎 측면에 가해지는 부담을 줄여 준다.

얼터네이팅 스내치 ALTERNATING SNATCH

웨이트를 한 손으로 머리 위로 들어 올리는 얼터네이팅 스내치(한손 역도)는 전신을 단련하는 강력한 복합 운동으로, 속력과 순발력을 향상시키며 심폐 건강 향상에도 도움이 된다. 몸을 낮춰 웨이트를 다른 손으로 옮길 때는 엉덩관절(고관절)을 접고 무릎을 굽히되 등과 하리가 말리지 않도록 주의해야 한다. 또한 아래와 팔의 힘에 의존하는 것이 아니라 하체에서 생성되는 에너지를 이용한다고 의식하며 동작을 수행한다. 조시차는 8~12회 1세트로 시작한다.

준비 단계

다리를 어깨너비로 벌리고 덤벨을 두 발 사이에 놓는다. 무릎을 굽히고 엉덩관절을 접어 스쿼트 자세로 몸을 낮춘다. 팔꿈치와 아래를 바닥을 향해 뻗어 덤벨을 잡고 스쿼트 자세에서 몸을 일으켜 세운다.

- 가슴을 약간 들어 올린다.
- 팔을 약간 구부린다.
- 몸무게를 발뒤꿈치로 이동시킨다.

1단계

어깨를 뒤로 당기는 상태에서 가슴을 약간 들어 올리고 시선은 정면을 향한다. 몸무게를 발뒤꿈치에 실은 상태에서 폭발적으로 일어나면서 덤벨을 오른 어깨를 향해 들어 올린다.

- 중심근육을 함주어 조인다.
- 발가락은 전방을 향한다.

개요 보기

이 덤벨 또는 케틀벨 스내치는 근육을 단련할 뿐만 아니라 전신 향상에도 도움이 된다. 몸을 낮춰 웨이트를 다른 손으로 옮길 때는 엉덩관절(고관절)을 접고 무릎을 굽히되 등과 허리가 말리지 않도록 주의해야 한다. 또한 아래와 팔의 힘에 의존하는 것이 아니라 하체에서 생성되는 에너지를 이용한다고 의식하며 동작을 수행한다. 조시차는 8~12회 1세트로 시작한다.

윗몸(상체), 중심근육

덤벨을 바닥에서 들어 올리는 동작에서 넓은등근(광배근)이 작용하며, 이 동작 최고 지점에서 어깨관절을 펼 때 척주세움근(척주기립근)이 척주를 안정적으로 잡아 준다. 돌림근과 어깨세모근이 덤벨을 머리 위로 들어 올리는 동작을 보조한다. 중심근육(코어근육)이 모든 동작 처음부터 끝까지 전신 안정화 근육으로 작용한다.

위팔두갈래근(상완이두근)
위팔세갈래근(상완삼두근)
넓은등근(광배근) 큰가슴근(대흉근)
돌기근(승모근)
(단단히 세운) 근육군
(단단히 세운) 척주세움근

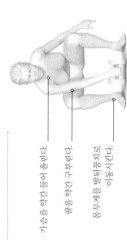

구분

- --- 관절
- ○ 근육
- ● 장력에 저항하며 짧아진다.

- ● 장력에 저항하며 길어진다.
- ● 장력의 작용 없이 길어진다.
- ● 움직임도 길이 변화도 없다.

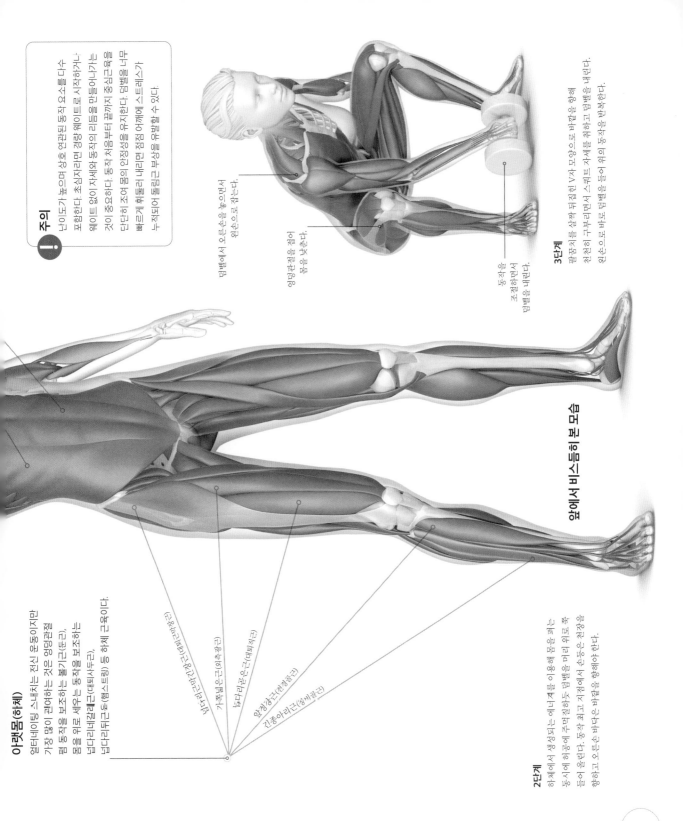

덤벨에서 오른손을 놓으면서 왼손으로 옮겨 잡는다.

엉덩관절을 접어 몸을 낮춘다.

동작을 조절하면서 덤벨을 내린다.

3단계

팔꿈치를 살짝 뒤로 접힌 V자 모양으로 바깥을 향해 친천히 구부리면서 스쾃도 자세를 취하고 덤벨을 내린다. 왼손으로 바로 덤벨을 들어 위의 동작을 반복한다.

아랫몸 (하체)

얼터네이팅 스내치는 전신 운동이지만 가장 많이 관여하는 것은 엉덩관절 폄 동작을 보조하는 것은 볼기근(둔근), 몸을 위로 세우는 동작을 보조하는 넙다리네갈래근(대퇴사두근), 넙다리뒤근육(햄스트링) 등 하체 근육이다.

넙다리근막긴장근(대퇴근막장근)

가쪽넓은근(외측광근)

넙다리곧은근(대퇴직근)

앞정강근(전경골근)

장딴지근(상비골근)

2단계

하체에서 생성되는 에너지를 이용해 몸을 펴는 동작과 하공에 주먹질하듯 덤벨을 머리 위로 쭉 들어 올린다. 동작 최고 지점에서 손등은 천장을 향하고 오른손 바닥은 바닥을 향해야 한다.

앞에서 비스듬히 본 모습

얼터네이팅
래터럴 런지 | ALTERNATING LATERAL LUNGE

이 운동은 균형력, 안정성, 근력을 향상시킨다.
옆으로 내딛는 동작에서 근육이 여타 런지와는
달리 넓적다리 안쪽과 바깥쪽 근육을 활성화하며
넙다리네갈래근과 엉덩관절 등의 하체 근육 전반에
작용한다. 얼터네이팅 래터럴 런지는 볼기근을 활성화하고
운동 능력과 순발력도 향상시킬 수 있다.

개요 보기

등이 둥글게 말리지 않도록 주의해야 하며 몸을
너무 앞으로 숙이면 안 된다. 무릎의 위치가
중요한데, 무릎이 발가락보다 앞으로 나가면 안 된다.
운동 강도를 높이기 위해 웨이트를 추가할 수 있으며,
나머지는 기본 사이드 런지와 동일하다. 웨이트로는
등에 바벨을 얹고 하거나 양손에 덤벨을 들고 하는
방법이 있다.

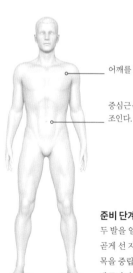

준비 단계
두 발을 일자로 해 어깨너비로 벌리고
곧게 선 자세로 시작한다. 척주, 머리,
목을 중립 자세로 유지하며, 몸무게는
발꿈치에 싣는다.

어깨를 뒤로 젖힌다.

중심근육을 힘주어
조인다.

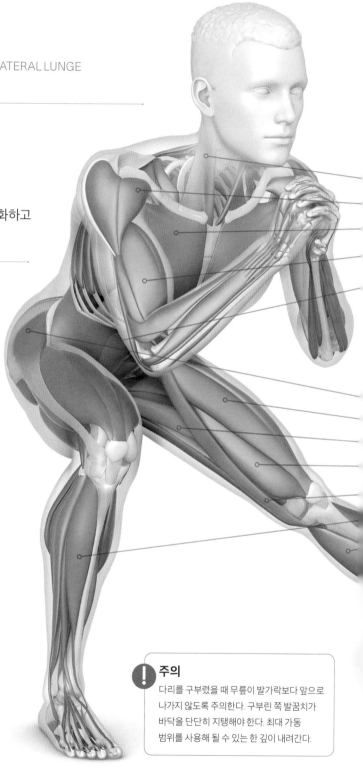

> **! 주의**
> 다리를 구부렸을 때 무릎이 발가락보다 앞으로
> 나가지 않도록 주의한다. 구부린 쪽 발꿈치가
> 바닥을 단단히 지탱해야 한다. 최대 가동
> 범위를 사용해 될 수 있는 한 깊이 내려간다.

윗몸(상체)

척주 중립 자세를 유지하기 위해서는 척주를 지탱하는 배 근육의 힘을 유지해야 한다. 가슴을 세운 자세를 유지한다. 단, 허리를 보호하기 위해서 세운 각도가 45도를 넘지 않도록 주의한다.

목빗근(흉쇄유돌근)
어깨세모근(삼각근)
큰가슴근(대흉근)
위팔두갈래근(상완이두근)
배곧은근(복직근)

아랫몸(하체)

이 운동은 큰볼기근(대둔근)과 더불어 작은볼기근(소둔근)까지 공략한다. 넙다리뒤근육은 구부린 쪽 다리의 엉덩관절(고관절) 움직임을 제어하는 데 관여하며, 같은 다리의 모음근(내전근)은 넙다리네갈래근, 넙다리뒤근육과 협력해 무릎과 엉덩관절의 움직임을 제어한다.

넙다리근막긴장근(대퇴근막장근)
넙다리곧은근(대퇴직근)
안쪽넓은근(내측광근)
긴모음근(장내전근)
넙다리빗근(봉공근)
앞정강근(전경골근)
장딴지근(비복근)

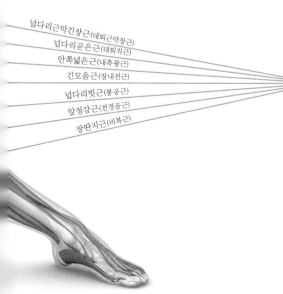

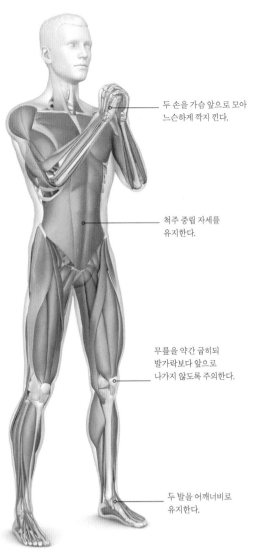

두 손을 가슴 앞으로 모아 느슨하게 깍지 낀다.

척주 중립 자세를 유지한다.

무릎을 약간 굽히되 발가락보다 앞으로 나가지 않도록 주의한다.

두 발을 어깨너비로 유지한다.

1단계

윗몸을 최대한 똑바로 세운 자세로 오른쪽으로 크게 한 걸음 내딛는다. 엉덩이를 뒤로 밀면서 오른쪽 무릎만 구부려 오른쪽으로 몸을 낮춘다. 무릎을 90도 각도가 될 때까지 굽히면서 왼쪽 다리를 왼쪽으로 곧게 뻗는다. 이 동작을 하는 동안 두 손은 가슴 앞에 모으고 있다.

2단계

몸무게를 오른쪽 다리에서 중심으로 옮기면서 다시 몸을 세운다. 시작 자세로 돌아가 1단계의 자세를 유지하면서 왼쪽으로 동작을 반복한다.

≫ 응용 동작

얼터네이팅 래터럴 런지(사이드 런지)는 가동 각도로 인해 넓적다리를 모으는 동작에
사용되는 엉덩관절 모음근(고관절 내전근), 다리를 벌리고 돌리는 동작에 사용되는
엉덩관절 벌림근(고관절 외전근) 공략에 최적화된 운동이다. 여기에서 소개하는 응용
동작들은 같은 근육군을 활성화하면서 기본 동작의 난이도와 운동 강도를 높인다.

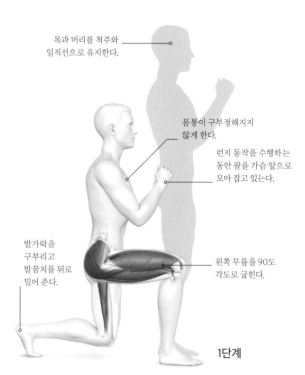

목과 머리를 척주와
일직선으로 유지한다.

몸통이 구부정해지지
않게 한다.

런지 동작을 수행하는
동안 팔을 가슴 앞으로
모아 잡고 있다.

발가락을
구부리고
발꿈치를 뒤로
밀어 준다.

왼쪽 무릎을 90도
각도로 굽힌다.

1단계

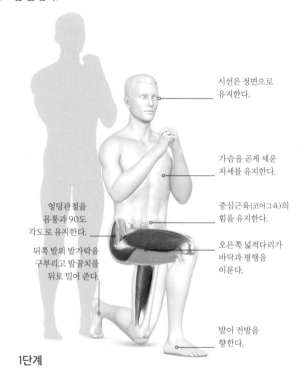

시선은 정면으로
유지한다.

가슴을 곧게 세운
자세를 유지한다.

중심근육(코어그육)의
힘을 유지한다.

엉덩관절을
몸통과 90도
각도로 유지한다.

오른쪽 넓적다리가
바닥과 평행을
이룬다.

뒤쪽 발의 발가락을
구부리고 발꿈치를
뒤로 밀어 준다.

발이 전방을
향한다.

1단계

얼터네이팅 백 런지| ALTERNATING BACK LUNGE

얼터네이팅 백 런지(리버스 런지)는 넓적다리 앞쪽
넙다리네갈래근을 강화한다. 웨이트를 추가해 운동 강도를 높일
수 있는데, 체력 수준에 과하게 무겁지 않은 중량을 선택한다.

준비 단계
두 발을 일자로 어깨너비로 벌리고 곧게 선 자세로 시작한다. 중심근육를
힘주어 조이고, 두 손을 가슴 앞으로 모아 느슨하게 깍지 낀다.

1단계
무릎을 꿇는 것처럼 오른쪽 다리를 천천히 뒤로 내딛는데, 무릎이 바닥에서
약간 떠 있어야 한다. 동시에 왼쪽 무릎을 90도 각도가 될 때까지 굽히면서
엉덩이를 낮춘다. 왼쪽 넓적다리가 바닥과 평행이 되어야 하며, 무릎이
발가락보다 앞으로 나가지 않도록 주의한다. 잠시 멈추었다가 엉덩이를
조이며 왼쪽 다리를 밀어 올려 일어서고 동시에 오른쪽 다리도 앞으로
내딛어 시작 자세로 가져온다. 왼쪽 다리로 반복한다.

프런트 대각선 런지| FRONT CURTSY LUNGE

프런트 대각선 런지는 하체 근력과 안정성을 키우는 데 좋은 운동으로,
넙다리네갈래근, 볼기근, 엉덩관절 벌림근, 넓적다리 안쪽 근육을
공략한다. 자주 사용되지 않는 중간볼기근이 중요한 역할을 한다.

준비 단계
두 발을 어깨너비로 벌리고 서서 두 손을 가슴 위쪽으로 모아 잡는다.

1단계
몸무게를 왼발에 싣고 척주를 일직선으로 유지하면서 오른발을 왼쪽
무릎 앞으로 내딛어 무릎인사(curtsy) 동작을 취한다. 오른쪽 넓적다리가
바닥과 평행을 이루면 멈춘다.

2단계
발뒤꿈치를 밀어 올리면서 오른쪽 다리를 곧게 펴고 오른발과
왼발을 동시에 시작 자세로 돌린다. 반대쪽 다리로 반복한다.

워킹 런지 위드 덤벨 WALKING LUNGE
WITH DUMBBELLS

이 워킹 런지 응용 동작은 정지 자세 런지의 난이도를
높이며 협응력을 향상시킨다. 근육 간의 협응과
균형을 유지할 수 있을 때까지 맨몸으로 체중만을
이용해 연습한다. 자신감이 생기면 덤벨을 추가한다.

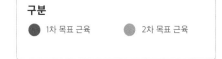

구분
● 1차 목표 근육   ● 2차 목표 근육

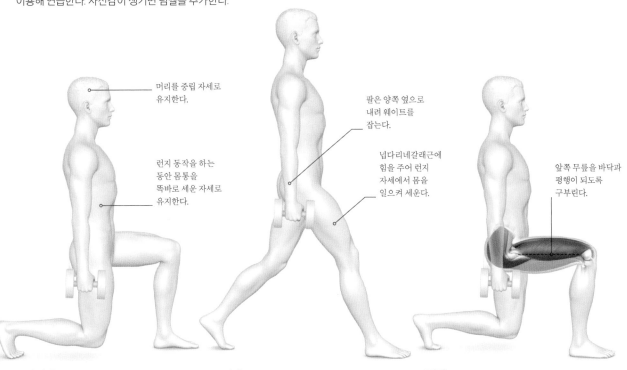

머리를 중립 자세로
유지한다.

런지 동작을 하는
동안 몸통을
똑바로 세운 자세로
유지한다.

팔은 양쪽 옆으로
내려 웨이트를
잡는다.

넙다리네갈래근에
힘을 주어 런지
자세에서 몸을
일으켜 세운다.

앞쪽 무릎을 바닥과
평행이 되도록
구부린다.

준비 단계
두 발을 어깨너비로 벌리고 선다. 숨을 들이마시며
발을 앞으로 크게 한 걸음 내딛어 런지 자세를
취한다. 뒤쪽 무릎을 바닥에 거의 닿을 정도로
아래로 구부린다.

1단계
숨을 내쉬며 힘차게 런지 자세에서 몸을 세운 다음
곧바로 다른 발을 앞으로 한 걸음 크게 내딛는다.
동작 처음부터 끝까지 몸통을 앞으로 굽히지 않고
똑바로 세운 자세를 유지한다.

2단계
숨을 들이마시면서 앞에서 했던 것처럼 엉덩이를
내리면서 무릎을 앞으로 내밀고 뒷발 무릎을
구부린다. 두 다리를 번갈아 반복한다.

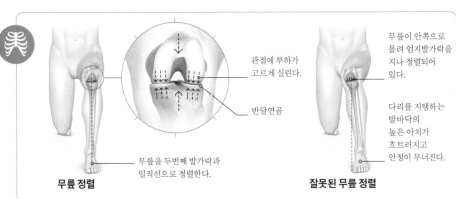

관절에 부하가
고르게 실린다.

반달연골

무릎을 두번째 발가락과
일직선으로 정렬한다.

무릎 정렬

무릎이 안쪽으로
몰려 엄지발가락을
지나 정렬되어
있다.

다리를 지탱하는
발바닥의
높은 아치가
흐트러지고
안정이 무너진다.

잘못된 무릎 정렬

무릎 정렬

런지 동작을 실시할 때는 무릎이
발 위에 위치하며 무릎뼈가 바깥쪽
두 발가락(넷째발가락, 새끼발가락)과
일직선에 놓이도록 한다. 양쪽 무릎
다 90도 각도가 되어야 한다. 무릎이
몸의 정중선을 향해 안쪽으로 몰리는
잘못된 무릎 정렬 상태가 아주
흔한데, 안굽이무릎(외반슬) 붕괴라고
한다. 이 잘못된 정렬 상태는 관절에
고르지 않은 압박을 가하게 되고,
이 압박이 누적되면 통증과 부상을
유발할 수 있다.

111

카프 레이즈 CALF RAISE

스탠딩 카프 레이즈(장딴지 올리기)는

장딴지근을 고립적으로 공략한다. 무릎을 구부린 자세로 하는 굽힘(굽힘) 동작은 무릎 관절 아래 위치한 가자미근을 공략한다. 유연성 있는 강한 장딴지근은 무릎 건강에 중요하며 발목 근육도 향상시킨다.

개요 보기

장딴지 올리기는 종아리 적어 중심자들에게 온박한 운동이다. 전용 기구를 사용할 수도 있고 벽 앞에 서서 발끝으로 균형을 잡으면서 할 수도 있다. 어느 방향으로 하든 발끝으로 서는 동작에서는 발 앞꿈지(발바닥 앞부분의 두툼한 부위)로 균형을 잡아야 한다는 점을 명심한다. 무릎은 유연하게 구부린 상태를 유지하며, 두 발은 어깨너비로 벌리고, 발가락은 나란히 일자로 둔다. 웨이트 트레이닝에 처음이면 경량 웨이트를 선택해 10~12회 3세트 반복을 목표로 시작한다.

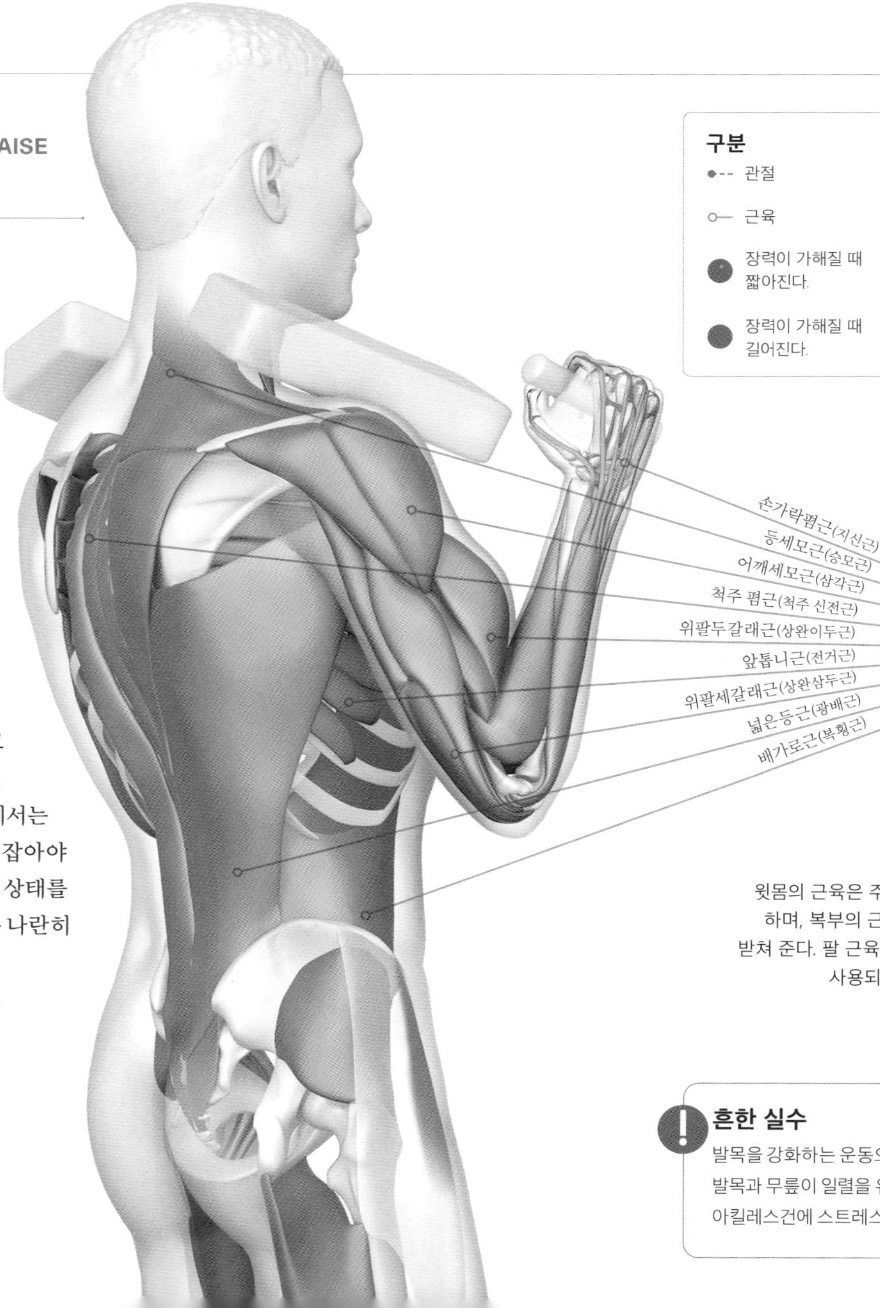

윗몸(상체), 팔

윗몸의 근육은 주로 균형을 유지하는 역할을 하며, 복부의 근육은 등척성 동작의 자세로 척추를 받쳐 준다. 팔 근육은 웨이트의 핸들을 잡는 데 사용되며 팔 근신 안정화를 보조한다.

손가락폄근(지신근)
등세모근(승모근)
어깨세모근(삼각근)
척주 폄근(척추 신전근)
위팔두갈래근(상완이두근)
앞톱니근(전거근)
위팔세갈래근(상완삼두근)
넓은등근(광배근)
배가로근(복횡근)

! 흔한 실수

발목을 강화하는 운동으로 알려져 있지만 발목과 무릎이 일렬을 유지하지 않는다면 아킬레스건에 스트레스를 가할 위험이 있다.

구분

- ··•·· 관절
- ○ 근육
- 장력이 작용 없이 전다(장력).
- 움직임도 가시적인 길이 변화도 없다.
- 장력이 가해질 때 짧아진다.
- 장력이 가해질 때 길어진다.

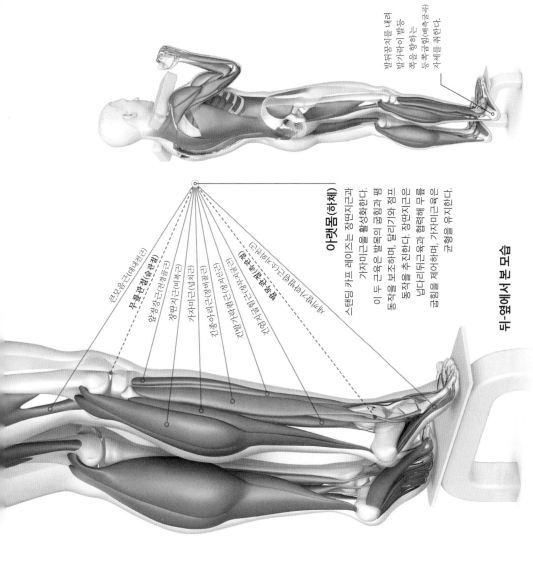

발뒤꿈치를 내려 발가락이 발등 쪽을 향하는 등측굽힘(배측굴곡) 자세를 취한다.

2단계

숨을 들이마시면서 발뒤꿈치를 천천히 내리다가 최저 지점에서 1~2초 버틴다. 자세를 다듬고 1~2단계를 반복한다.

무릎 폄(슬관절)

- 넙다리곧은근(대퇴직근)
- 안쪽넓은근(내측광근)
- 장딴지근(비복근)
- 가자미근(넙치근)
- 긴종아리근(장비골근)
- 긴발가락폄근(장지신근)
- **발목 굽힘(족관절)**

아랫몸(하체)

스탠딩 카프 레이즈는 장딴지근과 가자미근을 활성화한다. 이 두 근육은 발목의 굽힘과 폄 동작을 보조하며, 달리기와 점프 동작을 추진한다. 장딴지근은 넙다리뒤근육과 협력해 무릎 굽힘을 제어하며, 가자미근육은 균형을 유지한다.

뒤옆에서 본 모습

1단계

숨을 들이마시며 중심근육을 힘주어 조인다. 숨을 내쉬면서 천천히 발꿈치를 들어 올려 발끝으로 선다. 무릎을 편 상태를 유지(하지만 과도하게 꼿꼿하게 펴지 않는다)한다. 가동 범위 최고 지점에서 1~2초간 멈춘다.

준비 단계

웨이트의 중량을 현재의 체력 수준에 맞게 설정한다. 어깨를 패드 밑에 밀착시키고 두 발을 일자로 어깨너비로 벌리고 발바닥 앞부분에 앞꿈치를 걸친다. 중심근육을 힘주어 조인다. 발꿈치를 잡는다. 발끝을 천천히 내려 시작 자세를 취한다.

- 핸들을 양손으로 잡아 안정성을 높인다.
- 중심근육(코어근육)을 힘주어 조인다.
- 엉덩이를 힘주어 조인다.
- 무릎을 꼿꼿하게 펴지 말고 부드럽게 구부린다.
- 앞꿈치를 발판에 걸친다.

스텝 업 위드 덤벨 STEP UP WITH DUMBBELLS

이 운동은 넙다리네갈래근과 뒤쪽 근육사슬을 강화할 뿐만 아니라 중심근육을 고강도로 활성화한다. 체력 수준을 가리지 않고 좋은 운동이다.

개요 보기

앞쪽 발판에 올리는 쪽 다리 힘을 이용해야지 뒤쪽 다리로 바닥을 굴러 주진해서는 안 된다. 중심잡는 케이트 없이 자신의 체중을 이용해 낮은 발판에서 시작하고, 자신감이 붙으면 30센티미터 전체 앞 발판에 웨이트를 추가한다. 동작을 시작하기 전에 발 전체의 발판에 단단히 고정되어 있는지 반드시 확인한다. 처음에는 10~12회 3세트 반복을 목표로 잡는다. 다리를 번갈아가며 반복해도 되고, 아니면 한쪽 다리로 10회 반복하고 다리를 바꿔 10회 반복해도 된다.

엉덩관절(고관절), 다리

넙다리네갈래근이 발판 오르기 운동이 주동근이며, 넙다리뒤근육이 무릎관절(슬관절)과 엉덩관절(고관절) 안정화 근육으로 전신의 안정을 유지하는 역할을 맡는다. 이 운동을 하는 동안 큰볼기근(대둔근)과 중간볼기근이 강한 지극을 받는다.

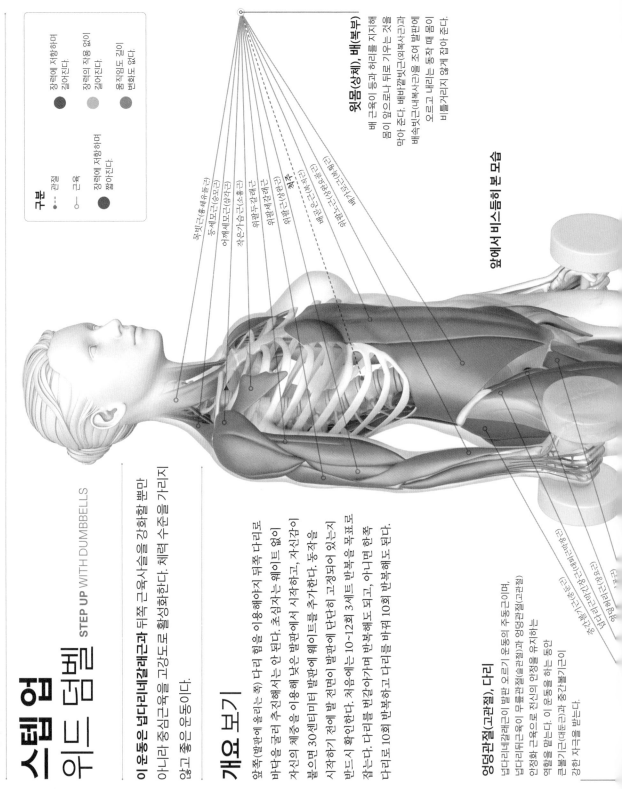

목빗근(흉쇄유돌근)
등세모근(승모근)
어깨세모근(삼각근)
작은가슴근(소흉근)
위팔두갈래근
위팔세갈래근
위팔근(상완근)
척주
배곧은근(복직근)
배바깥빗근(외복사근)
배속빗근(내복사근)
배가로근(복횡근)

윗몸 (상체), 배(복)부

배 근육이 등과 허리를 지지해 몸이 앞으로나 뒤로 기우는 것을 막아 준다. 배바깥빗근(외복사근)과 배속빗근(내복사근)을 조여 발판에 오르고 내리는 동작 때 몸이 비틀거리지 않게 잡아 준다.

앞에서 비스듬히 본 모습

넙다리근막긴장근
넙다리빗근(봉공근)
넙다리곧은근(대퇴직근)

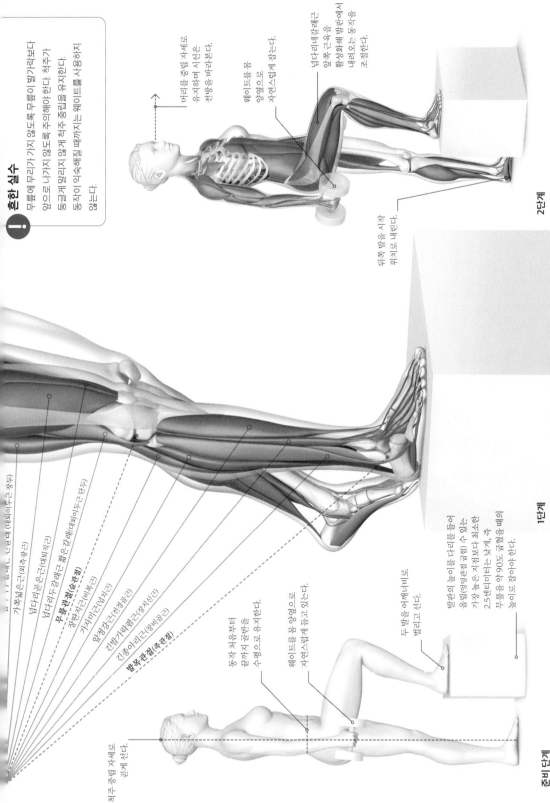

! **흔한 실수**

무릎에 무리가 가지 않도록 무릎이 발가락보다
앞으로 나가지 않도록 주의해야 한다. 척추가
등글게 말리지 않게 척추 중립을 유지한다.
동작이 익숙해질 때까지는 웨이트를 사용하지
않는다.

머리를 중립 자세로
유지하며 시선은
전방을 바라본다.

웨이트를 몸
양옆으로
자연스럽게 잡는다.

넙다리네갈래근
앞쪽 근육을
활성화해 발뒤꿈치에서
내려오는 동작을
조절한다.

뒤쪽 발을 시작
위치로 내린다.

2단계

숨을 내쉬면서 무릎을 굽히고 엉덩이를 뒤로 밀어
의자에 앉는 듯한 자세를 취하면서 몸을 발판에서
내리기 시작한다. 왼발이 바닥에 닿을 때까지 내린다.
중심근육을 힘주어 조이고 숨을 들이마시면서
1단계와 2단계를 반복한다.

1단계

숨을 깊이 들이마시고 중심근육(코어근육)에
힘을 주면서 오른발 뒤꿈치를 눌러 오른쪽
다리를 곧게 펴 준다. 왼발을 발판에 올려
오른발과 만나게 한다. 이때는 앞쪽 다리에
힘을 주면서 뒤쪽 발을 바닥에서 들어 올린다.

가쪽넓은근(외측광근)

넙다리곧은근(대퇴직근)

넙다리두갈래근 긴갈래(대퇴이두근 장두)

무릎 관절(슬관절)

장딴지근(비복근)

가자미근(넘치근)

앞정강근(전경골근)

긴발가락폄근(장지신근)

긴종아리근(장비골근)

발목 관절(족관절)

척추 중립 자세로
곧게 선다.

동작 처음부터
끝까지 균형을
수평으로 유지한다.

웨이트를 몸 양옆으로
자연스럽게 들고 있는다.

두 발을 어깨너비로
벌리고 선다.

발판의 높이를 다리를 들어
올릴(엉덩관절 굽힘) 수 있는
가장 높은 지점보다 최소한
2.5센티미터는 낮게, 즉
무릎을 약 90도 굽혔을 때의
높이로 잡아야 한다.

준비 단계

발판 앞에 서서 오른발을 들어 반대쪽에 올린다.
웨이트를 사용할 경우, 양손에 하나씩 들고
몸 옆쪽으로 내린다. 뒤쪽 다리도 강하게 버텨
균형과 몸의 안정성을 유지한다.

115

얼터네이팅
토 탭 ALTERNATING TOE TAP

이 유산소 운동은 넙다리네갈래근, 넙다리뒤근육, 장딴지근, 볼기근,
엉덩관절 굽힘근을 강화한다. 또한 중심근육이 반드시 사용되어야 한다.
토 탭은 속력과 순발력, 지구력, 그리고 전반적인 운동 능력을 향상시킨다.

개요 보기

현재의 체력 수준에 맞는 높이에서 시작하며, 층계나 상자 등의 발판을
이용한다. 중심근육(코어근육)의 힘을 사용해 균형과 안정성, 지지력을 높일
수 있다. 또한 무릎을 더 빠르게 더 힘있게 들어 올릴 수 있게 된다. 발판의
높이를 점차 높여가며 30초 반복으로 시작해 45초, 60초로 시간을 늘린다.

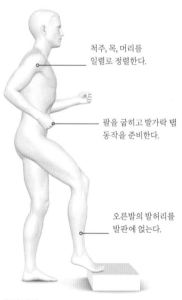

척주, 목, 머리를
일렬로 정렬한다.

팔을 굽히고 발가락 탭
동작을 준비한다.

오른발의 발허리를
발판에 얹는다.

준비 단계
두 발을 어깨너비로 벌리고 팔은 옆으로 둔다. 오른발을 들어
발허리로 발판을 짚는다. 왼발은 바닥을 단단히 지탱하고, 팔을
45~90도로 구부려 발가락 탭 동작을 준비한다.

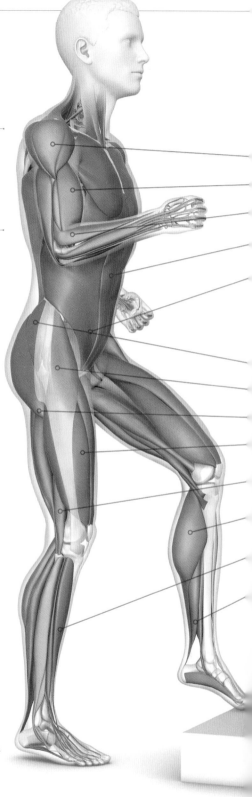

구분

●-- 관절

○- 근육

● 장력에 저항하며
짧아진다.

● 장력에 저항하며
길어진다.

● 장력의 작용 없이
길어진다.

● 움직임도 길이
변화도 없다.

앞에서 비스듬히 본 모습

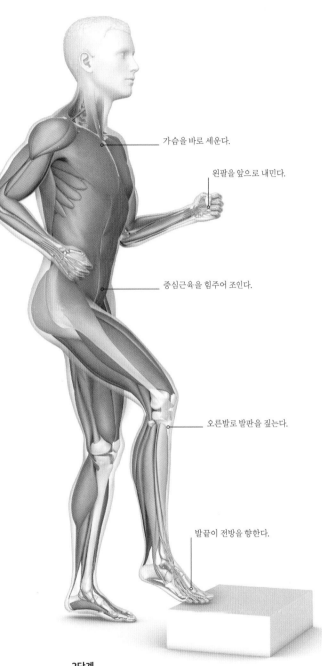

배(복부), 심폐 지구력

토 탭은 심폐 지구력을 향상시키는 환상적인
유산소 운동이다. 복부, 특히 배곧은근(복직근)이
척주를 지지하고 중립 자세를 유지해 안정성을
높이고 몸을 바로 세우는 데 중요한 역할을 한다.

어깨세모근(삼각근)
위팔두갈래근(상완이두근)
위팔노근(상완요골근)
배곧은근(복직근)
배바깥빗근(외복사근)

가슴을 바로 세운다.

왼팔을 앞으로 내민다.

중심근육을 힘주어 조인다.

중간볼기근(중둔근)
넙다리근막긴장근(대퇴근막장근)
큰볼기근(대둔근)
가쪽넓은근(외측광근)
넙다리두갈래근(대퇴이두근)
장딴지근(비복근)
앞정강근(전경골근)
가자미근(넙치근)

오른발로 발판을 짚는다.

아랫몸(하체)

토 탭은 하체 근육을 공략하는데, 무릎 들어
올리는 동작은 보조하는 넙다리네갈래근,
볼기근과 함께 엉덩관절 근육군 안정화 작용을
하는 넙다리뒤근육(햄스트링), 볼기근, 엉덩관절의
과도한 회전운동을 방지하는 엉덩관절 굽힘근,
장딴지근이 여기에 포함된다.

발끝이 전방을 향한다.

1단계

왼발로 바닥을 밀고 공중에서 다리를 바꾸어 왼발은
발판을, 오른발은 바닥을 짚는다. 팔을 구부린 자세로
앞뒤로 흔들며 제자리 달리기 동작을 취한다. 동작 속도를
빠르게 진행한다.

2단계

동작이 편안해지고 자세가 정확해질 때까지 천천히 발가락
탭을 반복해 연습한다. 속도, 운동 시간, 발판 높이를 높일수록
칼로리 소모량이 증가한다.

싱글레그
데드리프트 SINGLE-LEG **DEADLIFT**

이 한쪽 운동(다리를 한쪽씩 하는 운동)은 큰볼기근, 중간볼기근, 작은볼기근을
강화한다. 볼기근은 넙다리뒤근육(햄스트링), 허리 부위 근육과 더불어 뒤쪽
근육사슬의 일부를 이루는데, 이 근육들은 직립 자세와 몸의 균형 유지에
중요한 역할을 한다.

개요 보기

몸을 앞으로 숙여 데드리프트 자세를 취할
때 척주가 휘거나 구부정하지 않게 일직선을
유지해야 한다. 척주, 목, 머리를 항상 일직선으로
유지해야 한다. 1단계와 2단계 모두 서두르지
말고 동작을 제어하면서 수행한다. 다리 당
5~10회 반복으로 시작한다. 자세와 근력이
향상되면 중량을 높인다.

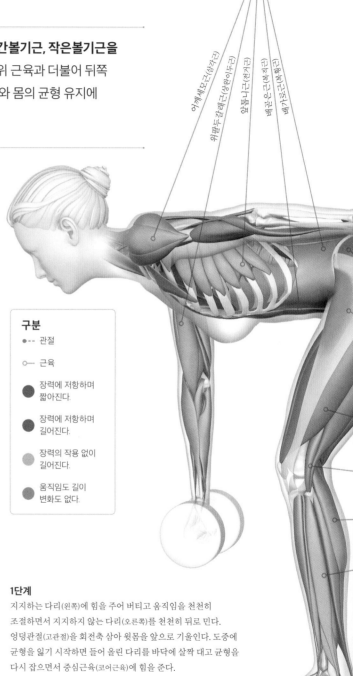

어깨세모근(삼각근)

위팔두갈래근(상완이두근)

앞톱니근(전거근)

배곧은근(복직근)

배바깥빗근(외복사근)

구분

●--- 관절

○--- 근육

● 장력에 저항하며
짧아진다.

● 장력에 저항하며
길어진다.

● 장력의 작용 없이
길어진다.

● 움직임도 길이
변화도 없다.

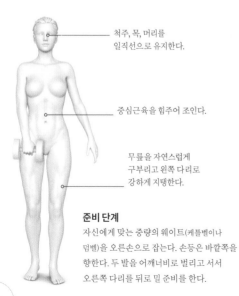

척주, 목, 머리를
일직선으로 유지한다.

중심근육을 힘주어 조인다.

무릎을 자연스럽게
구부리고 왼쪽 다리로
강하게 지탱한다.

준비 단계
자신에게 맞는 중량의 웨이트(케틀벨이나
덤벨)을 오른손으로 잡는다. 손등은 바깥쪽을
향한다. 두 발을 어깨너비로 벌리고 서서
오른쪽 다리를 뒤로 밀 준비를 한다.

1단계
지지하는 다리(왼쪽)에 힘을 주어 버티고 움직임을 천천히
조절하면서 지지하지 않는 다리(오른쪽)를 천천히 뒤로 민다.
엉덩관절(고관절)을 회전축 삼아 윗몸을 앞으로 기울인다. 도중에
균형을 잃기 시작하면 들어 올린 다리를 바닥에 살짝 대고 균형을
다시 잡으면서 중심근육(코어근육)에 힘을 준다.

윗몸(상체), 배(복부)

윗몸에서는 척주를 지지하고 여러 방향으로 굽히는 유연성을 제공하는 척주세움근(척주기립근)을 주 목표로 공략한다. 등세모근(승모근), 아래팔(전완), 등 가운데 부분과 허리 근육은 무게를 조절한다. 복부와 배바깥빗근과 배속빗근 등척성 수축을 통해 전신의 안정성을 지키며 척주를 지지해 중립 자세를 유지한다.

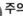 **주의**

등이 구부정해지면 부상을 야기하거나 부상으로 인한 통증을 겪을 수 있다. 들어 올리는 다리는 척주와 평행하게 곧게 뻗어 목에서 발꿈치까지 일직선이 되어야 한다. 들어 올리는 다리를 구부리면 척주 정렬이 무너진다.

> **싱글레그 데드리프트 같은 한쪽 운동은 허리를 강화해 부상을 방지하는 데 도움이 된다.**

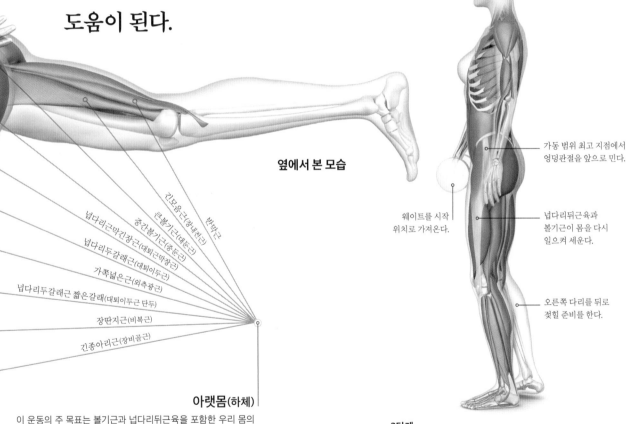

옆에서 본 모습

긴모음근(장내전근)
큰볼기근(대둔근)
반막근
중간볼기근(중둔근)
넙다리근막긴장근(대퇴근막장근)
넙다리두갈래근(대퇴이두근)
가쪽넓은근(외측광근)
넙다리두갈래근 짧은갈래(대퇴이두근 단두)
장딴지근(비복근)
긴종아리근(장비골근)

아랫몸(하체)

이 운동의 주 목표는 볼기근과 넙다리뒤근육을 포함한 우리 몸의 뒤쪽 근육사슬(등세모근, 마름근, 척주세움근, 볼기근, 넙다리뒤근육, 장딴지근 등 두개골 기저부에서 발뒤꿈치까지 이어지는 몸 뒤쪽의 근육군. — 옮긴이)이다. 넙다리뒤근육은 데드리프트에서 당기고 미는 동작에 필요한 근력을 제공한다. 뒤쪽 근육사슬의 중앙을 이루는 볼기근에서 큰볼기근이 주요 공략 근육이다.

가동 범위 최고 지점에서 엉덩관절을 앞으로 민다.

웨이트를 시작 위치로 가져온다.

넙다리뒤근육과 볼기근이 몸을 다시 일으켜 세운다.

오른쪽 다리를 뒤로 젖힐 준비를 한다.

2단계

웨이트를 뒤로 당기고 들었던 다리를 시작 위치로 내려 동작을 완료한다. 다리가 바닥에 닿고 지지하는 다리가 일자가 될 때까지 서서히 올라온다. 다리를 바꾸어 반복한다.

글루트 브리지 GLUTE BRIDGE

이 운동은 볼기근만 공략하는 것이 아니라 배곧은근(복직근), 배속빗근, 배바깥빗근, 넙다리네갈래근도 강화한다. 또한 목에서 꼬리뼈까지 등 전체에 걸쳐 뻗어 있는 척주세움근(척주기립근)을 단련하는 운동이기도 하다. 힙브리지를 통해 강화된 중심근육은 요통 완화에 도움이 되며, 자세를 바르게 만들어 준다.

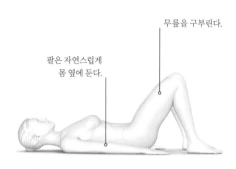

준비 단계

먼저 바닥에 누워 손바닥이 바닥으로 가게 해 몸 옆에 둔다. 무릎을 굽히고 발바닥을 바닥에 밀착시킨다. 허리를 바닥에 밀착시키면서 복부에 힘을 주고 볼기근을 단단히 조이면서 윗몸을 밀어 올린다.

개요 보기

엉덩이를 너무 높이 들어 올리면 허리에 과도한 압박을 가해 무리가 갈 수 있으므로 주의해야 한다. 동작을 하는 동안 허리가 과도하게 뒤로 젖혀지지 않도록 중심근육(코어근육)을 계속 힘주어 조인다. 브리지 자세를 유지할 때 엉덩이가 떨어지면 골반을 바닥으로 내리고 다시 시작한다. 초심자는 브리지 자세 유지 시간을 몇 초로 짧게 해 8~12회 1세트를 목표로 잡는다. 동작이 익숙해지면 세트 수와 브리지 자세 유지 시간을 늘려간다.

윗몸(상체)

배곧은근, 배가로근, 배속, 배바깥빗근은 브리지 운동의 위아래로 움직이는 동작에서 몸의 안정화를 보조한다. 중심근육을 단단히 조이면 이 동작을 하는 동안 척주를 지지하는 데 도움이 된다.

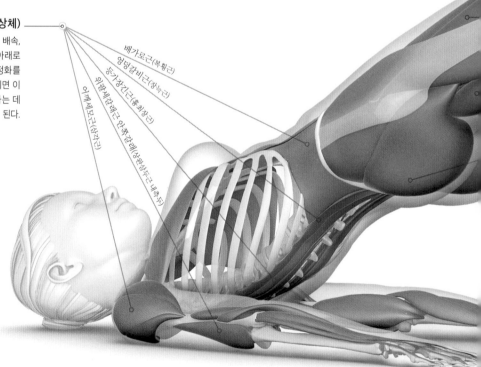

배가로근(복횡근)

엉덩갈비근(장늑근)

등가장긴근(흉최장근)

위뒤쳐린근인꼭관대(상부상후근 내부)

어깨세모근(삼각근)

1단계

숨을 내쉬면서 발뒤꿈치부터 밀어 엉덩이를 천천히 위로 올려 무릎에서 어깨까지 일직선으로 대각선이 되게 만든다. 엉덩이를 밀어 올려 브리지 자세를 만들 때 손은 계속 바닥을 지긋이 눌러 준다. 중심근육의 힘을 유지하며 배꼽에서 척주까지 단단히 조인다.

구분

● -- 관절

○— 근육

● 장력에 저항하며
짧아진다.

● 장력에 저항하며
길어진다.

● 장력의 작용 없이
길어진다.

● 움직임도 길이
변화도 없다.

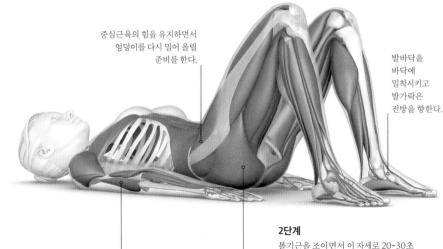

중심근육의 힘을 유지하면서
엉덩이를 다시 밀어 올릴
준비를 한다.

발바닥을
바닥에
밀착시키고
발가락은
전방을
향한다.

팔은 동작 처음부터 끝까지
같은 위치와 자세를 유지한다.

볼기근을 힘주어 조이면서
천천히 몸을 내린다.

2단계

볼기근을 조이면서 이 자세로 20~30초
버틴 다음 시작 자세로 돌아간다. 몸무게를
조절하면서 천천히 몸을 내려야 한다. 몸을
바닥으로 떨구듯이 급히 내리면 부상을 유발할
수 있다. 브리지 동작을 반복한다.

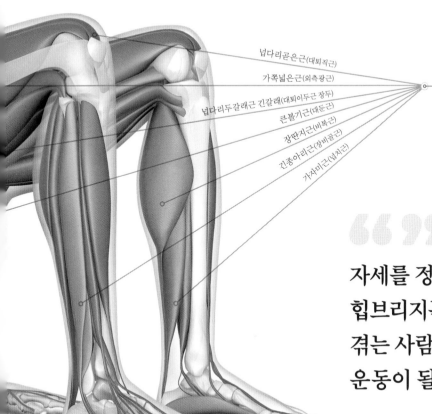

넙다리곧은근(대퇴직근)

가쪽넓은근(외측광근)

넙다리두갈래근 긴갈래(대퇴이두근 장두)

큰볼기근(대둔근)

장딴지근(비복근)

긴종아리근(장비골근)

가자미근(넙치근)

아랫몸(하체)

힙브리지는 뒤쪽 근육사슬 가운데 큰볼기근,
중간볼기근, 작은볼기근 고립 운동이다.
넙다리뒤근육과 엉덩관절 벌림근(고관절
외전근)도 단련한다. 넙다리네갈래근은 이
동작을 하는 동안 하체 안정화를 보조하며,
장딴지근도 활성화된다.

❝❞

자세를 정확히 알고 지킨다면 힙브리지는 만성 허리 통증을 겪는 사람들에게도 안전한 운동이 될 수 있다.

앞에서 비스듬히 본 모습

121

» 응용 동작

힙브리지의 주동근은 볼기근(둔근), 그중에서도 큰볼기근(대둔근)이다. 다음으로 목표로 하는 운동은 넙다리뒤근육(햄스트링)과 배가로근(복횡근)이다. 다음은 기본 힙브리지와 같은 근육을 공략하면서 추가 동작으로 다양한 운동 효과를 더한다.

엉덩이를 너무 높이 들어 올리면 허리에 과도한 압박을 가해 무리가 갈 수 있다.

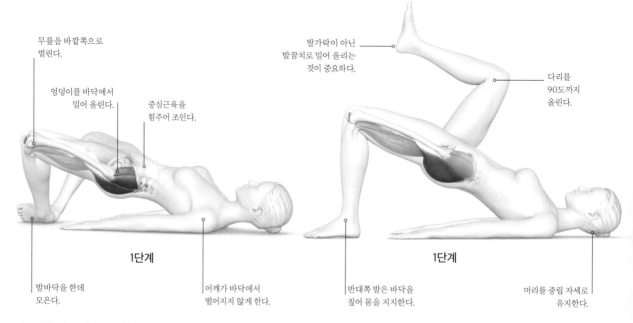

무릎을 바깥쪽으로 벌린다.

엉덩이를 바닥에서 밀어 올린다.

중심근육을 힘주어 조인다.

발바닥을 한데 모은다.

어깨가 바닥에서 떨어지지 않게 한다.

1단계

발가락이 아닌 발꿈치로 밀어 올리는 것이 중요하다.

다리를 90도까지 올린다.

반대쪽 발은 바닥을 짚어 몸을 지지한다.

머리를 중립 자세로 유지한다.

1단계

버터플라이 힙브리지 BUTTERFLY GLUTE BRIDGE

세 볼기근을 전부 공략하는 환상적인 운동이다. 기본 힙브리지보다 엉덩관절 회전 동작의 근육 활성화 효과가 훨씬 크다.

준비 단계
바닥에 누워 손바닥이 바닥으로 가게 해 몸 옆에 둔다. 발바닥을 모아 붙이고 무릎을 바깥으로 펼친다. 허리를 바닥으로 밀어 누르면서 복부를 힘주어 조이고 볼기근을 쥐어짜면서 엉덩이를 밀어 올릴 자세를 갖춘다.

1단계
숨을 들이마시고 엉덩관절 굽힘근을 천천히 위로 밀어 올리면서 숨을 내쉰다. 이때 엉덩관절은 앞으로 밀고, 무릎은 바깥으로 벌린다. 이 자세를 몇 초간 유지한다.

2단계
숨을 들이마시면서 엉덩이를 바닥으로 내리면서 볼기근을 쥐어짠다. 1단계, 2단계를 8회 반복한다.

얼터네이팅 싱글레그 글루트 브리지

ALTERNATING SINGLE-LEG GLUTE BRIDGE

한쪽 운동인 이 응용 동작은 균형력을 단련한다. 넙다리뒤근육, 엉덩관절 굽힘근, 허리와 배 근육, 모든 볼기근이 활성화된다.

준비 단계
기본 글루트 브리지 자세(120~121쪽 참조)로 시작한다. 배 근육을 단단히 조이면서 허리를 바닥에 밀착시키고 볼기근을 쥐어짠다.

1단계
골반을 올려 브리지 자세를 취하면서 왼쪽 다리를 들어 올린다. 이때 오른쪽 다리는 바닥을 짚어 몸을 지지한다. 이 자세를 유지한 상태에서 들어 올린 왼쪽 다리를 발뒤꿈치부터 시작해서 천천히 내려 시작 자세로 돌아온다.

2단계
이번에는 오른쪽 다리로 바꾸어 위의 동작을 실시한다. 엉덩이를 너무 높이 들지 않는다. 복부 힘을 유지해 허리가 과도하게 젖혀지지(과신전) 않도록 한다.

햄스트링 워크아웃 HAMSTRING WALKOUT

이 운동은 우리 몸의 뒤쪽 근육사슬을 공략한다. 이 뒷걸음질
동작은 특히 넙다리뒤근육과 볼기근을 단련한다.

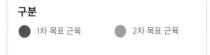

구분

● 1차 목표 근육   ● 2차 목표 근육

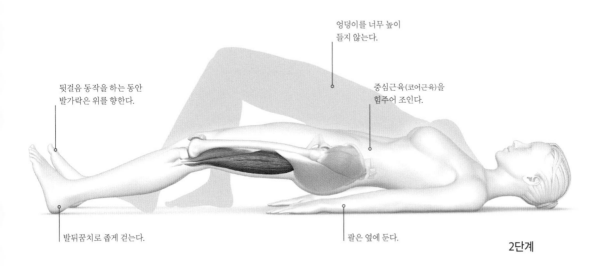

엉덩이를 너무 높이
들지 않는다.

중심근육(코어근육)을
힘주어 조인다.

뒷걸음 동작을 하는 동안
발가락은 위를 향한다.

발뒤꿈치로 좁게 걷는다.

팔은 옆에 둔다.

2단계

준비 단계
기본 브리지 시작 자세(120~121쪽 참조)에서 시작한다.
허리를 바닥으로 밀어 누르면서 복부를 힘주어 조이고
볼기근을 쥐어짜면서 엉덩이를 밀어 올릴 자세를 갖춘다.

1단계
숨을 내쉬면서 엉덩이를 들어 올려
볼기근을 쥐어짜고 중심근육에
힘을 주어 안정성을 유지해 등척성
힙브리지 자세를 취한다.

2단계
발가락을 바닥에서 떼고 발뒤꿈치로 동작을
조절하면서 좁은 걸음으로 앞뒤로 걷는다. 걷는
동안 브리지 자세를 유지한다. 앞으로 2~4걸음,
뒤로 2~4걸음 걷는다.

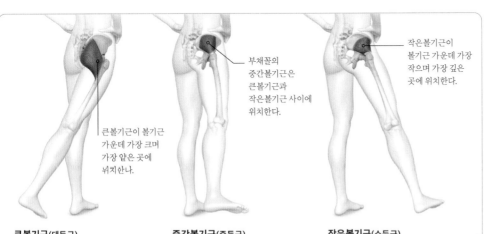

부채꼴의
중간볼기근은
큰볼기근과
작은볼기근 사이에
위치한다.

작은볼기근이
볼기근 가운데 가장
작으며 가장 깊은
곳에 위치한다.

큰볼기근이 볼기근
가운데 가장 크며
가장 얕은 곳에
위치한다.

큰볼기근(대둔근)
엉덩관절을 뒤로 펴고 다리를
회전시키는 기능을 담당한다.

중간볼기근(중둔근)
엉덩관절을 옆으로 펴고 다리를
회전시키는 큰볼기근을 보조한다.

작은볼기근(소둔근)
큰볼기근이 엉덩관절을 더 큰
각도로 옆으로 펼 때 보조한다.

볼기근
볼기근은 큰볼기근,
중간볼기근, 작은볼기근의
세 근육으로 구성된다.
세 근육을 모두 강화하면
몸의 안정성이 향상되어
부상을 방지할 수 있다. 강한
볼기근은 또한 엉덩관절의
가동성도 높여 준다.
볼기근이 약하면 무릎과
엉덩관절에 문제가 생길 수
있으며 허리 통증을 겪을 수
있다.

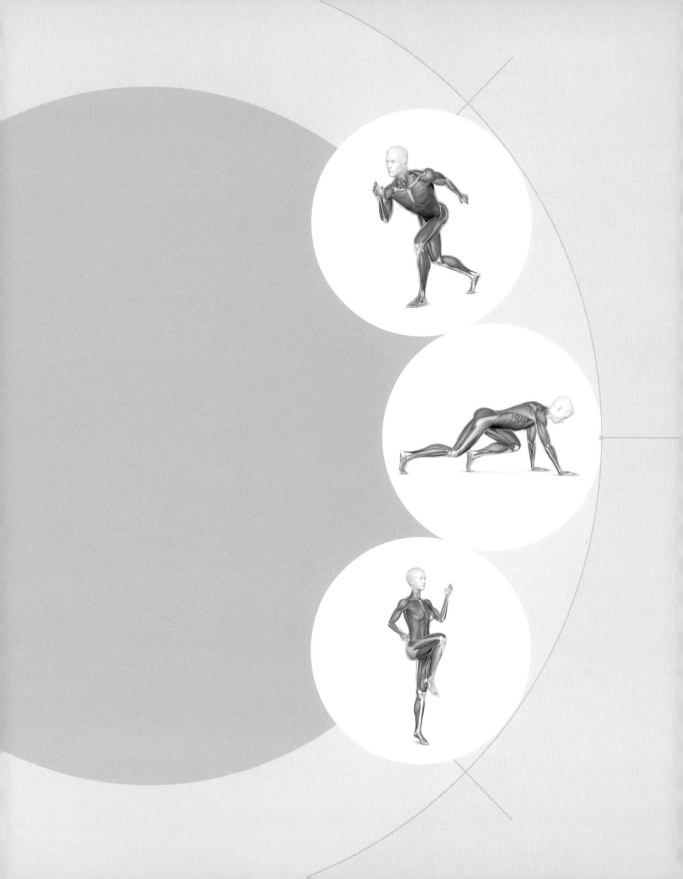

플라이오
메트릭 운동

플라이오메트릭(plyometric) 운동은 폭발적이고 빠른 동작으로 단시간에 최대 운동 효과를 만들어 내는 강력한 유산소 운동이다. 심박수를 높이고 안정성, 근력, 순발력, 심장 수축력과 심폐 지구력, 유연성, 전반적인 운동 능력 향상을 목표로 한다. 플라이오메트릭 운동에서는 부상을 방지하기 위해서 충분한 웜업이 중요하므로 플라이오메트릭 운동은 고강도 인터벌 트레이닝의 중간이나 마지막 순서로 구성하는 것이 좋다.

스케이터 SKATER

이 고급 유산소 운동은 체력과 근력을 향상시킨다. 또한 넙다리네갈래근과 볼기근에 넙다리뒤근육과 장딴지근까지 다리 근육을 단련한다. 운동하는 동안 중심근육의 힘을 유지함으로써 안정성과 균형력이 향상된다. 여기에서는 주로 바깥쪽 볼기근(큰볼기근)을 중점적으로 단련한다.

개요 보기

운동 장소에 장애물이 없는지 먼저 확인한다. 양옆으로 최대한 멀리 점프해야 하기 때문이다. 작은 점프 동작으로는 운동 효과를 내지 못한다. 팔을 앞뒤로 휘두르는 동작으로 점프에 추진력을 더한다. 뒤쪽 다리가 앞쪽 다리 앞으로 나오는 일이 없도록 하며, 옆으로 점프할 때 셔플 동작이 되지 않도록 주의한다. 30~60초 실시로 시작한다. 더 고급 단계를 원한다면, 발가락으로 바닥을 찍지 않고 바로 시작 위치로 돌아온다.

구분

● -- 관절

○— 근육

● 장력에 저항하며 짧아진다.

● 장력에 저항하며 길어진다.

● 장력의 작용 없이 길어진다.

● 움직임도 길이 변화도 없다.

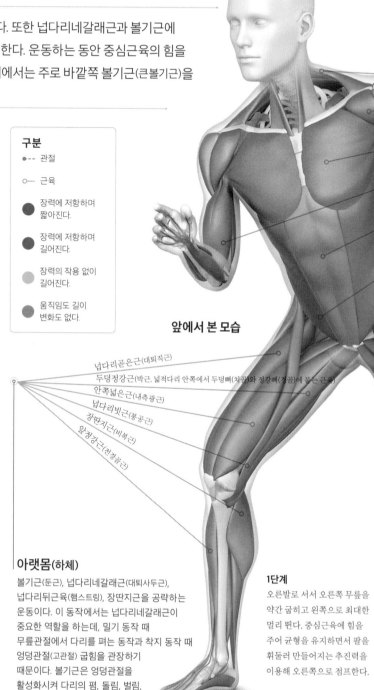

앞에서 본 모습

넙다리곧은근(대퇴직근)
두덩정강근(박근, 넓적다리 안쪽에서 두덩뼈(치골)와 정강뼈(경골)에 붙는 근육)
안쪽넓은근(내측광근)
넙다리빗근(봉공근)
장딴지근(비복근)
앞정강근(전경골근)

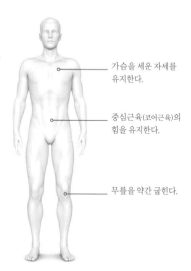

가슴을 세운 자세를 유지한다.

중심근육(코어근육)의 힘을 유지한다.

무릎을 약간 굽힌다.

준비 단계

발을 어깨너비로 벌리고 무릎을 약간 굽히고 선다. 가슴은 세우고 시선은 정면을 향한다. 머리, 목, 척주가 일직선이 되게 한다. 팔은 자연스럽게 옆으로 내린다. 매트의 왼쪽에서 시작한다면, 오른쪽으로 점프한다는 뜻이다.

아랫몸(하체)

볼기근(둔근), 넙다리네갈래근(대퇴사두근), 넙다리뒤근육(햄스트링), 장딴지근을 공략하는 운동이다. 이 동작에서는 넙다리네갈래근이 중요한 역할을 하는데, 밀기 동작 때 무릎관절에서 다리를 펴는 동작과 착지 동작 때 엉덩관절(고관절) 굽힘을 관장하기 때문이다. 볼기근은 엉덩관절을 활성화시켜 다리의 폄, 돌림, 벌림, 모음 동작을 보조한다.

1단계

오른발로 서서 오른쪽 무릎을 약간 굽히고 왼쪽으로 최대한 멀리 뛴다. 중심근육에 힘을 주어 균형을 유지하면서 팔을 휘둘러 만들어지는 추진력을 이용해 오른쪽으로 점프한다.

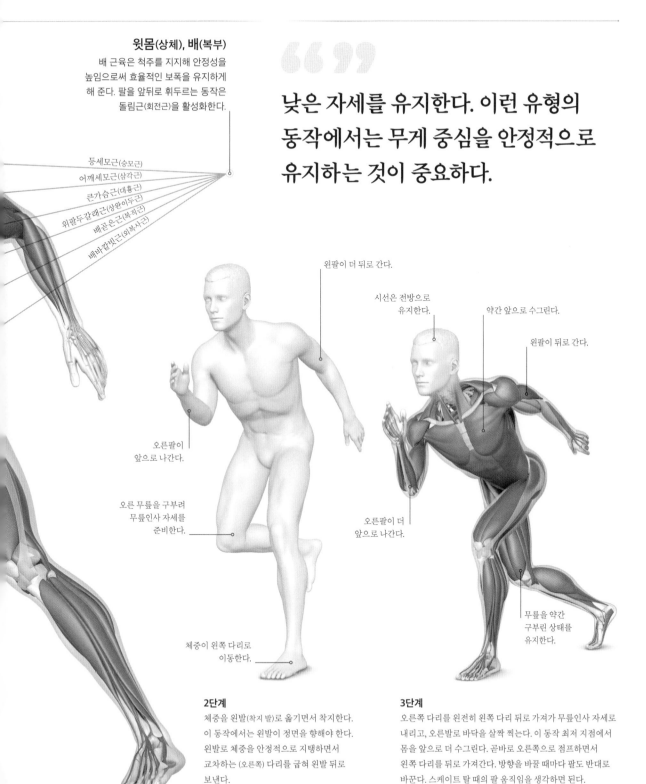

윗몸(상체), 배(복부)

배 근육은 척추를 지지해 안정성을 높임으로써 효율적인 보폭을 유지하게 해 준다. 팔을 앞뒤로 휘두르는 동작은 돌림근(회전근)을 활성화한다.

등세모근(승모근)
어깨세모근(삼각근)
큰가슴근(대흉근)
위팔두갈래근(상완이두근)
배곧은근(복직근)
배바깥빗근(외복사근)

> 낮은 자세를 유지한다. 이런 유형의 동작에서는 무게 중심을 안정적으로 유지하는 것이 중요하다.

왼팔이 더 뒤로 간다.

시선은 전방으로 유지한다.

약간 앞으로 수그린다.

왼팔이 뒤로 간다.

오른팔이 앞으로 나간다.

오른 무릎을 구부려 무릎인사 자세를 준비한다.

오른팔이 더 앞으로 나간다.

무릎을 약간 구부린 상태를 유지한다.

체중이 왼쪽 다리로 이동한다.

2단계

체중을 왼발(착지 발)로 옮기면서 착지한다. 이 동작에서는 왼발이 정면을 향해야 한다. 왼발로 체중을 안정적으로 지탱하면서 교차하는 (오른쪽) 다리를 굽혀 왼발 뒤로 보낸다.

3단계

오른쪽 다리를 완전히 왼쪽 다리 뒤로 가져가 무릎인사 자세로 내리고, 오른발로 바닥을 살짝 찍는다. 이 동작 최저 지점에서 몸을 앞으로 더 수그린다. 곧바로 오른쪽으로 점프하면서 왼쪽 다리를 뒤로 가져간다. 방향을 바꿀 때마다 팔도 반대로 바꾼다. 스케이트 탈 때의 팔 움직임을 생각하면 된다.

하이 니 HIGH KNEE

하이 니(무릎 높여 제자리 달리기)는 웜업이나 고강도 인터벌 트레이닝 프로그램에 구성하기에 좋은 근력 운동이자 유산소 운동이다. 이러한 유형의 신진 대사 운동은 심폐 지구력을 키우는 동시에 지방 연소에도 효과적이다.

개요 보기

처음에는 느리게 (힘업 속도로) 시작했다가 점차 속도를 높여 심폐 지구력을 키운다. 등과 허리를 곧게 세우고 머리, 척추, 목을 일직선으로 유지한다. 무릎을 올리는 동작 매도 가슴을 펴고 있기 구부정해지지 않는다. 무릎을 최대한 높이 올릴 수 있게 팔을 힘들어 추진력을 더한다. 팔은 달리기할 때처럼 90도 굽혀 움직이며, 팔과 다리를 반대로 움직인다. 무릎 한쪽에 30~60초씩 반복하며, 체력과 근력이 향상되면서 속도를 높여간다.

아랫몸(하체)

엉덩관절 굽힘근(고관절 굴근), 장먼지근(반복근), 붙기근(둔근), 넙다리네갈래근(대퇴사두근), 넙다리두갈래근(햄스트링)이 활성화된다. 이 운동은 등척성 수축을 통해서 지탱하는 다리의 장먼지근, 넙다리네갈래근, 넙다리두갈래근, 붙기근이 신명하고 탄탄하게 다음지며, 바닥에서 발을 차올려 들어 올리는 동작에서는 장먼지근이 수축한다.

옆-앞에서 본 모습

윗몸(상체)과 배

팔을 휘두르기 때문에 어깨와 팔에 긴장을 느낄 수 있다. 달리기 동작을 하면서 한쪽 다리로 서는 순간 배 근육이 균형을 잡는다. 배 근육은 척추 중립 자세와 전신 안정화도 보조한다.

목빗근(흉쇄유돌근)
어깨세모근(삼각근)
큰가슴근(대흉근)
위팔두갈래근(상완이두근)
배곧은근(복직근)
배바깥빗근(외복사근)

! 주의

모든 플라이오메트릭 운동이 그렇듯이, 자신의 체력 수준이 이런 유형의 운동에 적합한지 먼저 확인하고 해야 한다.

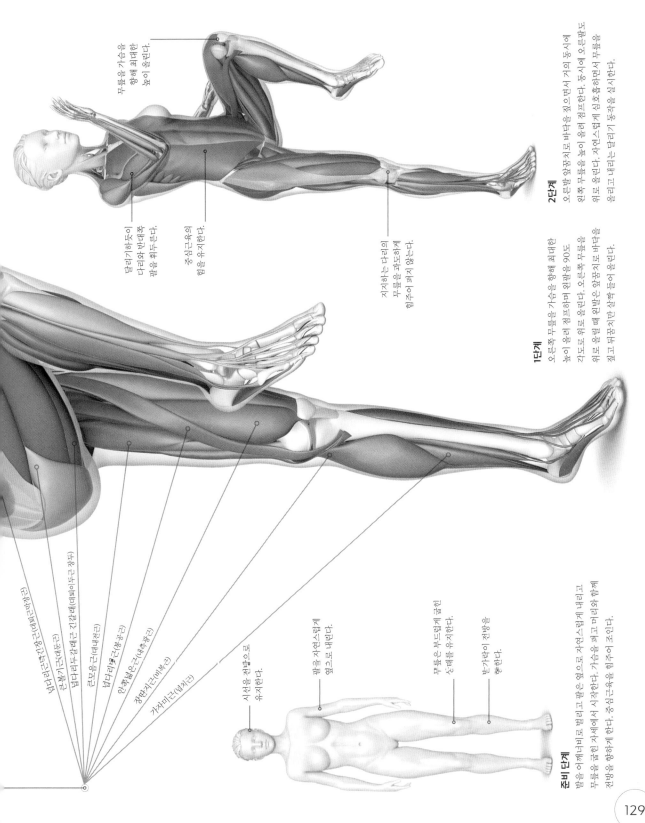

무릎을 가슴을 향해 최대한 높이 올린다.

달리기하듯이 다리와 반대쪽 팔을 휘두른다.

중심근육의 힘을 유지한다.

지지하는 다리의 무릎은 과도하게 힘주어 펴지지 않는다.

2단계
오른발 앞꿈치로 바닥을 짚으면서 거의 동시에 왼쪽 무릎을 높이 올려 점프한다. 동시에 오른팔도 위로 올린다. 자연스럽게 심호흡하면서 무릎을 올리고 내리는 달리기 동작을 실시한다.

1단계
오른쪽 무릎을 가슴을 향해 최대한 높이 올려 점프하며 허벅을 90도 각도로 위로 올린다. 오른쪽 무릎을 위로 올릴 때 왼발은 앞꿈치로 바닥을 짚고 뒤꿈치만 살짝 들어 올린다.

넙다리근막긴장근(대퇴근막장근)
큰볼기근(대둔근)
넙다리두갈래근 긴갈래(대퇴이두근 장두)
근모음근(내전근)
넙다리빗근(봉공근)
안쪽넓은근(내측광근)
장딴지근(비복근)
가자미근(넙치근)

시선을 전방으로 유지한다.

팔을 자연스럽게 옆으로 내린다.

무릎은 부드럽게 굽힌 상태를 유지한다.

반가닥이 전방을 향한다.

준비 단계
발을 어깨너비로 벌리고 팔은 옆으로 자연스럽게 내리고 무릎을 굽힌 자세에서 시작한다. 가슴을 펴고 머리와 함께 전방을 향하게 한다. 중심근육을 힘주어 조인다.

≫ 응용 동작

여기에서 소개하는 제자리 달리기 응용 동작들은 심박수를
높이기 위한 고강도 유산소 운동이다. 다양한 근육군을
사용하는데, 주동근은 중심근육(코어근육), 엉덩관절 굽힘근(고관절
굴근), 장딴지근(비복근), 넙다리네갈래근(대퇴사두근),
넙다리뒤근육(햄스트링)이다. 여기의 모든 응용 동작이 웜업에
적합하다. 줄넘기 결합 운동은 위팔두갈래근(상완이두근), 아래팔
근육(전완근), 어깨세모근(삼각근)까지 단련한다.

점프 로프 하이 니 JUMP ROPE HIGH KNEE

다리, 그중에서도 장딴지근을 집중 공략하는 고급 단계 유산소 지구력
운동이다. 이 운동에는 줄넘기가 필요하다. 천천히 무릎 높이 들어
올리기로 시작해 리듬을 탄다.

> **"줄넘기를 딱딱한 바닥에서
> 하면 무릎과 정강이에
> 충격이 가해져 통증을
> 느끼거나 부상을 입을 수
> 있다."**

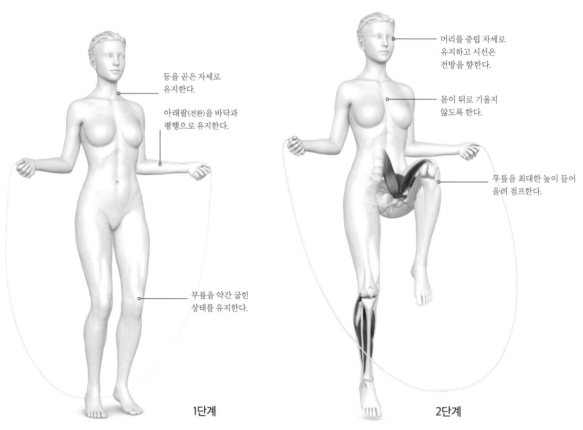

등을 곧은 자세로
유지한다.

아래팔(전완)을 바닥과
평행으로 유지한다.

무릎을 약간 굽힌
상태를 유지한다.

머리를 중립 자세로
유지하고 시선은
전방을 향한다.

몸이 뒤로 기울지
않도록 한다.

무릎을 최대한 높이 들어
올려 점프한다.

1단계

2단계

준비 단계
운동 매트 등의 푹신한 바닥에 두 발을 약간
벌리고 선다. 줄넘기 손잡이를 가볍게 양손에
잡고 발을 줄 앞에 둔다.

1단계
위팔을 옆구리에 붙이고 손을 든다. 줄을 돌려
머리 위로 넘기고 한 번에 한발씩 점프한다.

2단계
양쪽 무릎 다 최대한 높이 들어 올려 점프한다.
들어 올리는 무릎을 좌우 번갈아 가면서
30~60초 동안 반복한다.

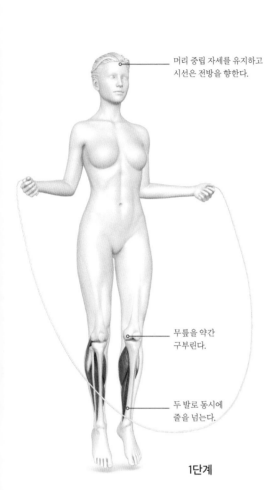

머리 중립 자세를 유지하고
시선은 전방을 향한다.

무릎을 약간
구부린다.

두 발로 동시에
줄을 넘는다.

1단계

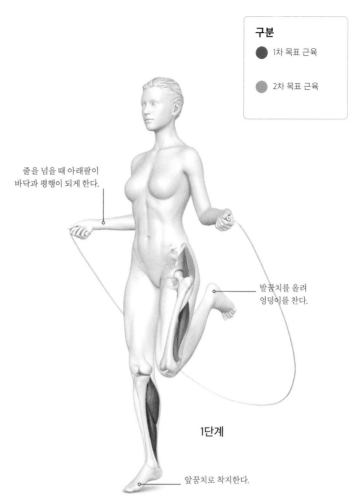

줄을 넘을 때 아래팔이
바닥과 평행이 되게 한다.

발꿈치를 올려
엉덩이를 찬다.

1단계

앞꿈치로 착지한다.

구분
● 1차 목표 근육
● 2차 목표 근육

점프 로프 피트 투게더

JUMP ROPE FEET TOGETHER

점프 로프 하이 니(넓적다리 들어 줄넘기)와 비슷하지만,
이번에는 두 발로 동시에 줄을 넘는다.

준비 단계
운동 매트 등의 푹신한 바닥에 두 발을 약간 벌리고 선다. 줄넘기
손잡이를 가볍게 양손에 잡고 줄이 발꿈치 뒤쪽 바닥에 닿게 한다.

1단계
위팔을 옆구리에 붙이고 아래팔이 바닥과 평행이 되도록 손을 든다.
줄을 머리 위로 넘긴 다음 줄이 발에 닿기 직전 두 발로 동시에 넘는다.

2단계
이 동작을 30~60초 동안 반복한다.

점프 로프 벗 킥 JUMP ROPE BUTT KICK

엉덩이 차기 동작이 넙다리뒤근육 수축 속도를 높여 더 빠르게
달릴 수 있다. 줄넘기를 결합해 장딴지근이 활성화된다.

준비 단계
운동 매트 등의 푹신한 바닥에 두 발을 약간 벌리고 선다. 줄넘기
손잡이를 가볍게 양손에 잡고 줄이 발꿈치 뒤쪽 바닥에 닿게 한다.

1단계
위팔을 옆구리에 붙이고 아래팔이 바닥과 평행이 되도록 손을 든다.
줄을 머리 위로 넘긴 다음 한 번에 한 발씩 줄을 넘으면서 뒷발을 들어
발뒤꿈치로 엉덩이를 찬다.

2단계
양쪽 발이 번갈아 엉덩이에 닿도록 한다. 30~60초 동안 반복한다.

스쿼트 점프 SQUAT JUMP

스쿼트(혹은 플라이오메트릭) 점프는 순발력과 균형력, 근력을 향상시키며, 운동 선수들의 수직 점프력 향상 훈련에서 중요한 요소다. 이 운동은 볼기근, 배 근육, 넙다리뒤근육(햄스트링), 허리 근육을 강화한다.

개요 보기

스쿼트 점프는 폭발적인 움직임을 요하는 운동이므로 먼저 충분한 웜업으로 몸을 풀어 주는 것이 중요하다. 따라서 운동 시작 프로그램으로는 구성하지 않는다. 중심근육의 힘을 유지해 허리에 무리가 가지 않도록 해야 하며, 착지할 때 체중을 두 발에 고르게 분산하도록 한다. 처음에는 5~10회 반복 1세트로 시작해 서서히 3세트까지 늘린다.

구분

- 관절
- 근육
- 장력에 저항하며 짧아진다.
- 장력에 저항하며 길어진다.
- 장력의 작용 없이 길어진다.
- 움직임도 길이 변화도 없다.

윗몸(상체), 배(복부)

척주세움근(척주기립근)이 척주와 목의 돌림과 폄 동작을 보조한다. 배곧은근, 배속빗근과 배바깥빗근, 배가로근(복횡근)은 점프 동작 때 몸통을 안정시켜 척주를 곧게 유지시킨다. 점프할 때 팔을 휘두르는 동작은 팔과 어깨의 장력을 높여 점프의 힘과 높이를 개선한다.

어깨세모근(삼각근)
위팔두갈래근(상완이두근)
넓은등근(광배근)
큰가슴근(대흉근)
배곧은근(복직근)
배바깥빗근(외복사근)
얇은손가락굽힘근(천지굴근)
위팔노근(상완요골근)

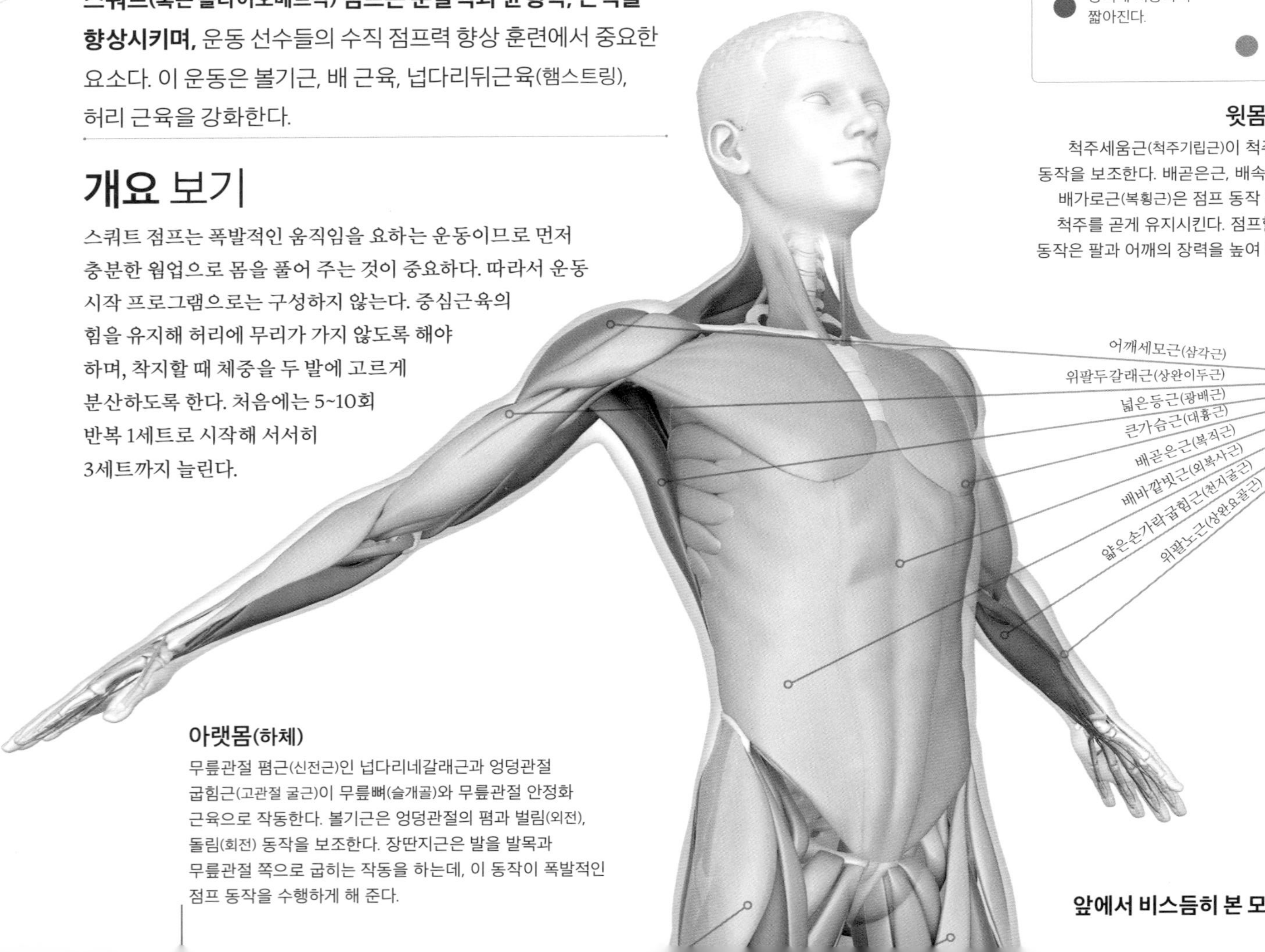

아랫몸(하체)

무릎관절 폄근(신전근)인 넙다리네갈래근과 엉덩관절 굽힘근(고관절 굴근)이 무릎뼈(슬개골)와 무릎관절 안정화 근육으로 작동한다. 볼기근은 엉덩관절의 폄과 벌림(외전), 돌림(회전) 동작을 보조한다. 장딴지근은 발을 발목과 무릎관절 쪽으로 굽히는 작동을 하는데, 이 동작이 폭발적인 점프 동작을 수행하게 해 준다.

앞에서 비스듬히 본 모습

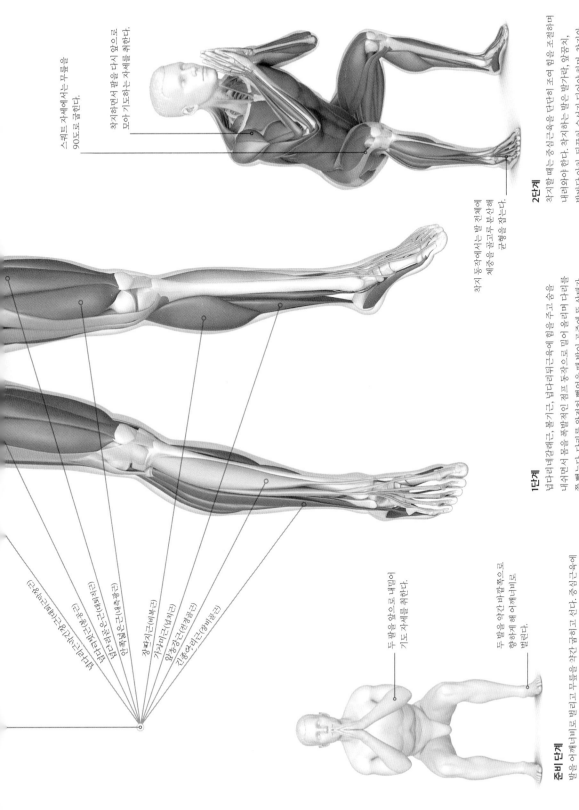

스쿼트 자세에서는 무릎을
90도로 굽힌다.

착지하면서 팔을 다시 앞으로
모아 기도하는 자세를 취한다.

착지 동작에서는 발 전체에
체중을 골고루 분산해
균형을 잡는다.

2단계

착지할 때는 중심근육을 단단히 조여 힘을 조절하며
내려와야 한다. 착지하는 발은 발가락, 앞꿈치,
발바닥 아치, 뒤꿈치 순서가 되어야 하며, 착지와
동시에 스쿼트 자세를 취한다. 착지하면 곧바로
폭발적 점프를 반복한다.

1단계

넙다리네갈래근, 볼기근, 넙다리뒤근육에 힘을 주고 숨을
내쉬면서 리듬에 맞춰 폭발적인 점프 동작으로 다리를
쭉 뻗는다. 다리를 완전히 뻗었을 때 발이 공중에 뜬 상태가
된다. 점프할 때 팔을 앞에서 양옆으로 힘차게 뻗어 주진력을
더한다.

준비 단계

발을 어깨너비로 벌리고 무릎을 약간 굽히고 선다. 중심근육에
힘을 주고 무릎을 굽혀 스쿼트 자세로 몸을 낮춘다. 무릎을
굽힐 때 넓적다리가 바닥과 평행을 이루어야 한다.

두 발을 앞으로 내밀어
기도 자세를 취한다.

두 발을 약간 바깥쪽으로
향하게 해 어깨너비로
벌린다.

큰볼기근(대둔근)
넙다리두갈래근(넙다리뒤근육)
반힘줄근(반건양근)
반막근(반막양근)
넙다리빗근(봉공근)
넙다리곧은근(대퇴직근)
안쪽넓은근(내측광근)
장딴지근(비복근)
가자미근(넙치근)
앞정강근(전경골근)
긴종아리근(장비골근)

≫ 응용 동작

여기에 소개하는 스쿼트 점프 응용 동작들은 심폐
지구력과 근지구력을 향상시키는 플라이오메트릭
운동(순간적으로 폭발적인 힘을 내는 운동)이다. 배 근육,
볼기근, 넙다리뒤근육, 허리 근육을 전부 사용한다.
이 운동은 매일 해서는 안 되고 몸이 회복할 수
있도록 48~72시간의 휴식 시간을 안배한다.

> 다리를 넓게 벌린 자세에서
> 도약하는 개구리 점프와 스모
> 점프에서는 무릎이 안쪽으로
> 쏠리지 않도록 주의해야 한다.

구분

● 1차 목표 근육　　● 2차 목표 근육

개구리 점프 **FROG** JUMP

개구리 점프는 넙다리네갈래근(대퇴사두근), 볼기근(둔근),
장딴지근(비복근), 넙다리뒤근육(햄스트링), 넓적다리 안쪽
근육, 엉덩관절 굽힘근(고관절 굴근)을 강화한다. 근육량과
속력, 순발력 향상에 초점을 맞춘 플라이오메트릭
운동이다.

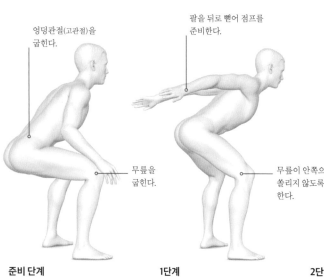

엉덩관절(고관절)을
굽힌다.

무릎을
굽힌다.

팔을 뒤로 뻗어 점프를
준비한다.

무릎이 안쪽으로
쏠리지 않도록
한다.

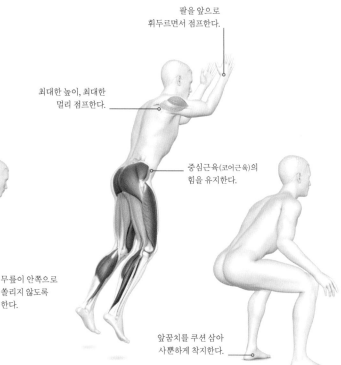

팔을 앞으로
휘두르면서 점프한다.

최대한 높이, 최대한
멀리 점프한다.

중심근육(코어근육)의
힘을 유지한다.

앞꿈치를 쿠션 삼아
사뿐하게 착지한다.

준비 단계
매트 한쪽 끝에 발이 전방을 향하게 해
다리를 넓게 벌리고 선다. 앞에 공간을
넉넉히 확보한다. 몸을 낮추어 와이드
스쿼트 자세를 취한다.

1단계
중심근육을 단단히 조이고 앞으로
점프할 준비를 한다. 점프를 시작할
때는 '개구리 자세'로 몸을 낮춘다.

2단계
높이 솟구쳐 최대한 멀리 점프할
때는 팔을 앞으로 휘둘러
추진력을 만들어 낸다.

3단계
먼저 발가락이 닿고 다음으로 앞꿈치가
닿게 착지하면서 낮은 스쿼트로 개구리
자세를 취한다. 뒤돌아서 같은 방법으로
다시 점프한다.

인앤드아웃 스쿼트 점프 IN-AND-OUT
SQUAT JUMP

이 스쿼트 점프 응용 동작은 속력, 민첩성, 근력에
중점을 둔다. 배 근육, 볼기근, 넙다리뒤근육,
허리 근육이 1차 목표, 장딴지근, 모음근(내전근),
벌림근(외전근)이 2차 목표다.

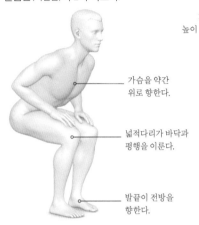

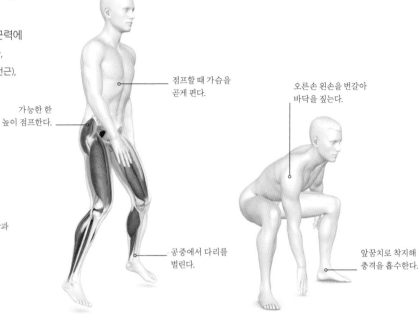

점프할 때 가슴을
곧게 편다.

오른손 왼손을 번갈아
바닥을 짚는다.

가능한 한
높이 점프한다.

가슴을 약간
위로 향한다.

넓적다리가 바닥과
평행을 이룬다.

공중에서 다리를
벌린다.

앞꿈치로 착지해
충격을 흡수한다.

발끝이 전방을
향한다.

준비 단계
두 발을 모으고 서서 무릎을 약간 굽히고 두 손을
넓적다리 위에 올린다. 숨을 들이마시면서 몸을
낮추어 의자 스쿼트 자세(98쪽 참조)를 취한다.

1단계
폭발적으로 위로 솟구쳤다가 내려올 때 공중에서
두 발을 벌린다. 두 발을 넓게 벌려 착지하는 동시에
스쿼트 자세를 취하면서 한 손으로 바닥을 짚는다.

2단계
발가락에서 앞꿈치, 뒤꿈치 순서로 사뿐하게
착지한다. 스쿼트 자세에서 점프했다가 착지해 시작
자세로 돌아온다.

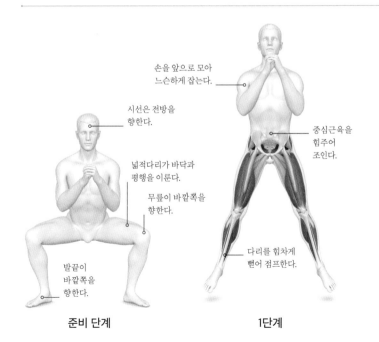

손을 앞으로 모아
느슨하게 잡는다.

시선은 전방을
향한다.

넓적다리가 바닥과
평행을 이룬다.

무릎이 바깥쪽을
향한다.

중심근육을
힘주어
조인다.

발끝이
바깥쪽을
향한다.

다리를 힘차게
뻗어 점프한다.

준비 단계

1단계

스모 스쿼트 점프 SUMO SQUAT JUMP

다리와 몸 뒤쪽 근육사슬을 탄탄하게 만든다. 볼기근과
넓적다리 안쪽과 바깥쪽 근육과 더불어 배 근육,
넙다리네갈래근, 넙다리뒤근육, 허리 근육까지 단련한다.

준비 단계
다리를 넓게 벌리고 발끝이 바깥쪽을 향하게 해 선다.
엉덩관절과 무릎을 천천히 굽혀 깊은 스모 스쿼트 자세(99쪽
참조)를 취한다.

1단계
숨을 내쉬면서 볼기근, 넙다리뒤근육, 넙다리네갈래근,
중심근육의 힘으로 위로 솟구친다. 공중에서 다리와 엉덩이를
힘주어 조이고 착지한다.

2단계
착지와 동시에 스모 스쿼트 자세를 취한다. 부상을 예방하기
위해서 무릎을 구부린 상태로 사뿐하게 착지해야 하며, 발의
앞꿈치로 쿠션 효과를 이용한다. 30~60초 반복한다.

턱 점프 TUCK JUMP

체중과 힘을 이용해 여러 근육을 동시에 수축시켜 공중으로 점프한다. 근력과 심폐
지구력이 요구되며 넙다리네갈래근, 볼기근, 넙다리뒤근육, 장딴지근(비복근), 엉덩관절
굽힘근, 배 근육, 배속빗근과 배바깥빗근을 강화한다.

개요 보기

고강도 인터벌 트레이닝 시작 프로그램으로 이 운동을 구성하지
않도록 한다. 이 운동을 포함해 어떤 플라이오메트릭 운동이든
먼저 충분히 웜업을 해야 무릎관절의 부상을 피할 수 있다. 발
앞꿈치로 착지하고 무릎과 엉덩관절을 살짝 구부려 충격을
완화해야 한다. 점프 동작에서는 전신의 가동 범위를 완전하게
활용한다. 초심자는 4~8회 반복을 1세트로 한다. 체력 운동의
고급 단계이니만큼 일주일에 2회 이상 수행하게 되면 관절에
무리가 갈 수 있음을 명심한다.

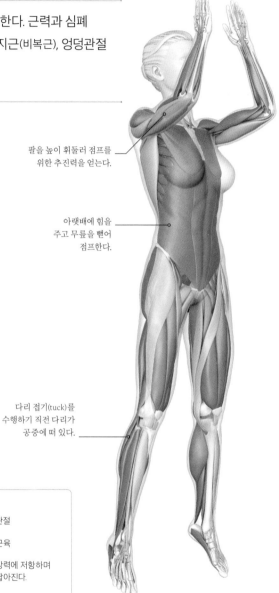

팔을 높이 휘둘러 점프를
위한 추진력을 얻는다.

아랫배에 힘을
주고 무릎을 뻗어
점프한다.

다리 접기(tuck)를
수행하기 직전 다리가
공중에 떠 있다.

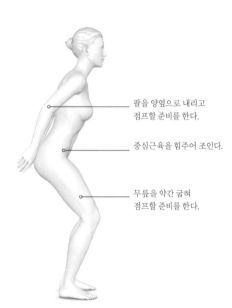

팔을 양옆으로 내리고
점프할 준비를 한다.

중심근육을 힘주어 조인다.

무릎을 약간 굽혀
점프할 준비를 한다.

준비 단계
골반 너비로 두 발을 벌리고 팔을 양옆으로 자연스럽게
내리고 무릎은 너무 꼿꼿하게 펴지 않고 서서 중심근육을
힘주어 조인다. 무릎을 약간 굽히면서 점프를 준비한다.

구분

●--- 관절

○— 근육

● 장력에 저항하며
짧아진다.

● 장력에 저항하며
길어진다.

● 장력의 작용 없이
길어진다.

● 움직임도 길이
변화도 없다.

1단계
다리 근육을 긴장시키고 숨을 내쉬면서
팔꿈치를 굽혀 뒤로 밀었다가 위로 밀어 올리는
동시에 위로 솟구쳐 점프한다.

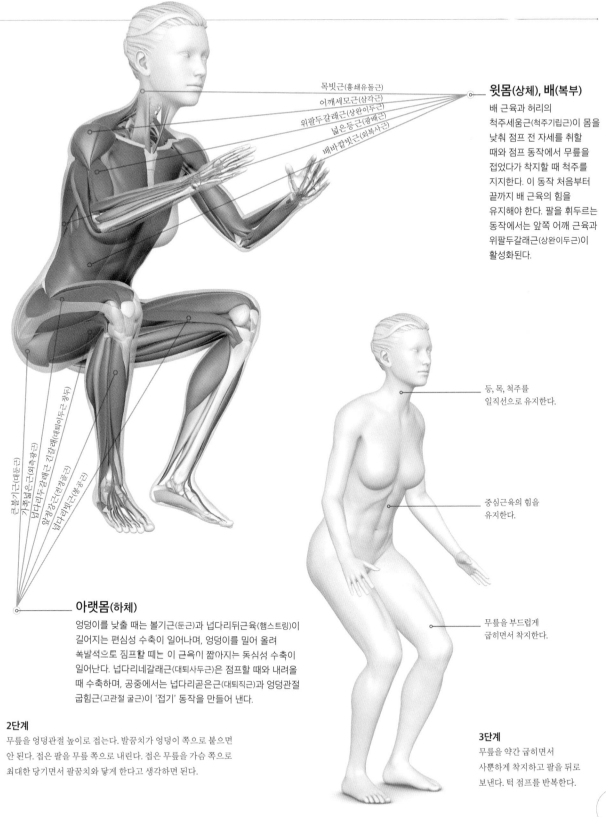

목빗근(흉쇄유돌근)
어깨세모근(삼각근)
위팔두갈래근(상완이두근)
넓은등근(광배근)
배바깥빗근(외복사근)

윗몸(상체), 배(복부)

배 근육과 허리의
척주세움근(척주기립근)이 몸을
낮춰 점프 전 자세를 취할
때와 점프 동작에서 무릎을
접었다가 착지할 때 척주를
지지한다. 이 동작 처음부터
끝까지 배 근육의 힘을
유지해야 한다. 팔을 휘두르는
동작에서는 앞쪽 어깨 근육과
위팔두갈래근(상완이두근)이
활성화된다.

등, 목, 척주를
일직선으로 유지한다.

중심근육의 힘을
유지한다.

큰볼기근(대둔근)
가쪽넓은근(외측광근)
넙다리두갈래근 긴갈래(대퇴이두근 장두)
앞정강근(전경골근)
넙다리빗근(봉공근)

무릎을 부드럽게
굽히면서 착지한다.

아랫몸(하체)

엉덩이를 낮출 때는 볼기근(둔근)과 넙다리뒤근육(햄스트링)이
길어지는 편심성 수축이 일어나며, 엉덩이를 밀어 올려
폭발적으로 점프할 때는 이 근육이 짧아지는 동심성 수축이
일어난다. 넙다리네갈래근(대퇴사두근)은 점프할 때와 내려올
때 수축하며, 공중에서는 넙다리곧은근(대퇴직근)과 엉덩관절
굽힘근(고관절 굴근)이 '접기' 동작을 만들어 낸다.

2단계
무릎을 엉덩관절 높이로 접는다. 발꿈치가 엉덩이 쪽으로 붙으면
안 된다. 접은 팔을 무릎 쪽으로 내린다. 접은 무릎을 가슴 쪽으로
최대한 당기면서 팔꿈치와 닿게 한다고 생각하면 된다.

3단계
무릎을 약간 굽히면서
사뿐하게 착지하고 팔을 뒤로
보낸다. 턱 점프를 반복한다.

137

박스 점프 BOX JUMP

볼기근, 넙다리뒤근육(햄스트링), 넙다리네갈래근, 장딴지근을
포함해 아랫몸의 모든 근육군을 공략하는 플라이오메트릭 운동이다.
중심근육(코어근육)을 활성화하며 팔을 휘두르는 동작에서 팔
근육까지 사용하므로 실제로는 전신 운동이다.

개요 보기

박스 점프에 숙달하기 위한 핵심은 현재의 체력 수준에 적합한
높이의 상자로 시작하는 것이다. 초심자라면 30센티미터 높이의
낮은 박스에서 시작해 점차 이 동작에 익숙해지도록 한다.
자신감이 붙으면서 높이를 올리면 된다. 10~12회 3세트
목표로 시작한다.

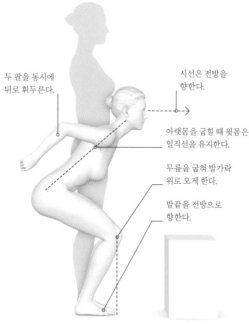

두 팔을 동시에
뒤로 휘두른다.

시선은 전방을
향한다.

아랫몸을 굽힐 때 윗몸은
일직선을 유지한다.

무릎을 굽혀 발가락
위로 오게 한다.

발끝을 전방으로
향한다.

1단계

상자를 앞에 놓고 선다. 두 발을 골반 너비로 하고 무릎과
엉덩관절(고관절)을 약간 굽히는 기본 운동 자세(안정성, 가동성,
반응 시간을 최적화하는 준비 자세. — 옮긴이)를 취한다. 무릎을
굽히고 엉덩관절을 뒤로 밀면서 팔을 뒤로 휘두른다.

2단계

발 앞꿈치로 힘껏 굴러
폭발적으로 공중으로
솟아오른다. 두 팔을 위에서
앞으로 휘두르는 동시에
무릎과 엉덩이를 완전히
펴 최대한 높이 점프한다.
점프 최고 지점에서 무릎과
엉덩관절을 굽혀 가슴 쪽으로
붙이면서 박스 위에 착지한다.

위팔두갈래근
(상완이두근)

위팔세갈래근(상완삼두근)

어깨세모근(삼각근)

큰가슴근(대흉근)

넓은등근(광배근)

앞톱니근(전거근)

배바깥빗근(외복사근)

배곧은근(복직근)

윗몸(상체), 팔

팔을 휘두르는 움직임이 점프에
필요한 추진력을 생성해 몸을
바닥에서 솟구쳐 오르게 하는 동작을
보조한다. 배곧은근과 배속빗근,
배바깥빗근이 작동해 점프할 때
전신을 길게 늘려 준다.

넙다리근막긴장근(대퇴근막장근)

넙다리곧은근(대퇴직근)

엉덩관절(고관절)

큰모음근(대내전근)

넙다리두갈래근(대퇴이두근)

안쪽넓은근(내측광근)

무릎관절(슬관절)

장딴지근(비복근)

앞정강근(전경골근)

긴종아리근(장비골근)

발목관절(족관절)

새끼발가락벌림근(소지외전근)

긴발가락폄근(장지신근)

다리

무릎 펴는 동작에서
넙다리네갈래근이 작동한다.
장딴지근과 가자미근(넙치근)이
점프 동작의 튀어오르는 움직임을
만들어 낸다. 넙다리뒤근육은 무릎을
굽히고 엉덩관절을 펴는 움직임에서
작동한다. 볼기근은 엉덩관절 폄
동작을 보조한다.

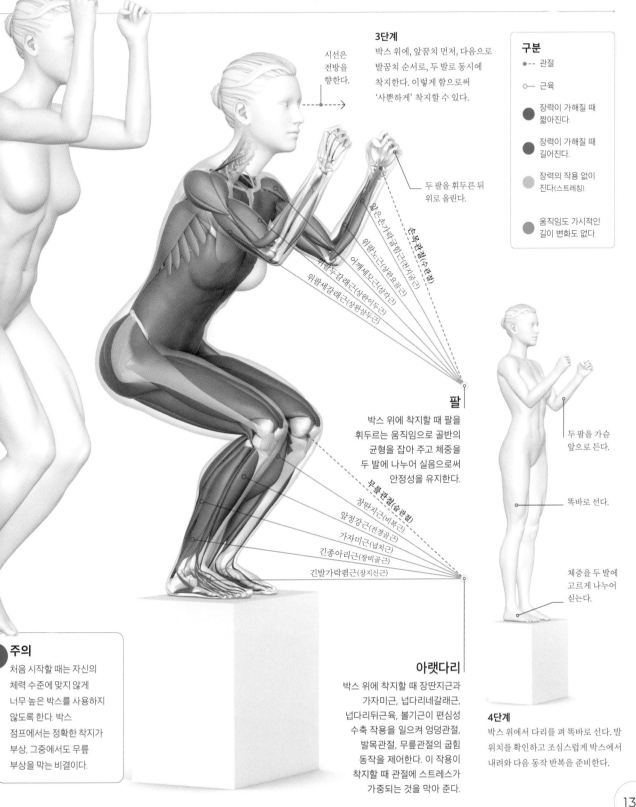

3단계

박스 위에, 앞꿈치 먼저, 다음으로 발꿈치 순서로, 두 발로 동시에 착지한다. 이렇게 함으로써 '사뿐하게' 착지할 수 있다.

시선은 전방을 향한다.

두 팔을 휘두른 뒤 위로 올린다.

노손가락굽힘근(천지굴근)
위팔근(상완요골근)
위팔두갈래근(상완이두근)
어깨세모근(삼각근)
위팔세갈래근(상완삼두근)
손목관절(수관절)

구분

- ●-- 관절
- ○- 근육
- ● 장력이 가해질 때 짧아진다.
- ● 장력이 가해질 때 길어진다.
- ● 장력의 작용 없이 진다(스트레칭).
- ● 움직임도 가시적인 길이 변화도 없다.

팔

박스 위에 착지할 때 팔을 휘두르는 움직임으로 골반의 균형을 잡아 주고 체중을 두 발에 나누어 실음으로써 안정성을 유지한다.

무릎관절(슬관절)
장딴지근(비복근)
앞정강근(전경골근)
가자미근(넙치근)
긴종아리근(장비골근)
긴발가락폄근(장지신근)

두 팔을 가슴 앞으로 든다.

똑바로 선다.

체중을 두 발에 고르게 나누어 싣는다.

4단계

박스 위에서 다리를 펴 똑바로 선다. 발 위치를 확인하고 조심스럽게 박스에서 내려와 다음 동작 반복을 준비한다.

주의

처음 시작할 때는 자신의 체력 수준에 맞지 않게 너무 높은 박스를 사용하지 않도록 한다. 박스 점프에서는 정확한 착지가 부상, 그중에서도 무릎 부상을 막는 비결이다.

아랫다리

박스 위에 착지할 때 장딴지근과 가자미근, 넙다리네갈래근, 넙다리뒤근육, 볼기근이 편심성 수축 작용을 일으켜 엉덩관절, 발목관절, 무릎관절의 굽힘 동작을 제어한다. 이 작용이 착지할 때 관절에 스트레스가 가중되는 것을 막아 준다.

싱글레그
포워드 점프 SINGLE-LEG FORWARD JUMP

이 강력한 플라이오메트릭 운동은 장딴지근, 볼기근, 엉덩관절 굽힘근,
넙다리뒤근육, 넙다리네갈래근을 강화한다. 이 운동을 통해서 순발력,
속력, 균형력을 비롯해 전반적인 운동 능력이 개선될 수 있다.

윗몸(상체), 배(복부)

배가로근(복횡근), 배곧은근, 배속빗근과
배바깥빗근이 척주를 지지해 중립 자세를
유지하게 해 주고 몸통 안정화에서도
중요한 역할을 한다. 팔을 휘두르는
움직임에는 앞쪽 어깨 근육, 돌림근(회전근),
위팔두갈래근(상완이두근)이 사용된다.

등세모근(승모근)
어깨세모근(삼각근)
넓은등근(광배근)
배곧은근(복직근)
배바깥빗근(외복사근)

개요 보기

운동을 시작하기 전에 주변에 장애 요소가 없도록 정리한다. 모든
점프와 마찬가지로 이 운동도 착지 방법이 중요하다. 무릎이나
발목이 비틀리거나 점프 방향에서 벗어나지 않도록 움직임을
조절해야 한다. 한쪽 다리로 3~10회 반복한 뒤 다리를 바꾼다.
이런 유형의 플라이오메트릭 훈련은 근육이 회복할 충분한
시간이 필요하므로 일주일에 2회 이상 실시하지 않도록 한다.

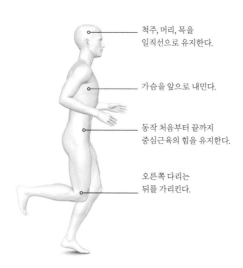

척주, 머리, 목을
일직선으로 유지한다.

가슴을 앞으로 내민다.

동작 처음부터 끝까지
중심근육의 힘을 유지한다.

오른쪽 다리는
뒤를 가리킨다.

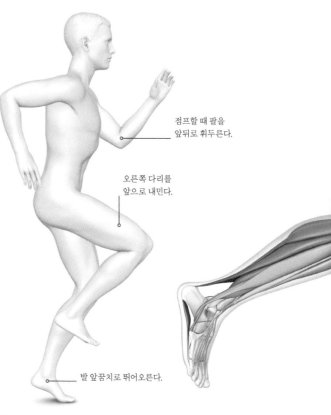

점프할 때 팔을
앞뒤로 휘두른다.

오른쪽 다리를
앞으로 내민다.

발 앞꿈치로 뛰어오른다.

준비 단계

등과 허리를 바로 펴고 가슴을 앞으로 내밀고 다리를
어깨너비로 벌리고 선다. 오른쪽 다리를 들어 뒤로 보낸다.
무릎을 약간 구부려 바닥을 굴러 점프하면서 앞으로 뛴다.

1단계

점프하는 (왼쪽) 다리를 약간 구부려 점프를 위한
추진력을 얻는다. 오른쪽 다리도 몸을 앞으로 밀어내는 데
힘을 보탠다. 앞으로 뛰는 동시에 팔을 뒤로 휘두른다.

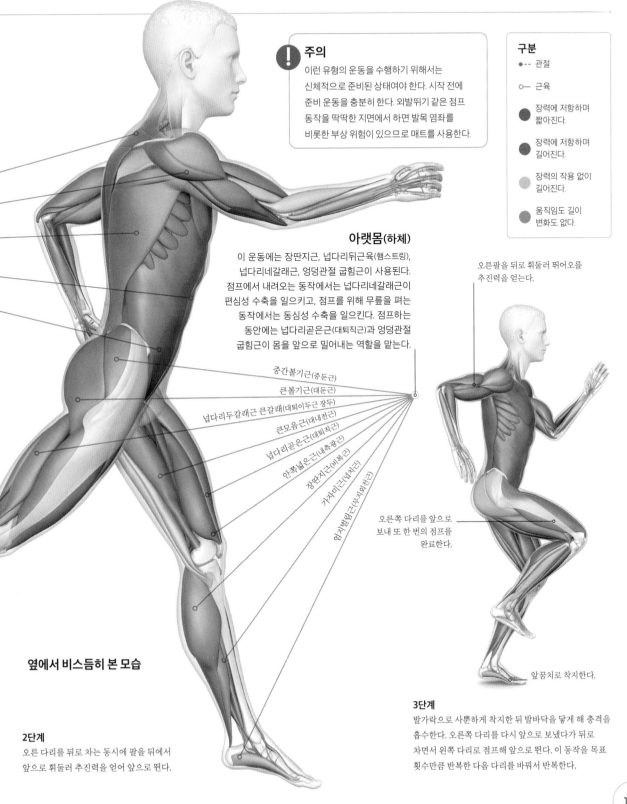

주의

이런 유형의 운동을 수행하기 위해서는 신체적으로 준비된 상태여야 한다. 시작 전에 준비 운동을 충분히 한다. 외발뛰기 같은 점프 동작을 딱딱한 지면에서 하면 발목 염좌를 비롯한 부상 위험이 있으므로 매트를 사용한다.

구분

- ●-- 관절
- ○— 근육
- ● 장력에 저항하며 짧아진다.
- ● 장력에 저항하며 길어진다.
- ● 장력의 작용 없이 길어진다.
- ● 움직임도 길이 변화도 없다.

아랫몸(하체)

이 운동에는 장딴지근, 넙다리뒤근육(햄스트링), 넙다리네갈래근, 엉덩관절 굽힘근이 사용된다. 점프에서 내려오는 동작에서는 넙다리네갈래근이 편심성 수축을 일으키고, 점프를 위해 무릎을 펴는 동작에서는 동심성 수축을 일으킨다. 점프하는 동안에는 넙다리곧은근(대퇴직근)과 엉덩관절 굽힘근이 몸을 앞으로 밀어내는 역할을 맡는다.

오른팔을 뒤로 휘둘러 뛰어오를 추진력을 얻는다.

중간볼기근(중둔근)
큰볼기근(대둔근)
넙다리두갈래근 큰갈래(대퇴이두근 장두)
큰모음근(대내전근)
넙다리곧은근(대퇴직근)
안쪽넓은근(내측광근)
장딴지근(비복근)
가자미근(넙치근)
엄지벌림근(무지외전근)

오른쪽 다리를 앞으로 보내 또 한 번의 점프를 완료한다.

옆에서 비스듬히 본 모습

앞꿈치로 착지한다.

2단계

오른 다리를 뒤로 차는 동시에 팔을 뒤에서 앞으로 휘둘러 추진력을 얻어 앞으로 뛴다.

3단계

발가락으로 사뿐하게 착지한 뒤 발바닥을 닿게 해 충격을 흡수한다. 오른쪽 다리를 다시 앞으로 보냈다가 뒤로 차면서 왼쪽 다리로 점프해 앞으로 뛴다. 이 동작을 목표 횟수만큼 반복한 다음 다리를 바꿔서 반복한다.

미식축구
업 앤드 다운 FOOTBALL UP AND DOWN

심폐 지구력 및 근력 강화 훈련은 제자리 뛰기와 버피를 결합한 운동이다. 배근육, 위팔세갈래근(상완삼두근), 등 위쪽 부위 근육군, 가슴 부위 근육군, 어깨 부위 근육군, 장딴지근, 넙다리네갈래근 강화, 협응력과 순발력 향상 효과가 있다.

개요 보기

지면이 평평하고 장애 요소가 없는 공간을 확보한다. 무릎을 굽혀 몸을 낮추는 스쿼트 동작으로 시작하는데, 점프에서 착지할 때 무릎이 발가락보다 앞으로 나가지 않는 것이 중요하다. 초심자는 제자리 뛰기 8회 후 다시 시작 자세를 한 세트로 구성해 30초 동안 반복한다.

구분

- ●-- 관절
- ○- 근육
- ● 장력에 저항하며 짧아진다.
- ● 장력에 저항하며 길어진다.
- ● 장력의 작용 없이 길어진다.
- ● 움직임도 길이 변화도 없다.

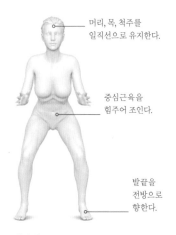

머리, 목, 척주를 일직선으로 유지한다.

중심근육을 힘주어 조인다.

발끝을 전방으로 향한다.

준비 단계
발을 어깨너비로 벌리고 몸을 약간 낮추어 하프 스쿼트 자세를 취한다. 팔꿈치를 90도로 굽히고 1단계에서도 이 각도를 유지한다.

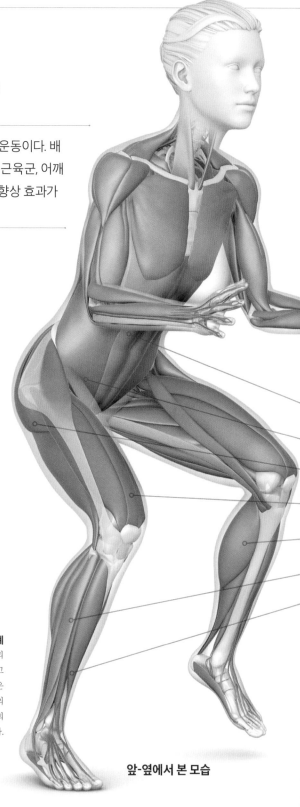

1단계
발 앞꿈치로 한쪽씩 뛰는 제자리 뛰기를 수행한다. 이 빠르고 폭발적인 동작을 하는 동안 팔은 움직이지 않는다. 빠른 속도의 낮은 제자리 뛰기를 쉬지 않고 8회 수행하는 것이다.

앞-옆에서 본 모습

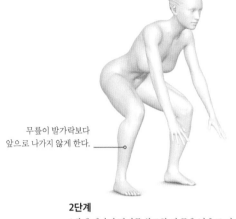

무릎이 발가락보다
앞으로 나가지 않게 한다.

2단계
8번째 제자리 뛰기를 완료한 뒤 몸을 낮추고 어깨
바로 밑에서 양손으로 바닥을 짚는다.

점프 동작으로
양발을 뒤로 뻗으면서
발가락으로 착지한다.

체중을 손으로
옮겨 싣는다.

3단계
체중을 손과 어깨로 옮겨 실으면서 점프해 양발을 뒤로
뻗는다. 이 동작 내내 중심근육의 힘을 유지한다.

아랫몸(하체), 배(복부)

이 운동에는 넙다리네갈래근(대퇴사두근),
장딴지근, 넙다리뒤근육, 볼기근이
전부 활성화된다. 넙다리네갈래근은
무릎을 펴는 동작과 무릎뼈와 무릎관절
안정화를 담당한다. 엉덩허리근(장요근),
넙다리근막긴장근(대퇴근막장근),
넙다리곧은근(대퇴직근)은 엉덩관절 폄 동작에
작용한다. 장딴지의 장딴지근(비복근)과
가자미근(넙치근)은 똑바로 설 때 수축한다.

배곧은근(복직근)
배바깥빗근(외복사근)
큰볼기근(대둔근)
넙다리곧은근(대퇴직근)
장딴지근(비복근)
긴종아리근(장비골근)
앞정강근(전경골근)

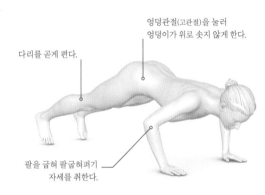

엉덩관절(고관절)을 눌러
엉덩이가 위로 솟지 않게 한다.

다리를 곧게 편다.

팔을 굽혀 팔굽혀펴기
자세를 취한다.

4단계
체중을 손과 발가락으로 옮겨 실어 하이 플랭크 자세를
취한 뒤 팔굽혀펴기를 1회 수행한다.

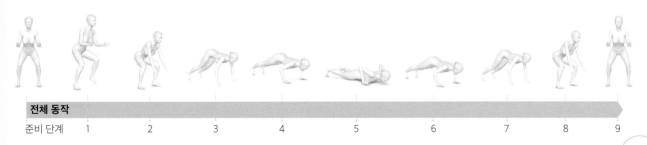

전체 동작

준비 단계   1   2   3   4   5   6   7   8   9

» 미식축구 업 앤드 다운 FOOTBALL UP AND DOWN
(앞에서 계속)

발가락을 구부려
바닥을 지탱한다.

손바닥을 바닥에서
살짝 들어 올린다.

5단계

팔꿈치를 굽혀 윗몸을 바닥으로 내리고 가슴을 두 손 사이에
오게 해 팔굽혀펴기를 1회 수행한다. 가슴을 바닥에 대고
손바닥을 살짝 뗀다. 발가락으로 바닥을 지탱하며 양발은 골반
너비로 유지한다.

! 주의

매우 빠른 동작의 심폐 지구력
운동이다. 신체적으로 준비가
된 다음에 수행해야 하며, 동작
내내 중심근육 힘을 유지해
허리를 보호한다.

윗몸(상체), 배(복부)

5단계 동작에서는 위팔세갈래근, 등 위쪽, 가슴, 어깨
근육이 활성화된다. 척주세움근(척주기립근)은 가슴과
허리뼈(요추) 펴는 동작을 보조한다. 점프해서 다리를
앞으로 당기는 7단계 동작에서는 배곧은근(복직근)과
배속빗근, 배바깥빗근이 수축해 척주를 지지한다.
또한 큰가슴근(대흉근), 위팔세갈래근(상완삼두근),
앞어깨세모근(전방삼각근)과 더불어 위쪽 등세모근(상부
승모근), 옆어깨세모근(중간삼각근)도 활성화된다.

넓은등근(광배근)
배바깥빗근(외복사근)
위팔세갈래근(상완삼두근)
어깨세모근(삼각근)
등세모근(승모근)

아랫몸(하체)

버피 동작에서는 넙다리네갈래근, 볼기근,
넙다리뒤근육, 장딴지근이 등척성 수축을
일으켜 전신의 안정성을 유지한다.
큰볼기근과 넙다리뒤근육은 점프해서
다리를 앞으로 당길 때 엉덩관절 굽힘 동작에
작용한다. 넙다리뒤근육은 무릎 굽히는
동작도 보조한다.

바깥넓은근(외측광근)/안쪽넓은근(내측광근)
곧은근(대퇴직근)
장딴지근(비복근)
가쪽넓은근(외측광근)
넙다리두갈래근 긴갈래(대퇴이두근 장두)
중간볼기근(중둔근)
큰볼기근(대둔근)

옆에서 본 모습

6단계

손바닥으로 다시 바닥을 짚고 윗몸을
밀어 올려 팔굽혀펴기 동작을 완료한다.

66 99

무게중심을 낮게 유지하면 체중을 고르게 분산할 수 있어 빠른 동작과 균형 유지에 도움이 된다.

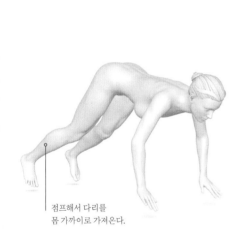

점프해서 다리를
몸 가까이로 가져온다.

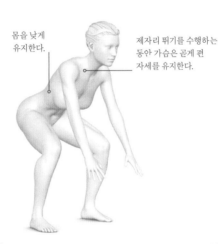

몸을 낮게
유지한다.

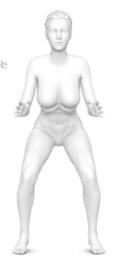

제자리 뛰기를 수행하는
동안 가슴은 곧게 편
자세를 유지한다.

7단계

뻗었던 다리로 몸 가까이로 점프해서 무릎을
살짝 굽히면서 하프 스쿼트 자세를 취한다.

8단계

양발을 어깨너비로 해 착지한다. 체중을 다시
다리로 옮겨 싣고 팔꿈치를 90도로 굽혀 준비
자세로 돌아간다.

9단계

빠르게 제자리 뛰기를 8회 수행하고
점프와 함께 몸을 낮춰 1단계부터
8단계까지 동작을 반복한다.

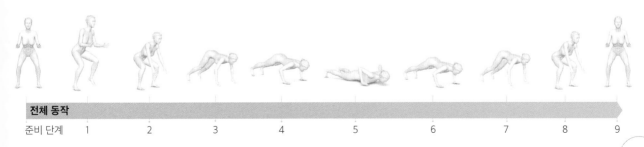

전체 동작

준비 단계   1   2   3   4   5   6   7   8   9

버피 BURPEE

이 전신 운동은 윗몸과 아랫몸을 동시에 강화한다. 순발력, 힘, 지구력을
향상시키며, 다리, 엉덩관절(고관절), 엉덩이, 복부, 가슴, 어깨, 팔을 공략한다.
심박수를 높이는 데 효과적인 이 고강도 운동은 신진 대사율도 상승시킨다.

개요 보기

버피는 폭발적인 점프와 근력을 키우는 팔굽혀펴기를
결합한 아주 힘든 운동이다. 운동 강도를 높이고자 하면
다리를 곧게 펴고 하는 점프 대신 무릎을 가슴 쪽으로
당기면서 뛰는 턱 점프로 구성한다. 척주를 곧게 펴고
목과 머리를 척주와 일직선으로 유지하면서 1단계의
다리 자세에서 힘을 주어 턱 점프를 수행한다. 처음에는
5회 반복으로 시작해 숙달 정도에 따라 10회까지
늘려간다.

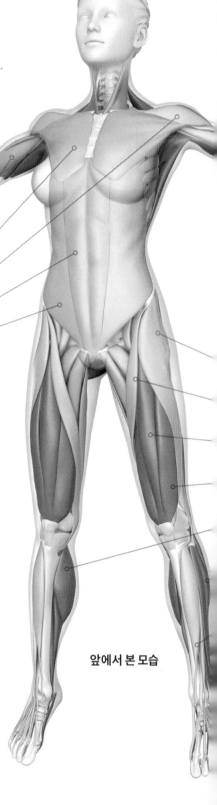

앞에서 본 모습

얕은손가락굽힘근(천지굴근)
위팔두갈래근(상완이두근)
큰가슴근(대흉근)
어깨세모근(삼각근)
배곧은근(복직근)
배바깥빗근(외복사근)

윗몸(상체)

버피 운동에는 윗몸의 많은
근육군이 사용되는데, 큰가슴근,
어깨세모근, 위팔세갈래근의
수축이 일어나는 팔굽혀펴기
동작이 있기 때문이다. 배 근육은
척주를 지지한다. 척주세움근은
전신의 안정성을 유지한다. 점프
동작에서는 팔을 바깥으로 뻗는
동작에서 어깨 근육이 활성화된다.

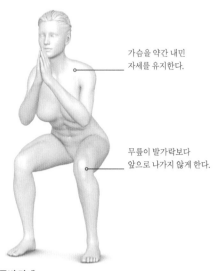

가슴을 약간 내민
자세를 유지한다.

무릎이 발가락보다
앞으로 나가지 않게 한다.

준비 단계

스쿼트 자세에서 시작한다. 양발을 어깨너비로 벌리고
척주와 목을 일직선으로 정렬하고 무릎을 굽힌다. 무릎이
발가락보다 앞으로 나오지 않게 해야 하며, 가슴은 45도
각도보다 낮아지지 않게 유지한다.

1단계

다리 힘을 이용해 빠르게 공중으로
점프했다가 시작 지점으로 착지한다.
점프할 때는 두 팔을 힘차게 휘두르며,
다리를 곧게 뻗는다.

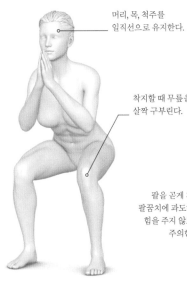

머리, 목, 척주를
일직선으로 유지한다.

착지할 때 무릎을
살짝 구부린다.

2단계
무릎을 살짝 굽히면서 착지하는 거의 동시에
다시 스쿼트 자세를 취하면서 팔굽혀펴기
자세를 준비한다.

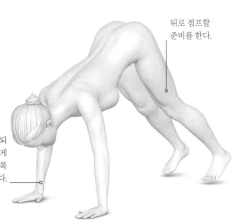

뒤로 점프할
준비를 한다.

팔을 곧게 펴되
팔꿈치에 과도하게
힘을 주지 않도록
주의한다.

3단계
허리를 숙이면서 양손으로 발 안쪽을 짚는다.
몸이 거꾸로 뒤집은 V자가 될 것이다.

> **! 주의**
> 허리를 과하게 굽혀
> 숙이면 손목과 허리
> 부상을 유발할 수
> 있다.

넙다리근막긴장근(대퇴근막장근)
넙다리빗근(봉공근)
넙다리곧은근(대퇴직근)
가쪽넓은근(외측광근)
장딴지근(비복근)
가자미근(넙치근)
앞정강근(전경골근)

아랫몸(하체)
버피 운동에서 스쿼트 자세는
넙다리네갈래근, 넙다리뒤근육, 볼기근에
의존한다. 볼기근과 넙다리네다리근은
뒤로 점프하는 동작에서도 계속 사용된다.
엉덩관절 굽힘근과 넙다리네갈래근은
대부분의 동작에서 사용된다. 공중으로
점프하는 동작에서는 넙다리네갈래근,
볼기근, 넙다리뒤근육에서 수축이
일어난다.

구분
- ●-- 관절
- ○ 근육
- ● 장력에 저항하며 짧아진다.
- ● 장력에 저항하며 길어진다.
- ○ 장력의 작용 없이 길어진다.
- ● 움직임도 길이 변화도 없다.

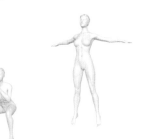

전체 동작

준비 단계　　1　　　2　　　3　　　4　　　5　　　6　　　7

147

》 버피 BURPEE
(앞에서 계속)

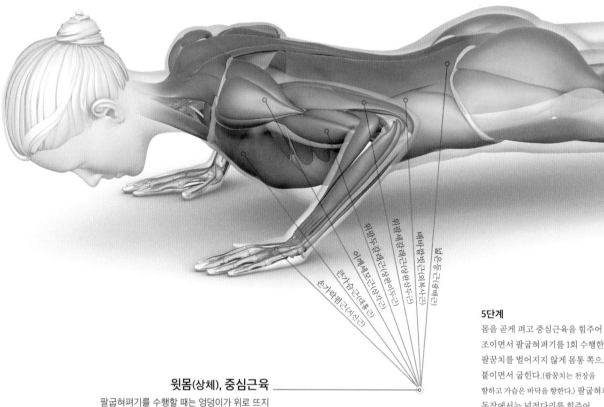

목, 척주, 머리를
일직선으로 유지한다.

체중을 발가락에
싣는다.

중심근육(코어근육)의
힘을 유지한다.

4단계
손에 체중을 실은 상태로 뒤로 점프해 손과 발로
바닥을 짚으면서 하이 플랭크 자세(34~35쪽 참조)를
취한다. 이 동작이 어려우면 발을 한쪽씩 따로 뒤로
보내도 된다.

위팔두갈래근(상완이두근)
위팔세갈래근(상완삼두근)
배바깥빗근(외복사근)
(근몸통굽음통)
어깨세모근(삼각근)
큰가슴근(대흉근)
손가락폄근(지신근)

윗몸(상체), 중심근육
팔굽혀펴기를 수행할 때는 엉덩이가 위로 뜨지
않도록 엉덩관절을 누르고 배 근육을 힘주어
조이는 것이 중요하다. 또한 팔꿈치가 옆으로
벌어지지 않게 몸통으로 붙이면서 내려야
어깨세모근(삼각근)을 보호할 수 있다.

5단계
몸을 곧게 펴고 중심근육을 힘주어
조이면서 팔굽혀펴기를 1회 수행한다.
팔꿈치를 벌어지지 않게 몸통 쪽으로
붙이면서 굽힌다.(팔꿈치는 천장을
향하고 가슴은 바닥을 향한다.) 팔굽혀펴기
동작에서는 넓적다리를 힘주어
조이이면서 허리가 아래로 처지거나
엉덩이가 위로 솟지 않도록 주의한다.

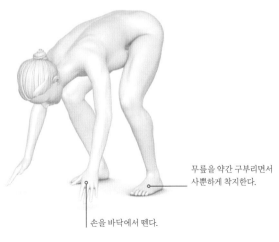

무릎을 약간 구부리면서
사뿐하게 착지한다.

손을 바닥에서 뗀다.

6단계
두 발을 뒤로 점프해 시작 자세로
돌아간다. 발을 바닥에 단단히 밀착한다.

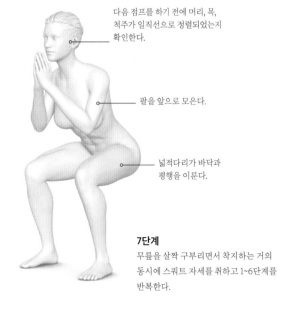

다음 점프를 하기 전에 머리, 목,
척주가 일직선으로 정렬되었는지
확인한다.

팔을 앞으로 모은다.

넓적다리가 바닥과
평행을 이룬다.

7단계
무릎을 살짝 구부리면서 착지하는 거의
동시에 스쿼트 자세를 취하고 1~6단계를
반복한다.

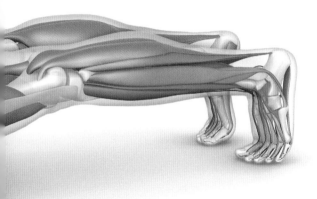

"

버피는 신진 대사율을 높여
종일 칼로리를 연소하게
만든다.

옆에서 본 모습

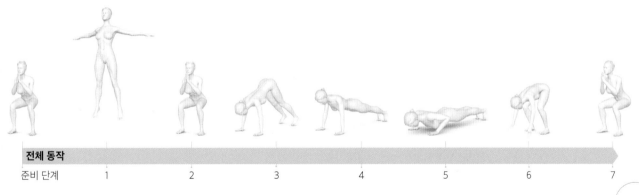

전체 동작

| 준비 단계 | 1 | 2 | 3 | 4 | 5 | 6 | 7 |

베어 크롤 BEARCRAWL

베어 크롤(기어가기)은 가동성 향상에 중점을 둔 코어 운동이다. 베어 크롤의 전신 동작은 협응력과 심장 수축력과 심폐 지구력은 물론 전반적인 운동 능력까지 향상시킨다. 이 운동은 어깨, 가슴, 등과 허리 근육, 볼기근, 넙다리네갈래근, 넙다리뒤근육(햄스트링), 중심근육을 강화한다.

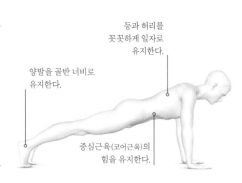

등과 허리를 꼿꼿하게 일자로 유지한다.

양발을 골반 너비로 유지한다.

중심근육(코어근육)의 힘을 유지한다.

준비 단계
팔굽혀펴기 동작을 준비할 때와 같은 하이 플랭크 자세(36-37쪽 참조)를 취한다. 손을 어깨 바로 아래 두고 중심근육에 힘을 주어 등과 허리를 꼿꼿하게 일자로 만들고 양발 간격을 골반 너비로 해 발꿈치를 바닥에서 들어 올린다.

개요 보기

등과 허리를 완전히 일자로 유지하면서 몸을 앞으로 움직인다. 동작을 시작하기 전에 중심근육에 힘을 주어 엉덩이와 어깨를 일직선으로 만든다. 동작을 하는 동안에도 이 단단한 중심근육의 힘을 그대로 유지한다. 무릎을 바닥에서 띄워 다리를 테이블에 올려놓은 듯한 모습의 자세를 연습한다. 머리와 목의 일직선이 유지되도록 목을 앞으로 뽑거나 뒤로 처지지 않게 한다. 몸을 움직일 때 모든 동작이 몸통 아래에서 이루어지도록 한다. 다리가 몸통 바깥쪽으로 나가거나 엉덩관절(고관절)이 흔들리는 것이 느껴진다면 동작 범위가 너무 크다는 뜻이다. 처음 시작할 때는 30초 운동을 목표로 해 서서히 1~2분 동안 전진 후진 동작을 3~5회 반복하는 것으로 늘려간다.

아랫몸(하체)
베어 크롤에서는 넙다리네갈래근, 볼기근, 엉덩관절 굽힘근(고관절 굴근), 넙다리뒤근육이 사용된다. 볼기근은 앞뒤로 기는 동작에서 엉덩관절을 안정적으로 잡아 주며, 넙다리네갈래근은 동작 전체에 걸쳐 등척성 수축을 일으킨다.

1단계
베어 플랭크 자세(44~45쪽 참조)로 전환한다. 오른손과 왼발을 동시에 움직여 앞으로 기어가는 동작(크롤)을 시작한다. 즉각 손발 방향을 바꾸어 왼손과 오른발로 기어간다. 크롤 동작 때는 몸을 최대한 낮게 유지한다.

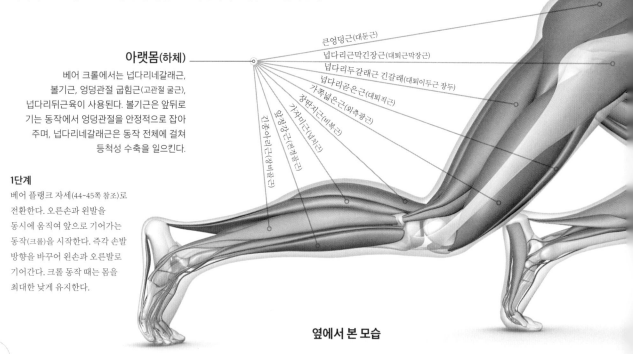

큰볼기근(대둔근)

넙다리근막긴장근(대퇴근막장근)

넙다리두갈래근 긴갈래(대퇴이두근 장두)

넙다리곧은근(대퇴직근)

가쪽넓은근(외측광근)

장딴지근(비복근)

앞정강근(전경골근)

긴종아리근(장비골근)

옆에서 본 모습

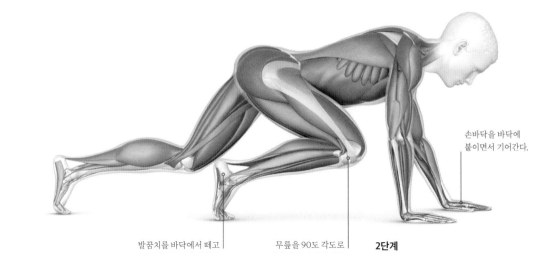

손바닥을 바닥에
붙이면서 기어간다.

발꿈치를 바닥에서 떼고
발끝으로 기어간다.

무릎을 90도 각도로
굽혀 낮은 자세로 바닥
위에 떠서 움직인다.

2단계

등을 곧게 펴고 무릎을 약간 굽힌 자세로 바닥에서 약 5센티미터
위에서 앞으로 기어가는 동작과 뒤로 기어가는 동작을 같은
횟수로 반복한다. 하이 플랭크 자세를 정비하고 다음 회차
반복(rep)에 들어간다.

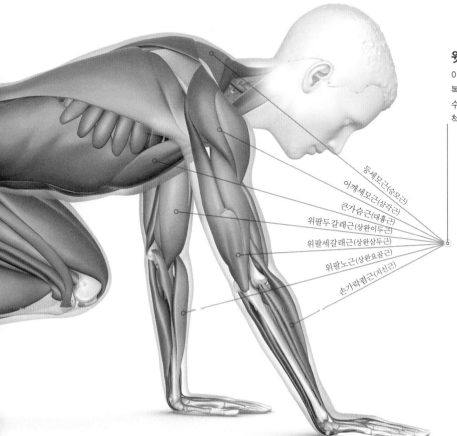

윗몸(상체), 배(복부)

이 운동은 어깨세모근을 강화하며 가슴, 등,
복부의 근육도 단련한다. 배 근육은 등척성
수축을 일으키며, 척주세움근(척주기립근)은
척주 균형을 유지한다.

등세모근(승모근)

어깨세모근(삼각근)

큰가슴근(대흉근)

위팔두갈래근(상완이두근)

위팔세갈래근(상완삼두근)

위팔노근(상완요골근)

손가락폄근(지신근)

구분

●-- 관절

○ 근육

● 장력에 저항하며
짧아진다.

● 상력에 서향하며
길어진다.

● 장력의 작용 없이
길어진다.

● 움직임도 길이
변화도 없다.

151

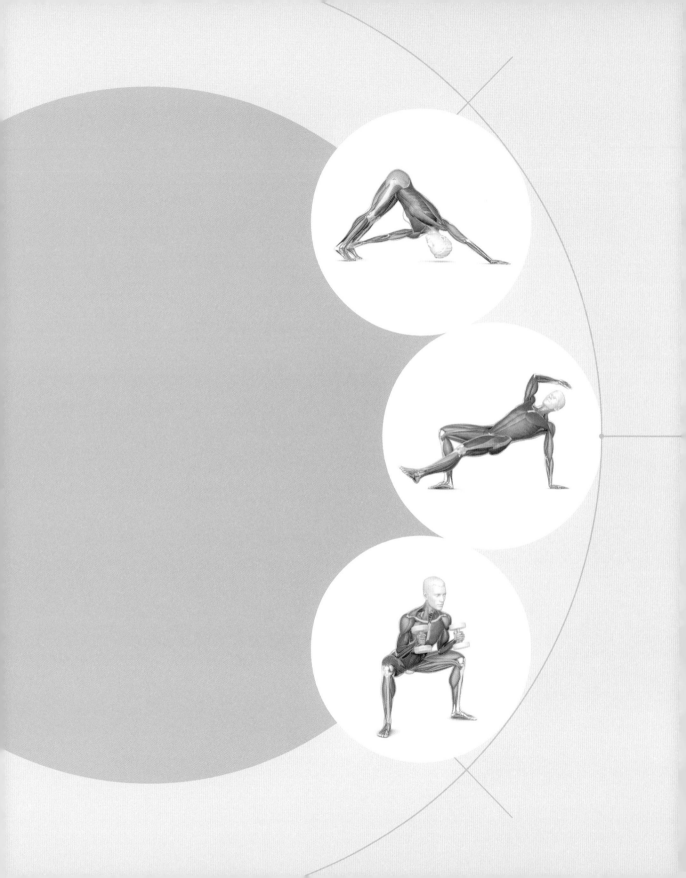

전신 운동

이 섹션은 짧은 시간 안에 더 많은 칼로리를 소모한다는 목표로 상하체를 모두 사용하는 복합 운동을 다룬다. 여기에서 다루는 대부분의 복합 운동은 유산소 운동, 저항 운동, 맨몸 운동 가운데 두 가지 주 요소를 중심으로 신체의 한계를 더욱 높은 강도로 시험할 순서로 구성되었다. 운동마다 바른 자세를 만들고 부상 위험을 최소화하기 위한 구체적인 설명과 지침을 소개한다.

잭 프레스 JACK PRESS

잭 프레스는 심폐 지구력과 근력을 키우는 운동으로, 근지구력과 근육 강도 향상을 목표로 웨이트를 결합한다. 이 운동은 볼기근, 넙다리네갈래근, 엉덩관절 굽힘근, 어깨세모근을 강화한다.

개요 보기

점프 동작에서는 무릎을 약간 굽혀 발 앞꿈치로 착지해야 한다. 운동하는 동안 발 앞꿈치와 종아리 근육의 힘을 계속해서 유지하는 것이 중요하다. 처음에는 30초 운동으로 시작해 숙련되면서 점차 중량을 늘리고 1~2분 동안 3~5회 반복으로 늘려간다.

구분

⚋ 관절	
🔴 근육	
🔴 장력에 저항하며 짧아진다.	
🔴 장력에 저항하며 길어진다.	
🟡 장력의 작용 없이 길어진다.	
🔴 움직임도 길이 변화도 없다.	

윗몸 (상체), 배(복부)

프레스에서 웨이트를 위로 들어 올리는 동작에서는 앞어깨세모근(전방삼각근)과 이 프레스 옆어깨세모근(중간삼각근)이 사용된다. 이 프레스 동작에서는 위팔세갈래근(상완삼두근)과 등세모근(승모근)도 활성화한다. 팔을 다시 내려 덤벨로 가져가는 동작은 넓은등근(광배근)을 활성화한다. 배로군은근(복직근)이 척추가 구부정해지는 것을 막아 주며, 빗근(복사근)은 몸이 오른쪽이나 왼쪽으로 기울어지는 것을 막아 준다.

앞톱니근(전거근)

얕은 손가락 굽힘근(천지굴근)

위팔노근(상완요골근)

노쪽손목굽힘근(요측수근굴근)

폄근(신근) 무리

굽힘근(굴근) 무리

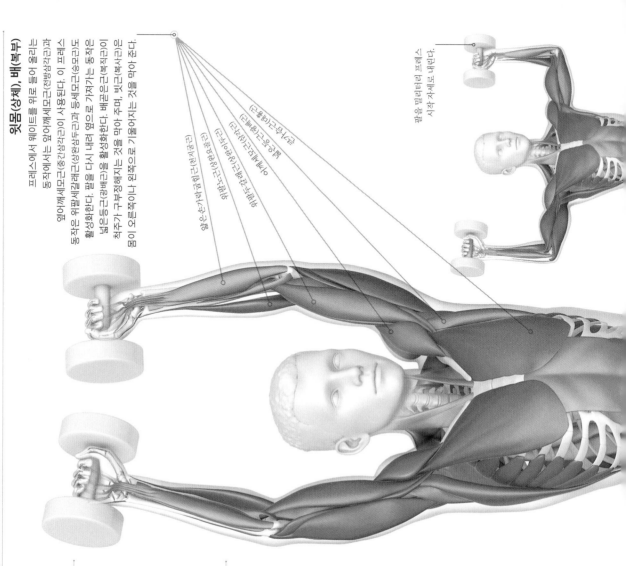

팔을 밀다리띠 프레스 시작 자세로 내린다.

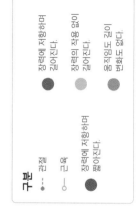

발 앞꿈치로 착지하며, 체중을 양발에 고르게 나누어 선다.

2단계
점프에서 시작 자세로 돌아오고, 팔을 밀대티와 프레스 시작 위치로 내린다. 팔꿈치가 가슴우리(흉곽) 아래로 내려가지 않도록 주의한다.

⚠ 주의
웨이트를 들고 점프 동작을 하므로 너무 가벼운 중량을 사용하지 않도록 유의한다. 작업레스를 할 때 팔이 벌어지고 등이 구부정해지는 경우가 많다. 척추, 목, 머리를 일직선으로 유지하며, 동작 처음부터 끝까지 중심근육 힘을 유지하는 것이 중요하다.

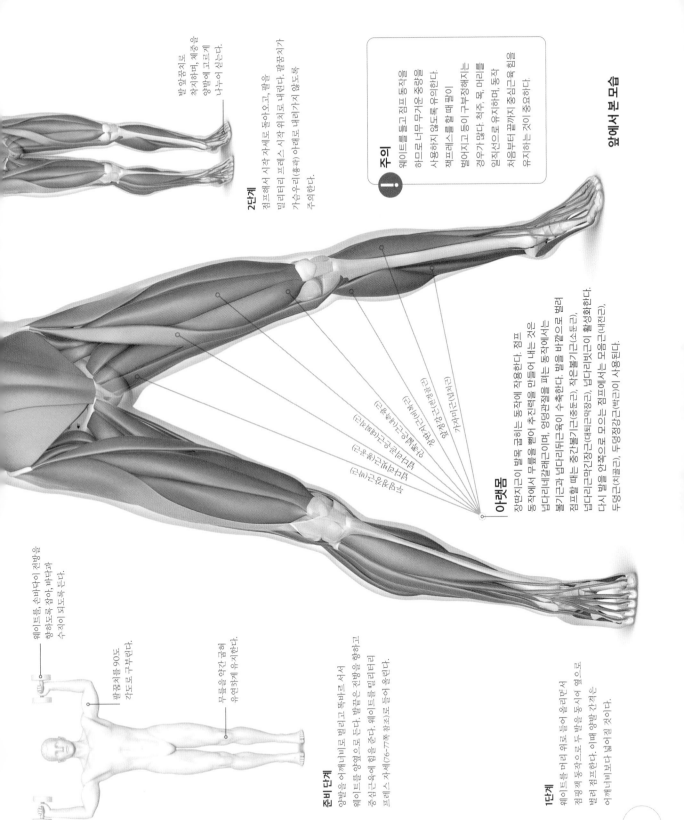

아랫목
장딴지근이 발목 굽히는 동작에 작용한다. 점프 동작에서 무릎을 펼 때 추진력을 만들어 내는 것은 넙다리네갈래근이며, 엉덩관절을 펴는 동작에서는 볼기근과 넙다리뒤근육이 수축한다. 발을 바깥으로 벌려 점프할 때는 중간볼기근(중둔근), 작은볼기근(소둔근), 넙다리근막긴장근(대퇴근막장근), 넙다리빗근이 활성화된다. 다시 발을 안쪽으로 모으는 점프에서는 모음근(내전근), 두덩근(치골근), 두덩정강근(박근)이 사용된다.

- 가자미근(넙치근)
- 앞정강근(전경골근)
- 긴발가락폄근(장지신근)
- 넙다리뒤근육(슬굴곡근)
- 넙다리네갈래근(대퇴사두근)
- 모음근(내전근)

준비 단계
양발을 어깨너비로 벌리고 똑바로 서서 웨이트를 양옆으로 든다. 발끝은 전방을 향하고 중심근육에 힘을 준다. 웨이트를 밀대티와 프레스 자세(76~77쪽 참조)로 들어 올린다.

웨이트를 손바닥이 전방을 향하도록 잡아, 바닥과 수직이 되도록 든다.

팔꿈치를 90도 각도로 구부린다.

무릎을 약간 굽혀 유연하게 유지한다.

1단계
웨이트를 머리 위로 들어 올리면서 점프하여 동시에 두 발을 동작의 앞으로 벌려 점프한다. 이때 양발 간격은 어깨너비보다 넓어질 것이다.

155

푸시 업 앤드 스쿼트 PUSH UP AND SQUAT

이 전신 복합 운동은 가슴, 어깨, 팔 뒤쪽, 복부, 그리고 겨드랑이 바로 아래 위치한 날개 모양의 넓은등근(광배근)을 강화한다. 또한 넙다리네갈래근, 볼기근(둔근), 넙다리뒤근육을 포함해 다리와 엉덩이 부위의 모든 큰 근육을 강화한다.

개요 보기

푸시 업 동작에서는 동작 처음부터 끝까지 배 근육을 힘주어 조인다. 배꼽을 척주에 붙인다고 생각하면 된다. 점프해서 발을 모으는 동작에서는 발가락이 아니라 발 전체로 착지해 체중을 고르게 분산하는 것이 중요하다. 스쿼트 동작에서는 무릎이 발가락보다 앞으로 나가지 않게 한다.

아랫몸(하체), 다리

넙다리네갈래근(대퇴사두근), 큰볼기근(대둔근)과 중간볼기근(중둔근), 넙다리뒤근육(햄스트링), 장딴지근(비복근), 정강근(경골근)이 등척성 수축을 통해 전신 안정화를 보조한다.

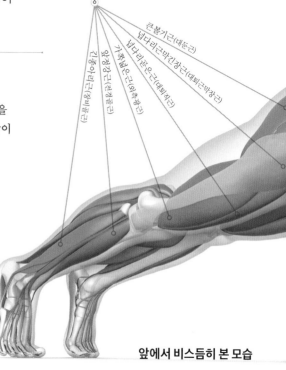

큰볼기근(대둔근)
넙다리근막긴장근(대퇴근막장근)
가쪽넓은근(외측광근)
넙다리곧은근(대퇴직근)
안쪽넓은근(내측광근)
긴모음근(장내전근)

앞에서 비스듬히 본 모습

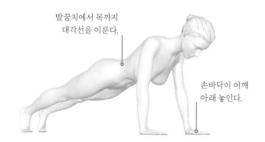

발꿈치에서 목까지 대각선을 이룬다.

손바닥이 어깨 아래 놓인다.

준비 단계

골반을 아래로 집어넣고 목을 중립 자세로 유지하며 손바닥으로 어깨 바로 아래를 짚어 하이 플랭크 자세(36-37쪽 참조)로 시작한다. 어깨가 앞뒤로 회전하도록 해야 하며, 중심근육의 힘을 유지한다.

 주의

푸시 업을 하는 동안 중심근육의 힘을 유지하지 못하면 척주가 구부정해져 허리와 척주관절를 압박할 수 있다. 잘못된 스쿼트 자세는 무릎과 허리 부상을 유발할 수 있다. 무릎이 안쪽으로 쏠리지 않게 해야 하며 등이 구부정해지거나 발꿈치가 바닥에서 떨어지지 않도록 주의해야 한다.

척주를 곧은 자세로 유지한다.

팔꿈치는 뒤를 가리킨다.

발꿈치를 뒤로 굽힌다.

1단계

숨을 들이마시고 배꼽을 당겨 중심근육에 힘을 준다. 등과 허리를 곧게 편 자세로 유지하며 숨을 내쉬면서 천천히 팔꿈치를 굽혀 가슴이 바닥에 스칠 정도로 몸을 낮춘다.

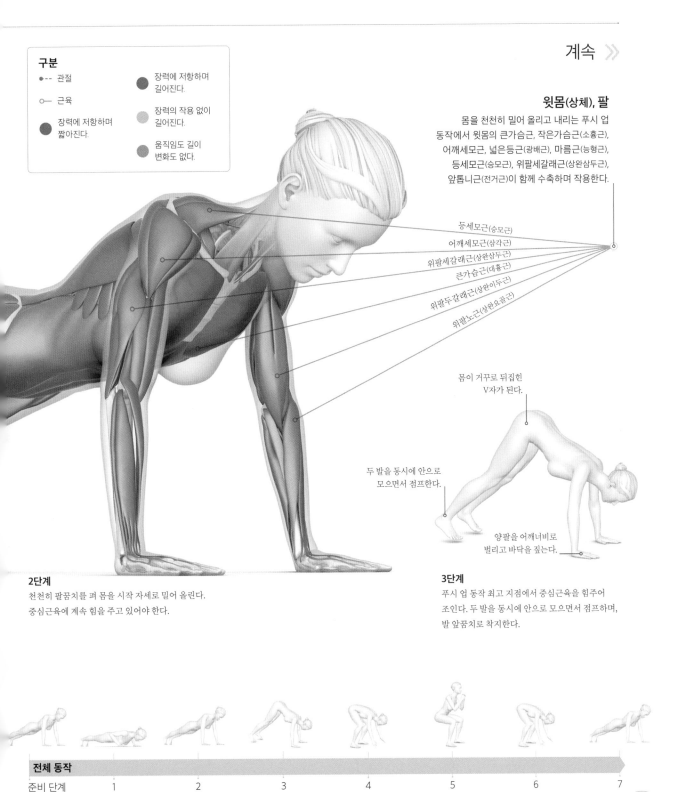

구분
- ●-- 관절
- ○— 근육
- ● 장력에 저항하며 짧아진다.
- ● 장력에 저항하며 길어진다.
- ● 장력의 작용 없이 길어진다.
- ● 움직임도 길이 변화도 없다.

윗몸(상체), 팔
몸을 천천히 밀어 올리고 내리는 푸시 업 동작에서 윗몸의 큰가슴근, 작은가슴근(소흉근), 어깨세모근, 넓은등근(광배근), 마름근(능형근), 등세모근(승모근), 위팔세갈래근(상완삼두근), 앞톱니근(전거근)이 함께 수축하며 작용한다.

등세모근(승모근)
어깨세모근(삼각근)
위팔세갈래근(상완삼두근)
큰가슴근(대흉근)
위팔두갈래근(상완이두근)
위팔노근(상완요골근)

몸이 거꾸로 뒤집힌 V자가 된다.

두 발을 동시에 안으로 모으면서 점프한다.

양팔을 어깨너비로 벌리고 바닥을 짚는다.

2단계
천천히 팔꿈치를 펴 몸을 시작 자세로 밀어 올린다. 중심근육에 계속 힘을 주고 있어야 한다.

3단계
푸시 업 동작 최고 지점에서 중심근육을 힘주어 조인다. 두 발을 동시에 안으로 모으면서 점프하며, 발 앞꿈치로 착지한다.

전체 동작

준비 단계   1   2   3   4   5   6   7

» **푸시 업** 앤드 **스쿼트** PUSH UP AND SQUAT
(앞에서 계속)

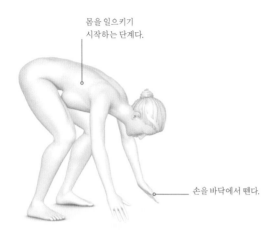

몸을 일으키기
시작하는 단계다.

손을 바닥에서 뗀다.

4단계
착지하면서 손을 바닥에서 떼고 다리를
안정적으로 유지하면서 천천히 가슴과 머리를
들어 올린다.

앞에서 비스듬히 본 모습

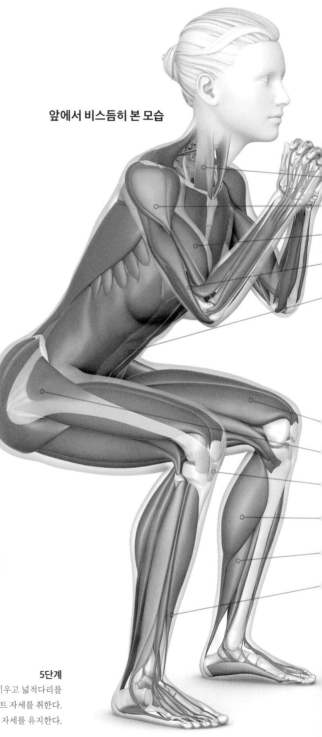

스쿼트는 많은 양의 근육이
활성화되는 복합 운동으로,
아랫몸 가동성을 높이며 아랫몸의
뼈와 관절 건강을 향상시킨다.

5단계
손을 앞으로 모아 느슨하게 깍지 키우고 넓적다리를
바닥과 평행하게 해 낮은 스쿼트 자세를 취한다.
2~3초 동안 이 자세를 유지한다.

윗몸(상체), 배(복부)

스쿼트 동작을 하는 동안 윗몸의 근육이
긴장 상태로 유지된다. 중심근육(코어근육),
그중에서도 특히 척주세움근(척주기립근)이
이 동작 처음부터 끝까지 활성화되어 앞으로
고꾸라지는 것을 막아 준다.

목빗근(흉쇄유돌근)
어깨세모근(삼각근)
위팔두갈래근(상완이두근)
위팔세갈래근(상완삼두근)
배곧은근(복직근)

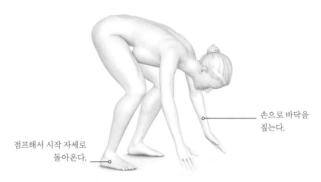

손으로 바닥을
짚는다.

점프해서 시작 자세로
돌아온다.

6단계
손바닥으로 무릎 사이 바닥을 짚고 점프해
시작 자세인 하이 플랭크로 돌아온다.

아랫몸(하체), 다리

스쿼트의 거의 모든 동작에 하체 근육이
관여한다. 몸을 낮출 때는 무릎 굽힘
동작에 넙다리네갈래근이 작용한다.
엉덩관절 폄 동작에는 볼기근과
큰모음근(대내전근)이 작용한다.

안쪽넓은근(내측광근)
넙다리근막긴장근(대퇴근막장근)
무릎인대(슬개건)
장딴지근(비복근)
가자미근(넙치근)
앞정강근(전경골근)

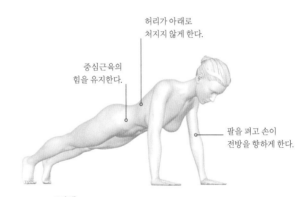

허리가 아래로
처지지 않게 한다.

중심근육의
힘을 유지한다.

팔을 펴고 손이
전방을 향하게 한다.

7단계
하이 플랭크 자세로 돌아와 자세를 점검한
다음 다시 몸을 낮춰 푸시 업을 수행하고,
전체 단계를 반복한다.

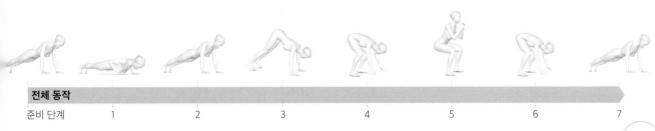

전체 동작

준비 단계   1   2   3   4   5   6   7

푸시 업 앤드 턱 점프
PUSH UP AND TUCK JUMP

플라이오메트릭 전신 운동이다. 푸시 업은 가슴, 어깨, 팔 뒤쪽 근육과 겨드랑이 바로 아래 위치한 날개 모양의 넓은등근(광배근)을 강화한다. 턱 점프는 체중과 힘을 이용해 몸을 위로 밀어 올리는 동작이다.

개요 보기

푸시 업을 수행할 때는 동작 처음부터 끝까지 배 근육을 단단히 조여야 한다. 이 운동의 플라이오메트릭 점프 동작에서는 착지 방법이 중요하다. 동작 가동 범위를 완전히 다 사용해야 최대한 멀리 뛸 수 있음을 명심한다. 착지 동작에서는 발, 무릎, 엉덩이 순서로 사뿐하게 내려온다. 이렇게 함으로써 충격을 흡수할 수 있다.

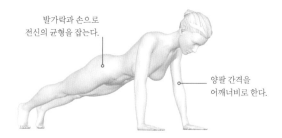

발가락과 손으로 전신의 균형을 잡는다.

양팔 간격을 어깨너비로 한다.

준비 단계
골반을 아래로 집어넣고 목을 중립 자세로 유지하며 손바닥으로 어깨 바로 아래를 짚어 하이 플랭크 자세(36-37쪽 참조)로 시작한다. 어깨가 앞뒤로 회전하도록 해야 하며, 중심근육의 힘을 유지한다.

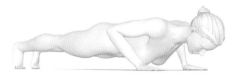

1단계
숨을 들이마시고 배꼽을 당겨 중심근육에 힘을 준다. 등과 허리를 곧게 편 자세로 유지하며 숨을 내쉬면서 천천히 팔꿈치를 굽혀 가슴이 바닥에 스칠 때까지 몸을 낮춘다. 척추를 일직선으로 유지한다.

아랫몸(하체)
넙다리네갈래근(대퇴사두근), 큰볼기근(대둔근)과 중간볼기근(중둔근), 넙다리뒤근육(햄스트링), 장딴지근(비복근), 정강근(경골근)이 등척성 수축을 통해 전신 안정화를 보조한다.

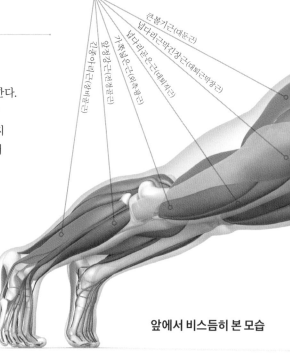

큰볼기근(대둔근)
넙다리근막긴장근(대퇴근막장근)
가쪽넓은근(외측광근)
안정강근(전경골근)
긴종아리근(장비골근)

앞에서 비스듬히 본 모습

> **⚠ 주의**
> 모든 플라이오메트릭 운동은 수행하기 전 반드시 웜업이 필요하다는 점을 명심한다. 충분히 몸을 풀지 않을 경우 무릎관절을 포함해 신체 부상을 유발할 수 있다.

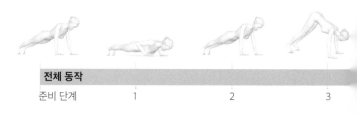

전체 동작

| 준비 단계 | 1 | 2 | 3 |

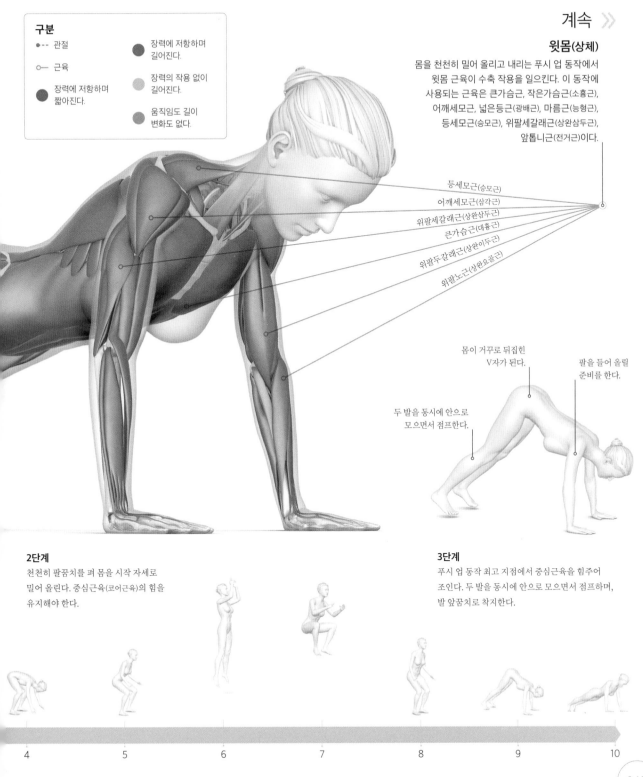

윗몸(상체)

몸을 천천히 밀어 올리고 내리는 푸시 업 동작에서 윗몸 근육이 수축 작용을 일으킨다. 이 동작에 사용되는 근육은 큰가슴근, 작은가슴근(소흉근), 어깨세모근, 넓은등근(광배근), 마름근(능형근), 등세모근(승모근), 위팔세갈래근(상완삼두근), 앞톱니근(전거근)이다.

구분
- ●-- 관절
- ○— 근육
- ● 장력에 저항하며 짧아진다.
- ● 장력에 저항하며 길어진다.
- ● 장력의 작용 없이 길어진다.
- ● 움직임도 길이 변화도 없다.

등세모근(승모근)
어깨세모근(삼각근)
위팔세갈래근(상완삼두근)
큰가슴근(대흉근)
위팔두갈래근(상완이두근)
위팔노근(상완요골근)

몸이 거꾸로 뒤집힌 V자가 된다.

팔을 들어 올릴 준비를 한다.

두 발을 동시에 안으로 모으면서 점프한다.

2단계
천천히 팔꿈치를 펴 몸을 시작 자세로 밀어 올린다. 중심근육(코어근육)의 힘을 유지해야 한다.

3단계
푸시 업 동작 최고 지점에서 중심근육을 힘주어 조인다. 두 발을 동시에 안으로 모으면서 점프하며, 발 앞꿈치로 착지한다.

4   5   6   7   8   9   10

» **푸시 업** 앤드 **턱 점프** PUSH UP AND TUCK JUMP
(앞에서 계속)

> 무릎을 공중에서 접는 턱 점프 동작에서는 아랫배 근육의 힘을 사용해 무릎을 더 높이 올린다.

윗몸(상체), 배(복부)

배 근육과 허리 근육(척주세움근)이 허리를 숙일 때와 턱 점프에서 무릎을 접었다가 바닥에 착지할 때 척주를 지지한다. 팔을 휘두르는 동작에는 앞어깨세모근(전방삼각근)과 위팔두갈래근(상완이두근)이 작용한다.

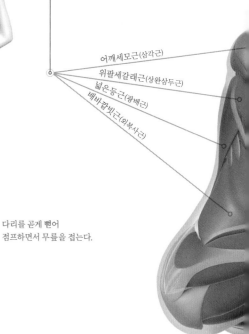

어깨세모근(삼각근)
위팔세갈래근(상완삼두근)
넓은등근(광배근)
배바깥빗근(외복사근)

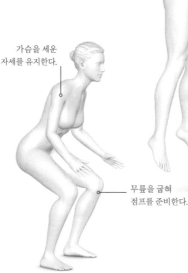

가슴을 세운 자세를 유지한다.

다리를 곧게 뻗어 점프하면서 무릎을 접는다.

무릎을 굽혀 점프를 준비한다.

앞에서 비스듬히 본 모습

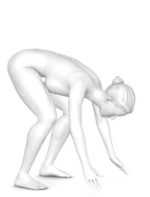

4단계
착지하면서 손을 바닥에서 떼고 다리를 안정적으로 유지하면서 천천히 가슴과 머리를 들어 올린다.

5, 6단계
무릎을 굽혀 낮은 스쿼트 자세를 취한 뒤 다리 근육을 이용해 공중으로 높이 점프한다.

7단계
공중에서 무릎을 엉덩관절 높이로 접어 턱 점프를 수행한다. 이때 발꿈치가 엉덩이 쪽에 붙지 않도록 주의한다. 팔을 어깨 위로 힘차게 휘두른다. 이때 팔꿈치가 무릎을 향하게 한다. 접은 무릎을 가슴 쪽으로 최대한 당기면서 팔꿈치와 닿게 하는 동작이다.

구분

●-- 관절

○ 근육

● 장력에 저항하며 짧아진다.

● 장력에 저항하며 길어진다.

● 장력의 작용 없이 길어진다.

● 움직임도 길이 변화도 없다.

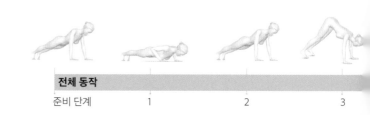

전체 동작

준비 단계   1   2   3

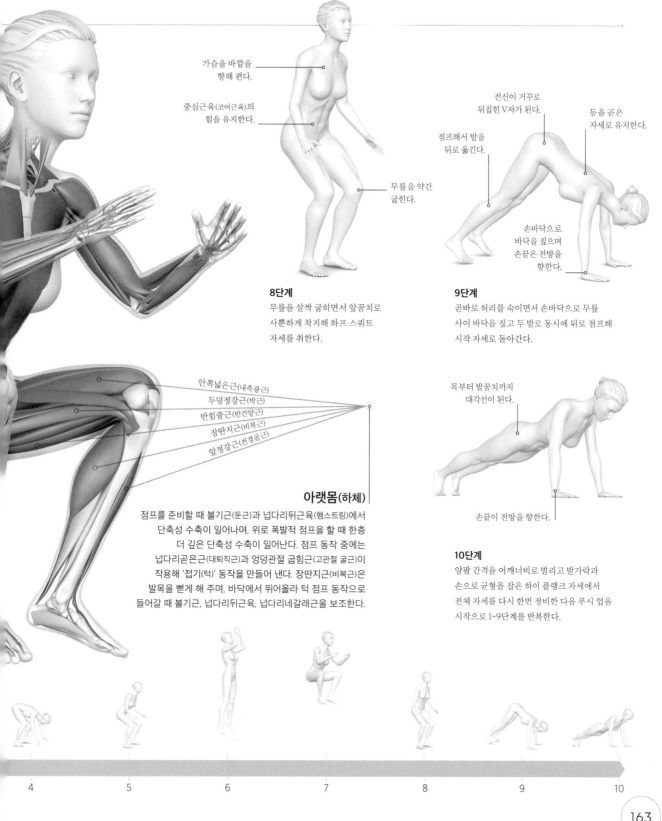

가슴을 바깥을
향해 편다.

중심근육(코어근육)의
힘을 유지한다.

무릎을 약간
굽힌다.

8단계
무릎을 살짝 굽히면서 앞꿈치로
사뿐하게 착지해 하프 스쿼트
자세를 취한다.

전신이 거꾸로
뒤집힌 V자가 된다.

점프해서 발을
뒤로 옮긴다.

등을 곧은
자세로 유지한다.

손바닥으로
바닥을 짚으며
손끝은 전방을
향한다.

9단계
곧바로 허리를 숙이면서 손바닥으로 무릎
사이 바닥을 짚고 두 발로 동시에 뒤로 점프해
시작 자세로 돌아간다.

안쪽넓은근(내측광근)
두덩정강근(박근)
반힘줄근(반건양근)
장딴지근(비복근)
앞정강근(전경골근)

목부터 발꿈치까지
대각선이 된다.

손끝이 전방을 향한다.

아랫몸(하체)

점프를 준비할 때 볼기근(둔근)과 넙다리뒤근육(햄스트링)에서
단축성 수축이 일어나며, 위로 폭발적 점프를 할 때 한층
더 깊은 단축성 수축이 일어난다. 점프 동작 중에는
넙다리곧은근(대퇴직근)과 엉덩관절 굽힘근(고관절 굴근)이
작용해 '접기(턱)' 동작을 만들어 낸다. 장딴지근(비복근)은
발목을 뻗게 해 주며, 바닥에서 뛰어올라 턱 점프 동작으로
들어갈 때 볼기근, 넙다리뒤근육, 넙다리네갈래근을 보조한다.

10단계
양팔 간격을 어깨너비로 벌리고 발가락과
손으로 균형을 잡은 하이 플랭크 자세에서
전체 자세를 다시 한번 정비한 다음 푸시 업을
시작으로 1~9단계를 반복한다.

4   5   6   7   8   9   10

베어 플랭크 앤드 푸시 업 BEAR PLANK AND PUSH UP

베어 플랭크 앤드 푸시 업은 중심근육과 윗몸 근육 강화에 초점을 둔
전신 운동이다. 베어 플랭크는 볼기근, 허리근, 넙다리네갈래근과 어깨,
팔 근육을 공략한다. 푸시 업은 가슴과 어깨, 팔 뒤쪽, 복부, 겨드랑이
아래쪽 근육을 강화한다.

개요 보기

베어 플랭크 동작에서는 시선을 바닥으로 향해 목을 중립 자세로
유지한다. 이 동작은 등척성 운동이므로 움직이지 않는 것이 중요하다.
골반을 앞뒤로 흔들지 않도록 주의한다. 푸시 업 동작에서는 처음부터
끝까지 배 근육을 힘주어 조인다.

아랫몸(하체)

넙다리네갈래근(대퇴사두근),
큰볼기근(대둔근)과 중간볼기근(중둔근),
넙다리뒤근육(햄스트링), 장딴지근(비복근),
정강근(경골근)이 등척성 수축을 통해
전신 안정화를 보조한다.

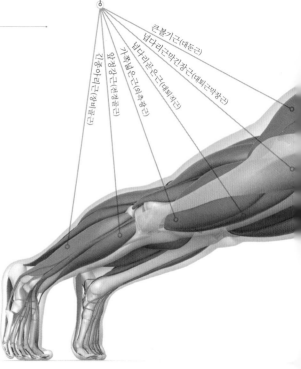

큰볼기근(대둔근)
넙다리근막긴장근(대퇴근막장근)
가쪽넓은근(외측광근)
앞정강근(전경골근)
긴종아리근(장비골근)

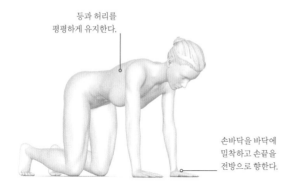

등과 허리를
평평하게 유지한다.

손바닥을 바닥에
밀착하고 손끝을
전방으로 향한다.

준비 단계
바닥에 무릎을 대고 손으로 짚는다.(테이블에 다리를 올려놓은
모습) 등을 일직선으로 만든다. 양손을 어깨너비로 벌려
손목이 어깨 바로 밑에 오게 하며 무릎은 골반 너비로 벌린다.
발을 구부려 발가락으로 바닥을 짚는다.

 주의
허리와 관절에 압박이 가중되어 부상을 입지
않도록 중심근육을 힘주어 조여야 하며, 등과
허리를 평평하게 해 척주 중립 자세를 유지한다.

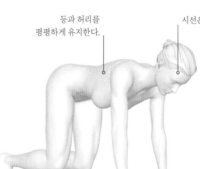

등과 허리를
평평하게 유지한다.

시선은 바닥을 향한다.

1단계
중심근육(배꼽에서 척주까지)에 힘을 주고
손바닥으로 바닥을 누르면서 무릎을 바닥에서
8~15센티미터 띄워 올린다. 엉덩이와 어깨가
수평이 되어야 한다. 자신의 체력 수준에
맞추어 30~60초 사이로 버틴다.

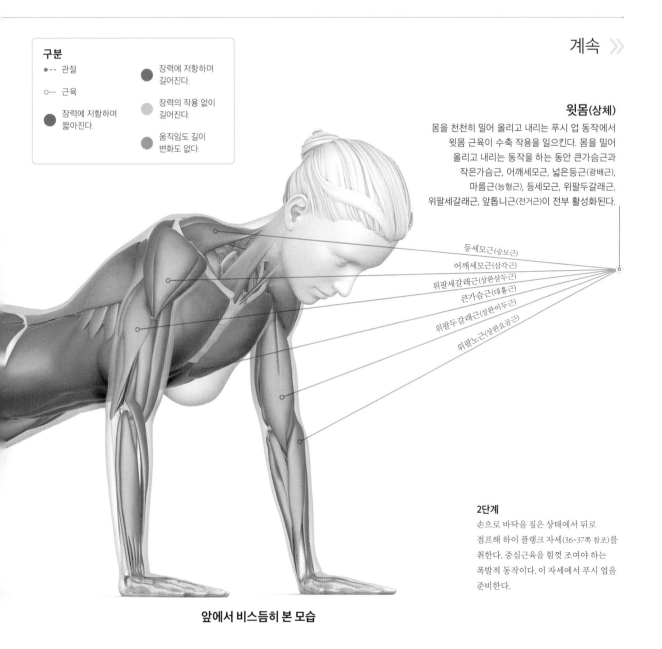

구분

- ●--　관절
- ○—　근육
- ●　장력에 저항하며 짧아진다.
- ●　장력에 저항하며 길어진다.
- ●　장력의 작용 없이 길어진다.
- ●　움직임도 길이 변화도 없다.

윗몸(상체)

몸을 천천히 밀어 올리고 내리는 푸시 업 동작에서 윗몸 근육이 수축 작용을 일으킨다. 몸을 밀어 올리고 내리는 동작을 하는 동안 큰가슴근과 작은가슴근, 어깨세모근, 넓은등근(광배근), 마름근(능형근), 등세모근, 위팔두갈래근, 위팔세갈래근, 앞톱니근(전거근)이 전부 활성화된다.

등세모근(승모근)
어깨세모근(삼각근)
위팔세갈래근(상완삼두근)
큰가슴근(대흉근)
위팔두갈래근(상완이두근)
위팔노근(상완요골근)

2단계

손으로 바닥을 짚은 상태에서 뒤로 점프해 하이 플랭크 자세(36~37쪽 참조)를 취한다. 중심근육을 힘껏 조여야 하는 폭발적 동작이다. 이 자세에서 푸시 업을 준비한다.

앞에서 비스듬히 본 모습

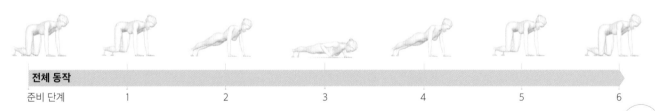

전체 동작

준비 단계　　1　　2　　3　　4　　5　　6

» 베어 플랭크 앤드 푸시 업 BEAR PLANK AND PUSH UP
(앞에서 계속)

구분
- ●-- 관절
- ○─ 근육
- ● 장력에 저항하며 짧아진다.
- ● 장력에 저항하며 길어진다.
- ● 장력의 작용 없이 길어진다.
- ● 움직임도 길이 변화도 없다.

아랫몸(하체)
베어 플랭크 자세로 버티는 동안 엉덩관절(고관절) 근육, 볼기근(둔근), 넙다리네갈래근(대퇴사두근), 넙다리뒤근육(햄스트링)이 활성화된다. 플랭크 자세에서 푸시 업으로 전환할 때 엉덩관절과 넙다리뒤근육이 더욱 강하게 활성화된다.

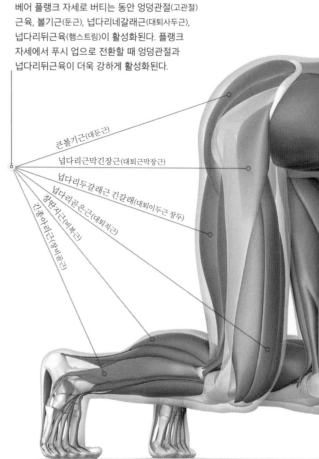

큰볼기근(대둔근)
넙다리근막긴장근(대퇴근막장근)
넙다리두갈래근 긴갈래(대퇴이두근 장두)
넙다리곧은근(대퇴직근)
긴종아리근(장비골근)

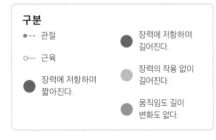

팔꿈치를 펴서 하이 플랭크 자세를 취한다.

어깨 근육 강화로 전신 안정화를 꾀한다.

3단계
숨을 들이마시고 배를 더 세게 당겨 중심근육(코어근육)을 조인다. 숨을 내쉬면서 팔꿈치를 뒤로 굽혀 몸을 낮춘다. 가슴이 바닥에 스칠 때 멈춘다.

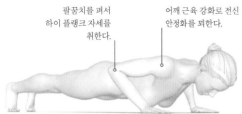

팔꿈치를 굽혀 몸을 낮춘다.

목에서 발꿈치까지 대각선을 이룬다.

골반을 아래로 집어넣어 뜨지 않게 한다.

시선을 바닥으로 고정해 머리 중립 자세를 유지한다.

5단계
천천히 다시 사뿐하게 점프해 처음의 베어 플랭크 자세로 돌아간다. 손으로 바닥을 짚고 무릎을 바닥에서 약간 들어 올리고, 등과 허리는 평평한 자세여야 한다. 이 자세로 30~60초 버틴다.

4단계
숨을 내쉬면서 팔을 천천히 뻗어 하이 플랭크 자세로 돌아가 2~3초 버틴다.

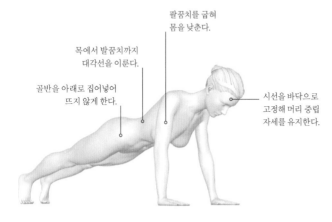

❝❞

중심근육을 힘주어 조임으로써 전신의 안정을 유지하며 팔목 부상을 피한다.

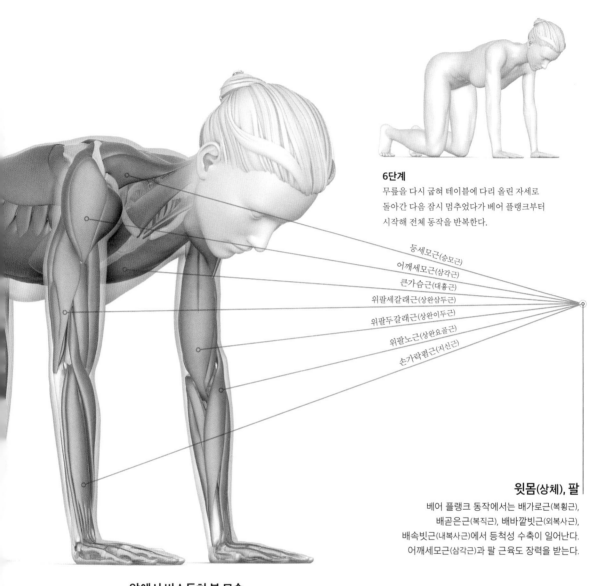

6단계

무릎을 다시 굽혀 테이블에 다리 올린 자세로
돌아간 다음 잠시 멈추었다가 베어 플랭크부터
시작해 전체 동작을 반복한다.

등세모근(승모근)
어깨세모근(삼각근)
큰가슴근(대흉근)
위팔세갈래근(상완삼두근)
위팔두갈래근(상완이두근)
위팔노근(상완요골근)
손가락폄근(지신근)

앞에서 비스듬히 본 모습

윗몸(상체), 팔

베어 플랭크 동작에서는 배가로근(복횡근),
배곧은근(복직근), 배바깥빗근(외복사근),
배속빗근(내복사근)에서 등척성 수축이 일어난다.
어깨세모근(삼각근)과 팔 근육도 장력을 받는다.

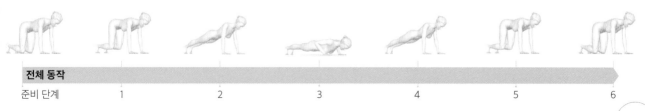

전체 동작						
준비 단계	1	2	3	4	5	6

하이 플랭크, 앵클 탭, 푸시 업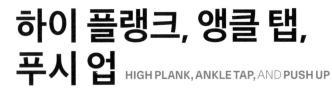

HIGH PLANK, ANKLE TAP, AND PUSH UP

이 결합 운동은 균형력과 협응력, 자세를 개선하며 중심근육을 강화한다. 단계를 전환하는 과정에서 유연성이 향상되며 배 근육이 단단해진다. 발목을 번갈아 탭하는 앵클 탭 동작으로 배빗근(복사근)이 한층 더 강화된다.

개요 보기

이 운동은 여러 요소로 결합하기 때문에 정확한 동작을 위해서는 균형력과 협응력이 필요하다. 하이 플랭크, 앵클 탭, 푸시 업, 이 세 단계의 동작을 수행하는 처음부터 끝까지 중심근육(코어근육)의 힘을 유지해야 하며, 척주가 처지거나 구부정해지지 않도록 다리 힘으로 안정을 유지해야 한다는 점을 명심한다.

구분

- ●-- 관절
- ○- 근육
- ● 장력에 저항하며 짧아진다.
- ● 장력에 저항하며 길어진다.
- ● 장력의 작용 없이 길어진다.
- ● 움직임도 길이 변화도 없다.

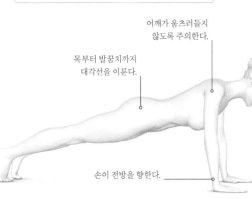

어깨가 움츠러들지 않도록 주의한다.

목부터 발꿈치까지 대각선을 이룬다.

손이 전방을 향한다.

준비 단계
양팔을 어깨너비로 벌리고 등을 곧게 편 하이 플랭크 자세(36~37쪽 참조)로 시작하며 바닥을 짚은 손과 발바닥에 체중을 고르게 분산한다. 중심근육에 힘을 준다.

1단계
엉덩이를 올려 몸을 거꾸로 뒤집힌 V자 모양으로 만든다. 곧바로 왼손을 들어 오른쪽 발목에 갖다 대고 2~3초 버틴다. 이 동작을 하는 동안 머리는 자연스럽게 오른쪽으로 돌린다.

> **⚠ 주의**
> 척주 중립 자세를 유지하며 어깨가 귀 쪽으로 솟지 않도록 의식적으로 아래로 내린다. 푸시 업을 수행하는 동안에는 척주가 처지거나 솟지 않도록 배 근육의 힘을 유지해야 허리와 척주관절에 가해지는 압박을 피할 수 있다.

큰볼기근(대둔근)

중간볼기근(중둔근)

배바깥빗근(외복사근)

배곧은근(복직근)

앞톱니근(전거근)

큰가슴근(대흉근)

넓은등근(광배근)

배, 엉덩관절

이 동작에서는 배가로근과 목 굽힘근(경추 굴근)이 작용한다. 중심근육(코어근육)이 등과 허리를 받쳐 주어 척주를 지지한다. 엉덩관절 굽힘근(고관절 굴근), 모음근(내전근), 넙다리네갈래근(대퇴사두근), 볼기근(둔근), 넙다리뒤근육(햄스트링), 허리 부위 근육도 활성화된다.

팔, 어깨

위팔세갈래근(상완삼두근)과 어깨세모근이 이 동작의 주동근이다. 한 손을 뒤로 뻗어 발목을 탭하는 동작에서 이 두 근육군이 체중을 지지한다.

어깨세모근(삼각근)

위팔세갈래근(상완삼두근)

위팔두갈래근(상완이두근)

얕은손가락굽힘근(천지굴근)

손가락폄근(지신근)

옆에서 본 모습

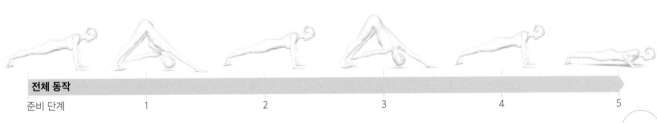

전체 동작

준비 단계   1   2   3   4   5

》 하이 플랭크, 앵클 탭, 푸시 업

HIGH PLANK, ANKLE TAP, AND PUSH UP
(앞에서 계속)

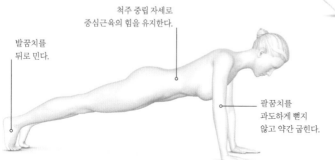

등과 허리를
일직선으로
유지한다.

오른손을 왼쪽 발목에
갖다 댄다.(탭)

왼손으로 바닥을 지탱한다.

3단계
몸을 들어 다시 거꾸로 뒤집힌 V자를 만든 뒤 방향을 바꾸어
오른손을 왼쪽 발목에 갖다 댄다.

발꿈치를
뒤로 민다.

척주 중립 자세로
중심근육의 힘을 유지한다.

팔꿈치를
과도하게 뻗지
않고 약간 굽힌다.

2단계
중심근육의 힘을 유지하면서 천천히 엉덩이를 내리고 왼손을
바닥에 짚어 다시 시작 자세로 돌아간다. 이제 처음의 하이
플랭크 자세가 되어 있을 것이다.

넙다리두갈래근 짧은갈래(대퇴이두근 단두)

넙다리두갈래근 긴갈래(대퇴이두근 장두)

가쪽넓은근(외측광근)

중간넓은근(중간광근)

안쪽넓은근(내측광근)

넙다리곧은근(대퇴직근)

장딴지근(비복근)

긴종아리근(장비골근)

구분

●--- 관절

○— 근육

● 장력에 저항하며
짧아진다.

● 장력에 저항하며
길어진다.

● 장력의 작용 없이
길어진다.

● 움직임도 길이
변화도 없다.

아랫몸(하체)

넙다리네갈래근(대퇴사두근),
큰볼기근(대둔근)과
중간볼기근(중둔근),
넙다리뒤근육(햄스트링),
장딴지근, 정강근(경골근)이
등척성 수축을 통해 전신
안정화를 보조한다.

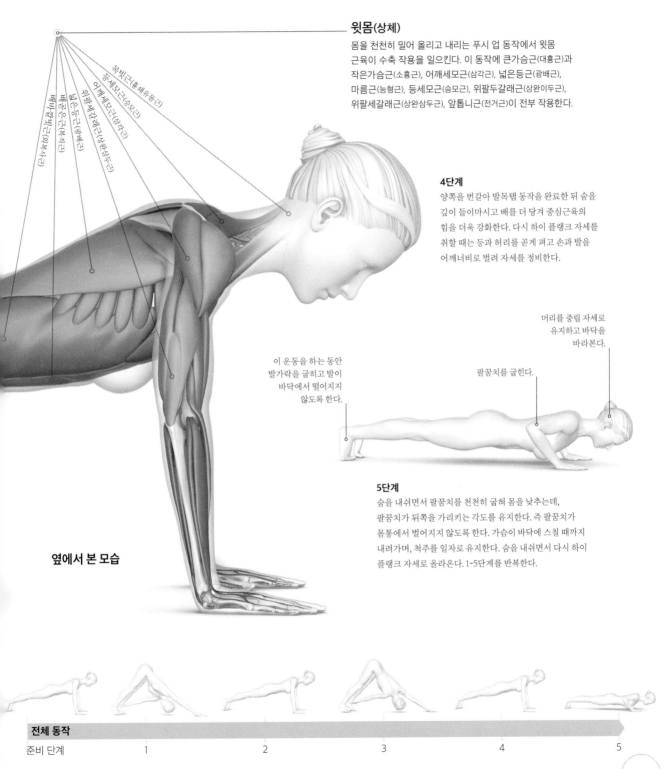

윗몸(상체)

몸을 천천히 밀어 올리고 내리는 푸시 업 동작에서 윗몸 근육이 수축 작용을 일으킨다. 이 동작에 큰가슴근(대흉근)과 작은가슴근(소흉근), 어깨세모근(삼각근), 넓은등근(광배근), 마름근(능형근), 등세모근(승모근), 위팔두갈래근(상완이두근), 위팔세갈래근(상완삼두근), 앞톱니근(전거근)이 전부 작용한다.

목빗근(흉쇄유돌근)
등세모근(승모근)
어깨세모근(삼각근)
넓은등근(광배근)
위팔세갈래근(상완삼두근)
앞톱니근(전거근)
배곧은근(복직근)

4단계

양쪽을 번갈아 발목탭 동작을 완료한 뒤 숨을 깊이 들이마시고 배를 더 당겨 중심근육의 힘을 더욱 강화한다. 다시 하이 플랭크 자세를 취할 때는 등과 허리를 곧게 펴고 손과 발을 어깨너비로 벌려 자세를 정비한다.

머리를 중립 자세로 유지하고 바닥을 바라본다.

팔꿈치를 굽힌다.

이 운동을 하는 동안 발가락을 굽히고 발이 바닥에서 떨어지지 않도록 한다.

5단계

숨을 내쉬면서 팔꿈치를 천천히 굽혀 몸을 낮추는데, 팔꿈치가 뒤쪽을 가리키는 각도를 유지한다. 즉 팔꿈치가 몸통에서 벌어지지 않도록 한다. 가슴이 바닥에 스칠 때까지 내려가며, 척주를 일자로 유지한다. 숨을 내쉬면서 다시 하이 플랭크 자세로 올라온다. 1~5단계를 반복한다.

옆에서 본 모습

전체 동작

준비 단계   1   2   3   4   5

비보이
킥 **B BOY** POWER KICKS

중심근육(코어근육)에 중점을 두는 이 운동은 배속빗근, 배바깥빗근, 배 근육, 허리를 강화한다. 또한 어깨, 팔, 다리를 강화하며, 심장 수축력과 심폐 지구력을 향상시킨다.

개요 보기

비보이 킥(비보이 파워킥)은 고급 과정 유산소 운동이다. 초심자는 자세를 완벽하게 잡을 때까지 느린 속도로 연습한다. 처음에는 30초씩 3~5세트 완료를 목표로 시작한다. 힘이 붙고 동작이 익숙해지고 나면 동작 속도와 운동 시간 둘 다 늘린다.

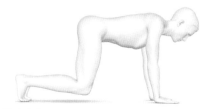

준비 단계

바닥에 무릎을 대고 손으로 짚은 뒤 무릎을 바닥에서 8~15센티미터 띄워 베어 플랭크 자세(44~45쪽 참조)를 취한다. 팔목은 어깨와, 무릎은 골반과 일직선이 되게 하고, 등은 처지거나 솟지 않도록 평평하게 유지한다.

아랫몸(하체)

발차기 동작 때 넙다리네갈래근(대퇴사두근), 넙다리뒤근육(햄스트링), 볼기근(둔근)에서 등척성 수축이 일어난다. 발차기를 위해 다리를 옆으로 밀어보낼 때 넙다리네갈래근이 활성화하며, 볼기근은 엉덩관절 안정화에 작용한다.

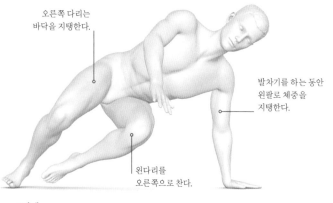

오른쪽 다리는 바닥을 지탱한다.

발차기를 하는 동안 왼팔로 체중을 지탱한다.

왼다리를 오른쪽으로 찬다.

1단계

숨을 내쉬면서 오른손과 왼발을 바닥에서 들어 올리고 엉덩이를 오른쪽으로 돌린 뒤 오른 발꿈치로 바닥을 짚고 몸통 아래쪽에서 왼다리를 오른쪽으로 밀어 위로 찬다. 이때 차는 다리가 몸통 위로 올라오지 않게 한다. 몸통을 거의 천장을 마주볼 정도로 돌리고 왼다리를 뻗어 발꿈치를 바닥에 살짝 댄다. 오른팔을 머리 위로 올린다.

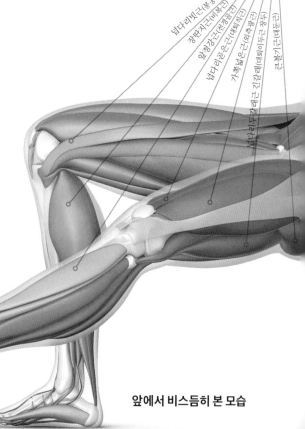

넙다리빗근(봉공근)
앞정강근(전경골근)
넙다리곧은근(대퇴직근)
가쪽넓은근(외측광근)
넙다리두갈래근 긴갈래(대퇴이두근 장두)
큰볼기근(대둔근)

앞에서 비스듬히 본 모습

구분

- 관절
- 근육
- 장력에 저항하며 짧아진다.
- 장력에 저항하며 길어진다.
- 장력의 작용 없이 길어진다.
- 움직임도 길이 변화도 없다.

윗몸(상체), 배(복부)

바닥에 무릎을 대고 손으로 짚을 때 위팔세갈래근, 어깨세모근, 가슴근, 넓은등근(광배근), 배 근육이 모두 활성화된다. 발차기 전 다리를 옆으로 밀어 보내는 동작에서는 어깨세모근, 위팔세갈래근, 배속빗근과 배바깥빗근(내외 복사근)이 수축한다.

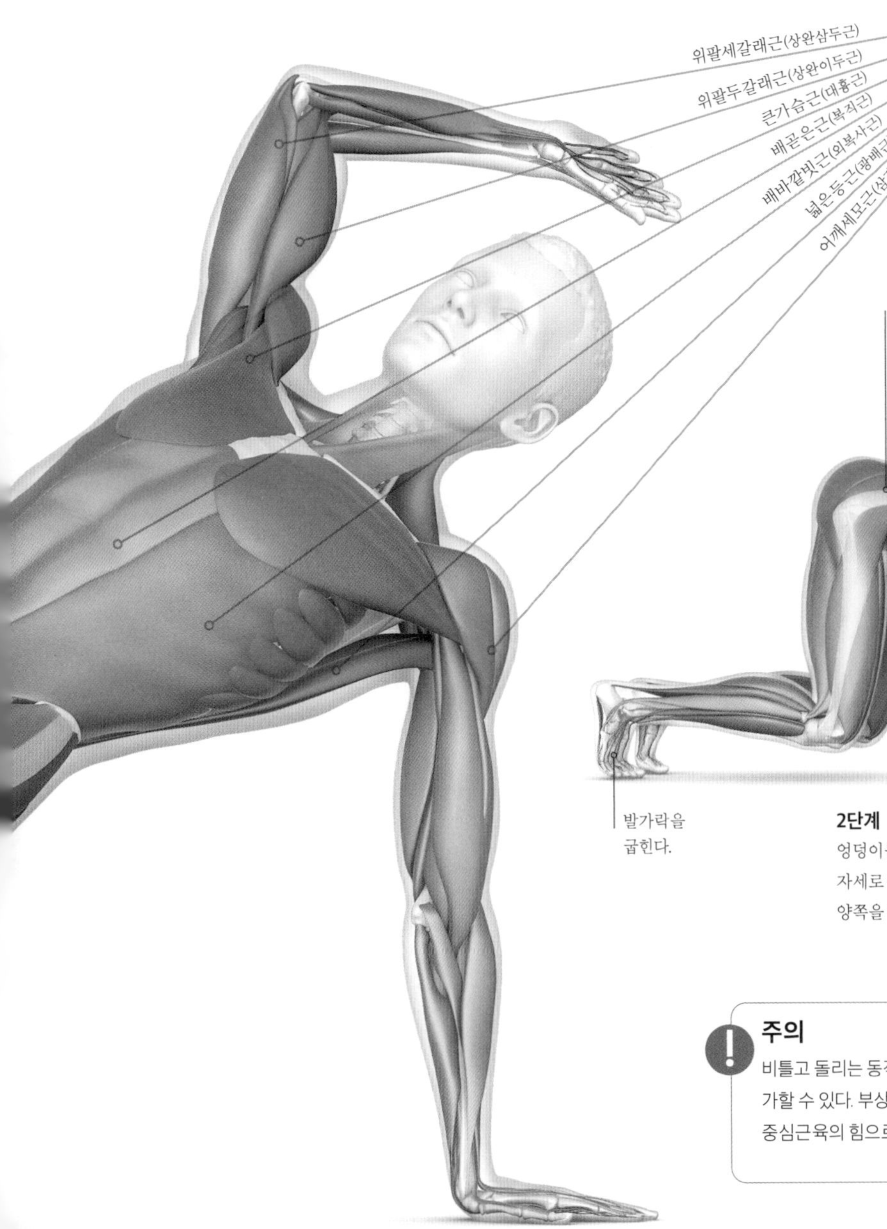
위팔세갈래근(상완삼두근)
위팔두갈래근(상완이두근)
큰가슴근(대흉근)
배곧은근(복직근)
배바깥빗근(외복사근)
넓은등근(광배근)
어깨세모근(삼각근)

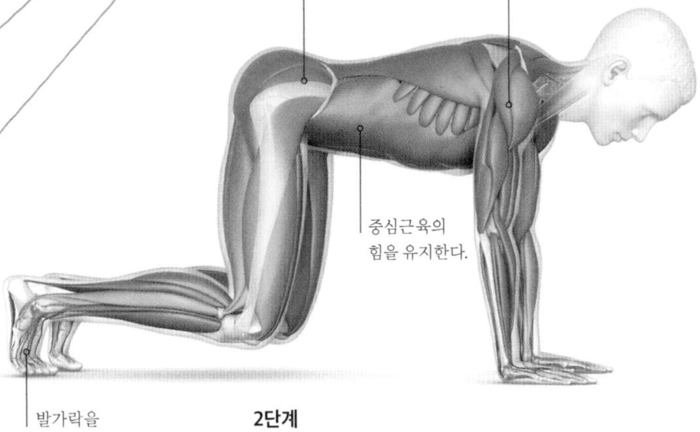
척주, 목, 허리를
일직선으로 유지한다.
손목을 어깨 바로
아래 둔다.
중심근육의
힘을 유지한다.
발가락을
굽힌다.

2단계

엉덩이를 왼쪽으로 다시 돌려 시작 단계의 베어 플랭크 자세로 돌아간다. 방향을 바꿔 1~2단계를 반복하는데, 양쪽을 같은 횟수로 반복한다.

주의

비틀고 돌리는 동작이 많아 손목과 돌림근에 스트레스를 가할 수 있다. 부상을 피하기 위해서는 처음부터 끝까지 중심근육의 힘으로 움직임을 조절하는 연습이 필요하다.

HIIT 운동 | 전신 운동

밀리터리 프레스 앤드 오버헤드 트라이셉스 익스텐션 MILITARY PRESS AND OVERHEAD TRICEPS EXTENSION

밀리터리 프레스 동작은 가슴, 어깨, 팔, 등

위쪽 근육과 더불어 중심근육을 강화한다.

트라이셉스 익스텐션 동작은 등쪽은 위팔세갈래근을
고립 강화한다.

개요 보기

순가락을 바깥쪽으로 향하게 덤벨을 잡아 머리 위로
들어 올린다. 생활한 자세를 유지할 수 있는 중량을
선택해야 한다. 팔꿈치 자세와 위치를 정확히 하는
것이 중요한데, 팔꿈치를 손목과 일자로 만들거나
약간 안쪽으로 기우는 정도로 잡는다. 중심자는
8~10회 3세트로 시작해 숙달되면 점차 중량을
올린다.

구분

- ● --- 관절
- ○ --- 근육

● 장력에 저항하며
  짧아진다.

● 장력에 저항하며
  길어진다.

● 장력에 작용 없이
  길어진다.

● 움직임도 길이
  변화도 없다.

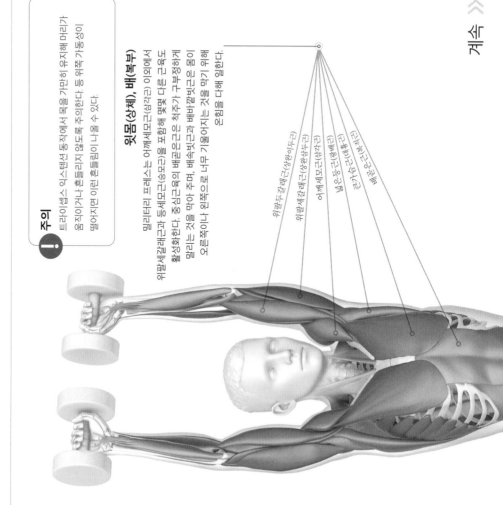

윗몸(상체), 배(복부)

밀리터리 프레스는 어깨세모근(삼각근)과 다른 근육
활성화한다. 중심근육 배곧은근은 척주가 구부정하게
말리는 것을 막아 주며, 배숙빗근과 배바깥빗근은 몸이
오른쪽이나 왼쪽으로 너무 기울어지는 것을 막기 위해
운동을 다해 일한다.

- 위팔노근(상완요골근)
- 위팔두갈래근(상완이두근)
- 위팔세갈래근(삼두근)
- 어깨세모근(삼각근)
- 넓은등근(광배근)
- 큰가슴근(대흉근)
- 배곧은근(복직근)

! 주의

트라이셉스 익스텐션 동작에서 목을 가만히 유지해 머리가
움직이거나 흔들리지 않도록 주의한다. 등쪽 가동성이
떨어지면 이런 흔들림이 나올 수 있다.

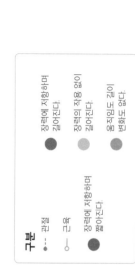

계속 »

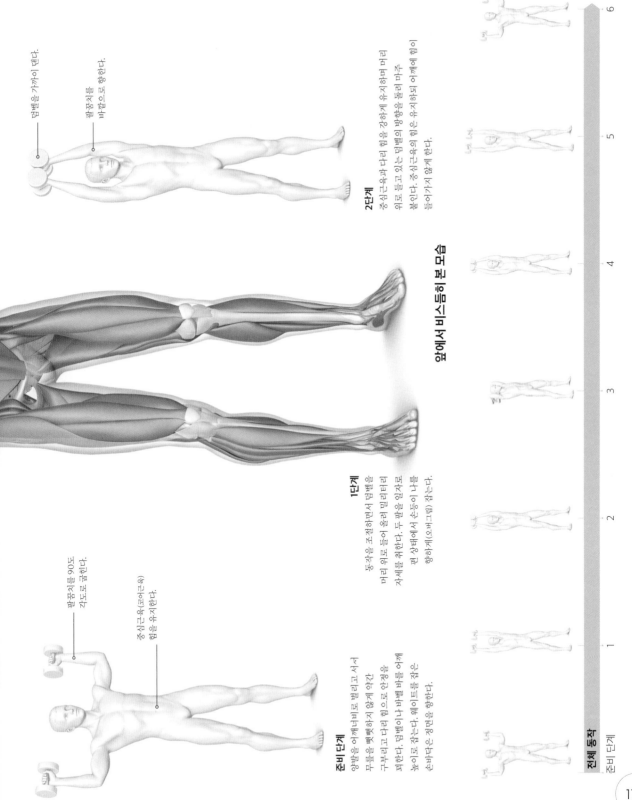

준비 단계

팔꿈치를 90도
각도로 굽힌다.

중심근육(코어근육)
힘을 유지한다.

양팔을 어깨너비로 벌리고 서서
무릎을 뻣뻣하지 않게 약간
구부리고 다리 힘으로 안정을
취한다. 덤벨이나 바벨 바를 어깨
높이로 잡는다. 웨이트를 잡은
손바닥은 정면을 향한다.

1단계

동작을 조절하면서 덤벨을
머리 위로 들어 올려 밀리터리
자세를 취한다. 두 팔을 일자로
편 상태에서 손등이 나를
향하게(오버그립) 잡는다.

덤벨을 가까이 댄다.

팔꿈치를
바깥으로 향한다.

2단계

중심근육과 다리 힘을 강하게 유지하며 머리
위로 들고 있는 덤벨의 방향을 돌려 마주
붙인다. 중심근육의 힘은 유지하되 어깨에 힘이
들어가지 않게 한다.

앞에서 비스듬히 본 모습

전체 동작

준비 단계

1   2   3   4   5   6

» 밀리터리 프레스 앤드 오버헤드 트라이셉스 익스텐션

MILITARY PRESS AND **OVERHEAD TRICEPS EXTENSION**

(앞에서 계속)

윗몸(상체), 배(복부)

이 동작은 위팔세갈래근 고립 운동으로, 위팔에서 팔꿉관절(주관절)을 펴는 동작에서 긴갈래(장두), 안쪽갈래(내측두), 가쪽갈래(외측두)의 세 갈래(삼두)가 함께 작용한다. 동작 처음부터 끝까지 중심근육(코어근육)의 힘을 유지해야 한다.

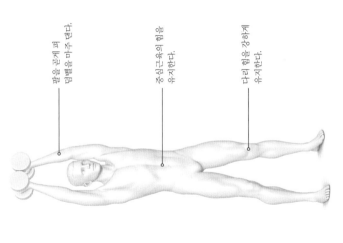

팔을 곧게 펴 덤벨을 마주 댄다.

중심근육의 힘을 유지한다.

다리 힘을 강하게 유지한다.

위팔세갈래근(상완삼두근)

어깨세모근(삼각근)

넓은등근(광배근)

큰가슴근(대흉근)

배곧은근(복직근)

3단계

숨을 내쉬면서 웨이트를 천천히 머리 뒤쪽으로 내리는 위팔세갈래근 폄 동작을 수행한다. 이 폄 동작에서 가동 범위 끝까지 내렸을 때 웨이트가 뒤통수에 닿지 않도록 한다. 가슴과 엉덩관절(고관절)을 일렬로 유지해 등이 구부정해지지 않도록 한다.

4단계

팔꿈치를 90도 혹은 이보다 약간 더 굽힌 다음 숨을 들이쉬면서, 동작 순서를 뒤집어, 웨이트를 다시 머리 위로 들어 올려 마주 댄다.

> 위팔세갈래근 폄 동작에서는 팔꿉관절 아래쪽만 움직이고 나머지 부위는 움직임 없이 안정적으로 유지해 고립 운동 효과를 극대화한다.

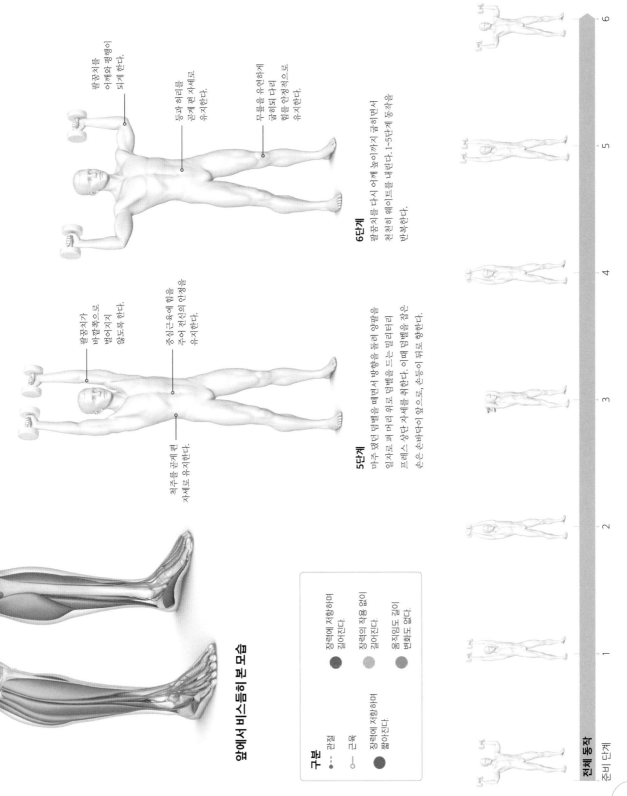

팔꿈치를 어깨와 평행이 되게 한다.

등과 허리를 곧게 편 자세로 유지한다.

무릎을 유연하게 굽히되 다리 힘을 안정적으로 유지한다.

6단계

팔꿈치를 다시 이깨 높이까지 굽히면서 천천히 웨이트를 내린다. 1~5단계 동작을 반복한다.

팔꿈치가 바깥쪽으로 벌어지지 않도록 한다.

중심근육에 힘을 주어 전신의 안정을 유지한다.

척추를 곧게 편 자세로 유지한다.

5단계

마주 댔던 덤벨을 떼면서 바깥쪽 방향을 돌려 양팔을 일자로 쭉 머리 위로 덤벨을 드는 밀리터리 프레스 상단 자세를 취한다. 이때 덤벨을 잡은 손은 손바닥이 앞으로, 손등이 뒤로 향한다.

앞에서 비스듬히 본 모습

구분

- 관절
- 근육
- 장력에 저항하며 짧아진다.
- 장력에 저항하며 길어진다.
- 장력에 작용 없이 길어진다.
- 움직임도 길이 변화도 없다.

전체 동작

준비 동작

1 2 3 4 5 6

벤트오버 로 앤드 해머 컬
BENT-OVER ROW AND HAMMER CURL

여러 근육군 강화를 목표로 하는 복합적 기능 운동이다.
로(노젓기) 동작은 등, 가슴, 위팔의 근육과 어깨 돌림근을
강화한다. 해머 컬 동작은 위팔두갈래근을 공략한다.

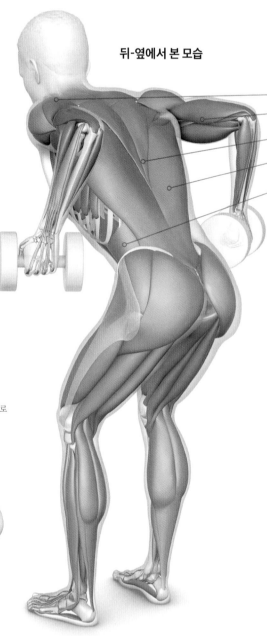

뒤-옆에서 본 모습

개요 보기

허리를 굽혀 로 동작을 수행할 때는 굽히는 각도가 45도 이상이
되지 않도록 하며, 등과 허리, 어깨가 구부정해지지 않도록
의식적으로 곧게 펴야 한다. 해머 컬 동작에서는 팔꿈치를
안정적으로 고정된 자세로 유지하면서 웨이트가 흔들리지 않게
천천히 제어하면서 들어 올린다. 셋을 세면서 들어 올리고 셋을
세면서 내린다. 전체 동작을 8회 3세트 반복 수행한다.

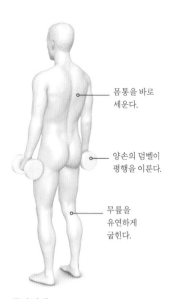

몸통을 바로
세운다.

양손의 덤벨이
평행을 이룬다.

무릎을
유연하게
굽힌다.

준비 단계
양발을 어깨너비로 벌리고 무릎을
유연하게 구부리고 서서 양손에 덤벨을
잡아 몸 옆으로 내린다.

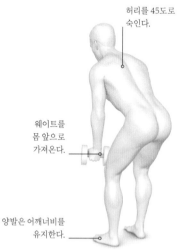

허리를 45도로
숙인다.

웨이트를
몸 앞으로
가져온다.

양발은 어깨너비를
유지한다.

1단계
숨을 들이마시면서 무릎을 구부리고 엉덩관절을
45도로 굽히고 등은 곧게 편다. 이제 웨이트가 몸
앞쪽으로 와 있을 것이다.

2단계
숨을 내쉬면서 팔꿈치를 90도 굽혀 웨이트를 뒤로 들어
올리는 수평 당기기(리버스 로 또는 인버티드 로) 동작을
수행한다. 들어 올리는 동작에서는 팔이 어깨 위로 올라가면
안 된다. 가슴은 약간 들어 올린 자세를 유지한다.

윗몸(상체), 배(복부)

이 운동은 넓은등근, 마름근(능형근), 척주세움근(척주기립근), 등세모근을 활성화한다. 보조근으로는 위팔두갈래근(상완이두근), 아래팔근육(전완근), 뒤어깨세모근(후방삼각근)이 활성화된다. 동작 처음부터 끝까지 중심근육(코어근육)이 전신 안정화 근육으로 사용되며, 등과 허리가 말리지 않도록 잡아 주는 역할을 한다.

팔

해머 컬은 위팔두갈래근을 고립 공략하는 운동으로, 이 근육이 컬 동작에서 어깨와 손목, 팔꿈치 관절을 안정적으로 움직일 수 있게 지지한다. 배곧은근(복직근), 배속빗근과 배바깥빗근은 척주를 지지한다. 이 운동 처음부터 끝까지 중심근육이 활성화된다.

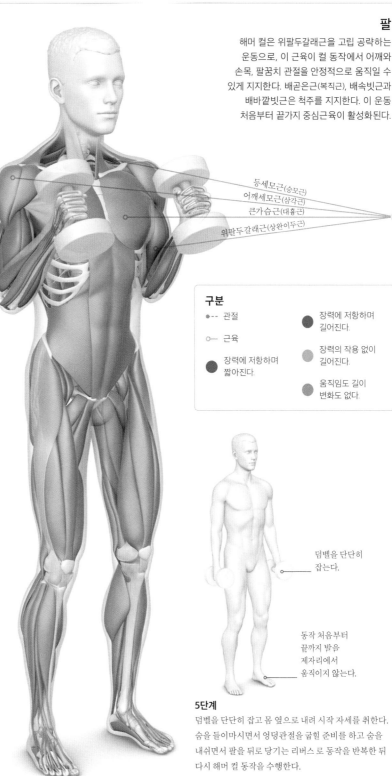

어깨세모근(삼각근)
위팔세갈래근(상완삼두근)
등세모근(승모근)
넓은등근(광배근)
배가로근(복횡근)

등세모근(승모근)
어깨세모근(삼각근)
큰가슴근(대흉근)
위팔두갈래근(상완이두근)

앞에서 본 모습

구분

- ●-- 관절
- ○-- 근육
- ● 장력에 저항하며 짧아진다.
- ● 장력에 저항하며 길어진다.
- ● 장력의 작용 없이 길어진다.
- ● 움직임도 길이 변화도 없다.

덤벨을 넓적다리 앞에 두어 두 번째 로 동작을 준비한다.

무릎을 약간 구부리고 다리 힘을 강하게 유지한다.

3단계
윗몸을 굽힌 자세에서 숨을 들이마시면서 웨이트가 흔들리지 않게 제어하면서 내린다. 숨을 내쉬고 로 동작을 한 번 더 반복한다.

덤벨을 단단히 잡는다.

동작 처음부터 끝까지 발을 제자리에서 움직이지 않는다.

4단계
천천히 몸을 세워 시작 자세로 돌아간 다음 팔꿈치 위치를 고정한 상태로 굽혀 웨이트를 어깨를 향해 들어 올려 해머 컬을 수행한다. 양쪽 해머가 평행을 이루어야 하며 손등은 바깥을 향한다.

5단계
덤벨을 단단히 잡고 몸 옆으로 내려 시작 자세를 취한다. 숨을 들이마시면서 엉덩관절을 굽힐 준비를 하고 숨을 내쉬면서 팔을 뒤로 당기는 리버스로 동작을 반복한 뒤 다시 해머 컬 동작을 수행한다.

리어 델토이드 플라이 앤드 트라이셉스 킥백 REAR DELTOID FLY AND TRICEPS KICKBACK

여러 근육군을 동시에 단련하는 복합 운동으로,
뒤어깨세모근과 등세모근을 포함해
등 위쪽의 주요 근육만이 아니라
위팔세갈래근과 배 근육까지
공략한다.

개요 보기

어깨뼈를 뒤로 당기는 리어 델토이드(뒤어깨세모근,
후방삼각근) 플라이로 시작한다. 그런 다음 윗몸을 숙인
자세를 유지하면서 트라이셉스 킥백(위팔세갈래근 뻗어
올리기 동작)을 수행한다. 자신의 체력 수준에 맞는
중량을 선택하며, 처음에는 웨이트 없이 연습하다가
동작이 익숙해진 뒤에 사용한다.

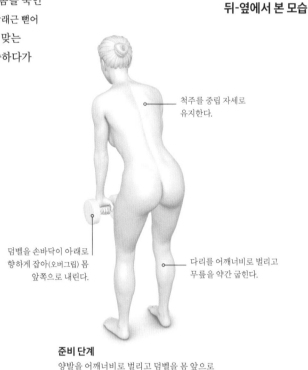

뒤-옆에서 본 모습

척주를 중립 자세로
유지한다.

덤벨을 손바닥이 아래로
향하게 잡아(오버그립) 몸
앞쪽으로 내린다.

다리를 어깨너비로 벌리고
무릎을 약간 굽힌다.

준비 단계
양발을 어깨너비로 벌리고 덤벨을 몸 앞으로
내린다. 엉덩관절(고관절) 접기(hinge) 동작으로
엉덩이를 뒤로 밀고 가슴을 약간 앞으로
내민다.

구분

- ●-- 관절
- ○- 근육
- ● 장력에 저항하며
  짧아진다.
- ● 장력에 저항하며
  길어진다.
- ● 장력의 작용 없이
  길어진다.
- ● 움직임도 길이
  변화도 없다.

계속 »

1단계

숨을 내쉬고 어깨뼈를 가운데로 당기면서 양팔을 동시에 옆으로 들어 올린다. 어깨뼈를 척주 방향으로 당기는 동작을 수행할 때 팔꿈치를 유연하게 굽힌 상태로 유지한다. 덤벨을 들어 올린 자세로 2초간 버틴다.

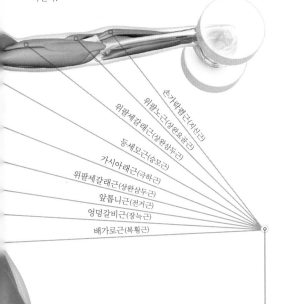

손가락폄근(지신근)
위팔노근(상완요골근)
위팔세갈래근(상완삼두근)
등세모근(승모근)
가시아래근(극하근)
위팔세갈래근(상완삼두근)
앞톱니근(전거근)
엉덩갈비근(장늑근)
배가로근(복횡근)

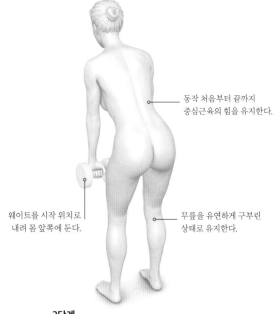

동작 처음부터 끝까지 중심근육의 힘을 유지한다.

웨이트를 시작 위치로 내려 몸 앞쪽에 둔다.

무릎을 유연하게 구부린 상태로 유지한다.

2단계

숨을 들이마시면서 웨이트를 시작 위치로 내린다. 등과 어깨가 앞으로 말리지 않도록 한다. 턱을 당겨 척주 중립 자세를 유지하고 자연스럽게 호흡을 이어간다.

윗몸(상체)

리버스 플라이는 등 위쪽과 어깨세모근의 여러 근육군을 공략한다. 주동근은 뒤어깨세모근이며, 거기에 등세모근의 중간쪽과 아래쪽 근육, 마름근(능형근), 가시아래근(극하근), 작은원근(소원근)이 활성화된다.

ⓘ 주의

등이 말리면 척주에 무리가 가중되므로 주의한다. 중량이 너무 무거우면 등과 허리가 말리고 웨이트가 흔들릴 수 있다. 그렇게 되면 반동을 사용하게 되어 목표 근육을 정확하게 활성화할 수 없다.

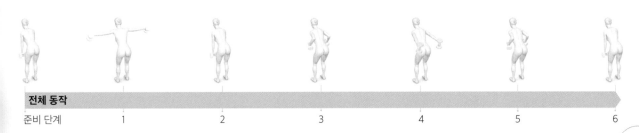

전체 동작

준비 단계 1 2 3 4 5 6

» 리어 델토이드 플라이 앤드 트라이셉스 킥백

REAR DELTOID FLY AND **TRICEPS KICKBACK**

(앞에서 계속)

구분

● - - 관절

○— 근육

● 장력에 저항하며 짧아진다.

● 장력에 저항하며 길어진다.

● 장력의 작용 없이 길어진다.

● 움직임도 길이 변화도 없다.

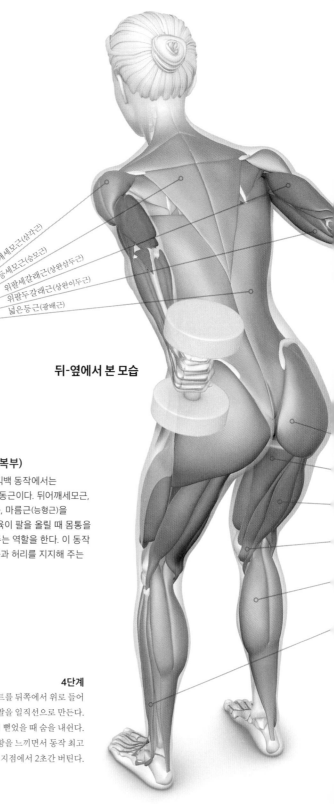

어깨세모근(삼각근)

등세모근(승모근)

위팔세갈래근(상완삼두근)

위팔두갈래근(상완이두근)

넓은등근(광배근)

뒤-옆에서 본 모습

윗몸(상체), 배(복부)

위로 밀어 올리는 킥백 동작에서는 위팔세갈래근이 주동근이다. 뒤어깨세모근, 등세모근, 넓은등근, 마름근(능형근)을 포함한 등 부위 근육이 팔을 올릴 때 몸통을 안정적으로 잡아 주는 역할을 한다. 이 동작 처음부터 끝까지 등과 허리를 지지해 주는 것이 배 근육이다.

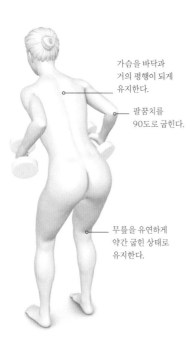

가슴을 바닥과 거의 평행이 되게 유지한다.

팔꿈치를 90도로 굽힌다.

무릎을 유연하게 약간 굽힌 상태로 유지한다.

3단계

팔꿈치를 뒤로 굽혀 웨이트를 들어 올리기 시작한다. 엉덩관절을 접어 앞으로 숙인 자세를 유지하고 가슴을 바닥과 거의 평행이 되게 한다.

4단계

웨이트를 뒤쪽에서 위로 들어 올려 팔을 일직선으로 만든다. 가장 멀리 뻗었을 때 숨을 내쉰다. 강한 저항을 느끼면서 동작 최고 지점에서 2초간 버틴다.

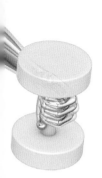

주의

정확한 자세와 방법을 익히는
동안에는 가장 가벼운 중량을
사용한다. 운동을 하면서
편안하고 자연스럽게 호흡할 수
있어야 한다.

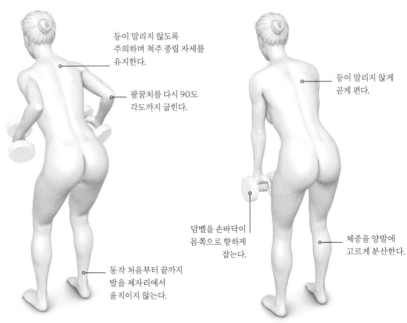

등이 말리지 않도록
주의하며 척주 중립 자세를
유지한다.

팔꿈치를 다시 90도
각도까지 굽힌다.

동작 처음부터 끝까지
발을 제자리에서
움직이지 않는다.

등이 말리지 않게
곧게 편다.

덤벨을 손바닥이
몸쪽으로 향하게
잡는다.

체중을 양발에
고르게 분산한다.

5단계
숨을 들이마시면서 웨이트를 천천히 내린다. 이
동작에서 웨이트가 흔들리면 안 된다. 흔들리면
잠깐 동작을 멈추어 반동을 없앤다.

6단계
팔을 일자로 뻗어 덤벨을 준비 단계 위치로 내린다.
자세를 정비한 뒤 리버스 델토이드 플라이를
시작으로 전체 동작을 반복해 1회를 완료한다.

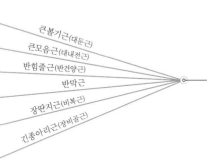

큰볼기근(대둔근)
큰모음근(대내전근)
반힘줄근(반건양근)
반막근
장딴지근(비복근)
긴종아리근(장비골근)

아랫몸(하체)

이 운동에서는 아랫몸 근육이 전신 안정화를
담당한다. 볼기근(둔근)이 전체 동작 동안
등척성 수축을 일으킨다. 볼기근이 수축해
엉덩관절 안정화를 도우며 척주 중립을
유지하게 한다.

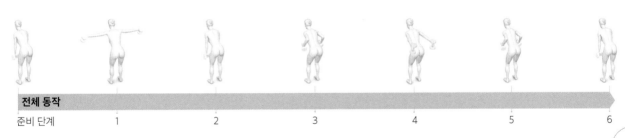

전체 동작

준비 단계　　1　　2　　3　　4　　5　　6

스모 스쿼트 앤드
해머 컨센트레이션 컬 SUMO SQUAT AND HAMMER CONCENTRATION CURL

이 결합 운동은 엉덩이와 넓적다리 안쪽에 중점을 두어 볼기근, 넙다리네갈래근, 엉덩관절 굽힘근, 장딴지근, 중심근육(코어근육)을 강화한다. 해머 컨센트레이션 컬 동작은 위팔의 앞쪽 위팔두갈래근과 더불어 아래팔의 위팔노근을 강화한다.

개요 보기

스모 스쿼트 동작에서는 무릎이 안쪽으로 쏠리지 않게 한다. 동작을 수행하는 동안 가슴을 세워 유지하며 등이 굽지 않는지 의식한다. 중심근육의 힘을 유지하면 바른 자세를 지키는 데 도움이 될 것이다. 컨센트레이션 컬은 팔꿈치를 넓적다리 위에 붙이고 동작을 수행한다.

구분

- ●--- 관절
- ○— 근육
- ● 장력에 저항하며 짧아진다.
- ● 장력에 저항하며 길어진다.
- ● 장력의 작용 없이 길어진다.
- ● 움직임도 길이 변화도 없다.

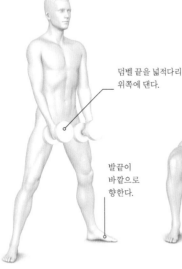

덤벨 끝을 넓적다리 위쪽에 댄다.

발끝이 바깥으로 향한다.

가슴을 세운 자세를 유지한다.

덤벨을 평행하게 다리 사이로 내린다.

준비 단계
발끝을 45도 각도로 해 다리를 넓게 벌린다. 팔에 힘을 주지 않고 덤벨을 넓적다리 앞으로 내려 스쿼트를 준비한다.

1단계
엉덩관절과 무릎을 굽히면서 엉덩이를 뒤로 천천히 밀어낸다. 몸을 낮추어 스쿼트 자세를 취하는 동안 가슴은 세우고 무릎을 바깥으로 벌린 자세를 유지한다. 덤벨을 다리 사이로 가져온다.

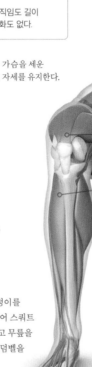

앞에서 비스듬히 본 모습

2단계
스모 스쿼트 자세에서 팔꿈치를 넓적다리 위에 올려 손바닥이 몸의 정중선을 향하게 한다. 팔꿈치를 굽히고 양쪽 덤벨을 어깨에 닿을 때까지 들어 올린다.

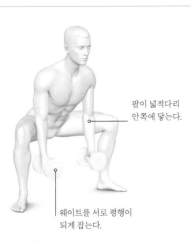

팔이 넓적다리
안쪽에 닿는다.

웨이트를 서로 평행이
되게 잡는다.

3단계
스모 스쿼트 자세를 유지하면서 웨이트를
1단계의 시작 위치인 다리 사이로 내린다.
가슴을 앞으로 향한다.

윗몸(상체), 배(복부)

덤벨을 잡고 있는 동안 팔 근육이
장력을 받으면서 길어진다. 배 근육이
척추 안정화 작용을 한다.

등세모근(승모근)
어깨세모근(삼각근)
큰가슴근(대흉근)
위팔세갈래근(상완삼두근)
배곧은근(복직근)
위팔두갈래근(상완이두근)
위팔노근(상완요골근)
얕은손가락굽힘근(천지굴근)

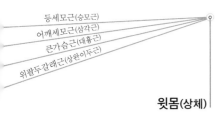

등세모근(승모근)
어깨세모근(삼각근)
큰가슴근(대흉근)
위팔두갈래근(상완이두근)

윗몸(상체)
위팔두갈래근(상완이두근), 위팔노근(상완요골근),
위팔세갈래근(상완삼두근), 손가락폄근(지신근),
가슴근(흉근), 앞톱니근(전거근)을 모두 공략한다.
배곧은근(복직근)이 척주를 지지해 준다.

아랫몸(하체)

넙다리뒤근육(햄스트링),
넙다리네갈래근, 모음근,
벌림근, 볼기근이 스모
스쿼트 낮은 자세에서
등척성 수축을 일으킨다.

가쪽넓은근(외측광근)
안쪽넓은근(내측광근)
넙다리곧은근(대퇴직근)
앞정강근(전경골근)
장딴지근(비복근)
가자미근(넙치근)

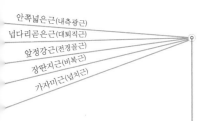

안쪽넓은근(내측광근)
넙다리곧은근(대퇴직근)
앞정강근(전경골근)
장딴지근(비복근)
가자미근(넙치근)

아랫몸(하체)
스모 스쿼트는 구체적으로 넓적다리 안쪽과
엉덩관절 벌림근(고관절 외전근)에 초점을
맞추는 운동으로 넙다리네갈래근(대퇴사두근),
볼기근(둔근), 엉덩관절 근육, 넙다리뒤근육,
장딴지근을 강화한다.

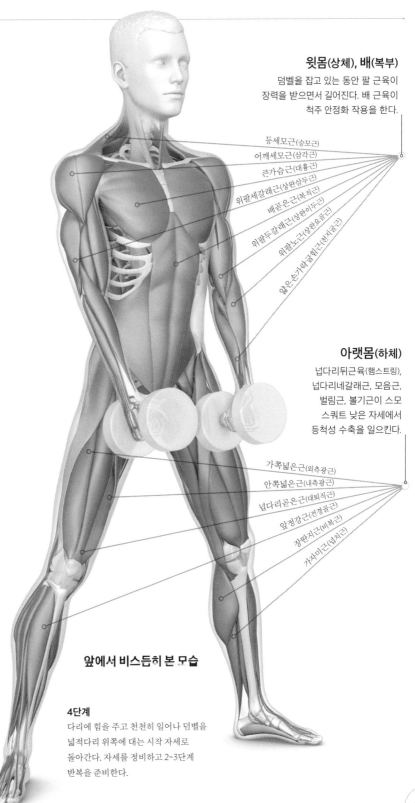

앞에서 비스듬히 본 모습

4단계
다리에 힘을 주고 천천히 일어나 덤벨을
넓적다리 위쪽에 대는 시작 자세로
돌아간다. 자세를 정비하고 2~3단계
반복을 준비한다.

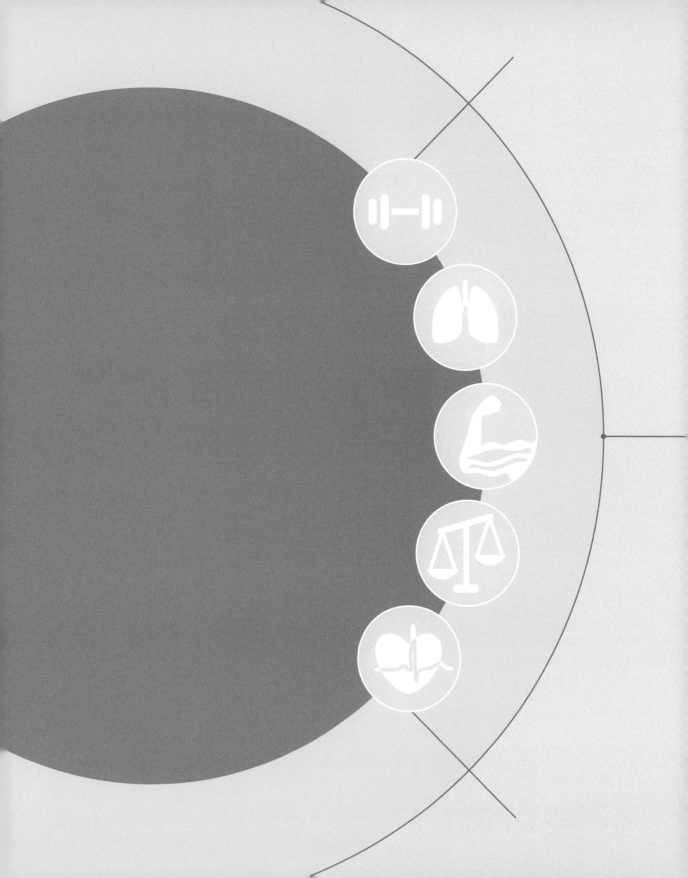

HIIT
훈련

이 섹션에서 소개하는 42가지 고강도 인터벌 트레이닝(HIIT) 루틴은

초심자, 중급자, 숙련자 단계별로 전신 또는 상하체에 중점을 두는 프로그램이

다. 각 운동을 자신의 체력 수준에 맞게 일정 시간 동안 수행하며, 총 5라운드를

완료한다. 더 많은 운동을 결합해 운동 시간을 더 길게 가져갈 수도 있다.

여기에서는 준비 운동(웜업)과 정리 운동(쿨다운)에 대한 조언, 운동 계획 세우는

방법, 나만의 운동 프로그램 구성 방법도 설명한다.

시작하기

유형이나 종류를 가리지 않고 모든 운동은 시작하기에 앞서 자신에게 맞는 단계를 찾는 것이
중요하다. 이 책에는 초심자, 중급자, 숙련자 단계를 위해 설계된 운동 프로그램을 수록했다. 각
단계의 프로그램을 최대한 활용하기 위해서는 자신의 현재 수준에서 시작해 근력과 심장 수축력을
키워나가는 것이 중요하다. 다음 체력 테스트를 사용해 어디에서 시작해야 할지 결정한다.

> 고강도 인터벌
> 트레이닝에 들어가기
> 전에 현재의 체력
> 수준을 평가한다.
> 이 간단한 평가가
> 어디에서 시작해야
> 할지 알려 줄 것이며,
> 진전 정도를 측정할
> 기준이 될 것이다.

나의 **체력 평가하기**

이 프로그램을 시작하기 전에 이 체중 저항 테스트를 실시해 현재의 체력
수준을 평가한다. 테스트 결과는 체력 강화를 위한 여정에서 현재 자신의
위치를 보여 줄 것이다.

테스트하기

평가에는 가장 일반적인 다섯 가지 고강도 인터벌 트레이닝 운동 동작인
푸시업, 스쿼트, 스쿼트 점프, 윗몸 일으키기, 버피가 들어간다. 시작하기
전에 지침을 살펴본다.

푸시업 64~65쪽

1. 각 운동을 30초 수행한다.

2. 한 운동이 끝나면 30초 휴식을 취한다.

스쿼트 96~97쪽

3. 30초 인터벌 운동을 수행하면서 각 운동에서 자신이 반복할 수
있는 횟수를 기록한다.

스쿼트 점프
132~133쪽

4. 다섯 항목의 운동을 마친 뒤 완료한 반복 횟수(rep)를 총합한 수가
총점이다.

싯업 50~51쪽

총 점수가

80점 이상이면	레벨 1로 시작: 초심자
81~104점이면	레벨 2로 시작: 중급자
105점 이상이면	레벨 3으로 시작: 숙련자

버피 146~149쪽

나의 레벨 찾기

체력 평가를 완료한 뒤, 자신이 초심자인지 중급 혹은 고급 체력자인지 알아본다. 자신의 레벨에서 트레이닝을 시작한다.

⭐ 레벨 1: 초심자

반복 횟수로 나온 점수가 80 이하일 경우, 고강도 인터벌 트레이닝이 처음인 경우 초심자 레벨에서 시작한다. 이 레벨에서 시작하면 기본을 탄탄하게 다진 뒤 더 높은 레벨의 고강도 인터벌 트레이닝 운동으로 올라갈 수 있다. 이 기간에는 바른 자세와 호흡법을 익히는 데 중점을 둔다. 맨몸이나 아주 낮은 중량의 기구로 시작한다.

운동당 지속 시간: 30초
운동 사이 휴식 시간: 15초
세트 수: 2~3
세트 사이 휴식 시간: 30~60초

⭐ 레벨 2: 중급자

레벨 2에서 시작한다면 현재 기초가 탄탄한 단계라는 뜻이다. 하지만 이 유형의 운동은 저항이 과하지 않은 가벼운 중량으로 시작하는 것이 바람직하다. 먼저 반복 횟수를 높이고 휴식 시간을 단축하는 방법으로 운동 강도를 높인 다음 몸이 잘 적응하고 동작과 자세에 숙련되면 무거운 중량에 도전할 수 있다.

운동당 지속 시간: 45초
운동 사이 휴식 시간: 15초
세트 수: 3~4
세트 사이 휴식 시간: 30~45초

⭐ 레벨 3: 숙련자

105점 이상이면 이미 체력 수준이 상당히 갖춰진 단계라는 뜻이며, 이제 한 단계 더 밀고 나갈 때가 되었다는 뜻이기도 하다. 더 무거운 웨이트와 더 짧은 휴식 시간, 더 긴 운동 시간으로 심장 수축력과 심폐 지구력, 근육 강도와 근지구력을 한층 더 배가할 수 있는 단계다.

운동당 지속 시간: 60초
운동 사이 휴식 시간: 없음
세트 수: 4~5
세트 사이 휴식 시간: 30~45초

체지방 구성

고강도 인터벌 트레이닝은 운동이 완전히 끝난 뒤에도 지방을 연소하는 것으로 알려져 있다.(16~17쪽) 이 여정을 시작하기 전에 현재 내 몸의 상태를 파악하면 큰 도움이 될 수 있다. 체지방 구성은 근육, 뼈, 지방 등 총체중을 구성하는 여러 요소를 나타낸다. 체지방을 측정하는 방법으로는 체질량 지수, 캘리퍼나 줄자를 이용해 피하지방 두께를 측정하는 피부 두겹법 등 다양한 방법이 있다. 인터넷에 다양한 체지방 계산기 사이트가 있어 이를 통해 도움을 받을 수도 있다.

체지방률 계산하기

다음 계산식을 사용해 체질량 지수(BMI)로 결정되는 대략적인 체지방률을 산출한다.

계산식
미터식: 몸무게(킬로그램) ÷ 키²(미터)
파운드식: 몸무게(파운드) ÷ 키²(인치) x 703

예시
65킬로그램 ÷ 1.8미터² = 체질량 지수(BMI) 20.06 (정상)
160(파운드) ÷ 65(인치)² x 703 = BMI 26.62 (과체중)

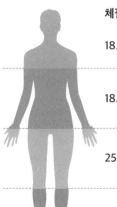

체질량 지수 측정

18.5 이하: 저체중

18.6~24.9: 정상

25~29.0: 과체중

30 이상: 비만

훈련 **계획** 세우기

보디 빌딩 대회를 준비할 때 나는 운동, 식사 계획, 식단 등 모든 요소를 포괄하는 13주 계획표를 짰다. 명확한 계획은 목표에 도달하기 위한 이정표다. 훈련도 중요하지만, 과도한 훈련이 되지 않도록 경계해야 하며, 적절한 회복 방법과 함께 신체에 연료를 공급하기 위한 영양 계획이 필요하다.

운동은 **얼마나 자주** 해야 하는가?

고강도 인터벌 트레이닝(HIIT)은 매일 하도록 만들어진 운동이 아니다. 이 운동이 초고속 루틴으로 설계된 이유는 최고 강도로 수행하기 위해서다. 살을 빨리 빼면서도 건강을 지키고 싶은 마음은 모두가 하나일 텐데, 이것이 사람들이 고강도 인터벌 트레이닝에 환호하는 이유의 하나다. 고강도 인터벌 트레이닝은 짧은 시간 안에 심박수를 최대치로 끌어올려 신진 대사를 촉진하고 지방을 연소하는 것을 목표로 한다. 러닝머신에서 힘겨운 시간을 보낼 필요가 없다. 고강도 인터벌 트레이닝 운동 후 발생하는 지방 연소 현상을 EPOC(후연소 효과, 16~17쪽 참조)라고 하는데, 이 운동이 신진 대사와 지방 연소를 촉진해 더 많은 칼로리를 소모하게 하는 것이다.

고강도 인터벌 트레이닝은 강도가 매우 높은 유형의 운동이기 때문에 몸을 서서히 적응시켜가면서 단계를 높이는 것을 추천한다. 체력 측정 테스트(188쪽 참조)를 통해 어느 레벨에서 시작해야 하는가를 알 수 있을 것이다. 처음 훈련을 시작할 때는 일주일 3~4회를 추천한다. 고강도 인터벌 트레이닝이 처음이면 몸이 이 운동의 강도에 익숙해질 때까지 일주일

1회 수행이 바람직하다. 몸이 서서히 적응하면서 운동 일수를 늘리도록 한다. 단 하루 운동을 수행하면 24시간을 회복 시간으로 할애하도록 한다.

과도한 근육 단련은 과도한 운동을 피해야 하는 하나의 이유다. 운동을 과도하게 하면서 회복 기간을 주지 않아 휴식이 부족하면 관절에 스트레스를 가할 수 있다. 근육이 과로로 통증이 생기고 불편해지면 전반적인 신체 활동 능력이 저하되며 부상을 유발할 수 있다.

일주일 프로그램

주간 운동 계획을 세울 때는 여러 다른 근육군 운동을 조합해 구성하는 것이 중요하다. 예를 들어 하체 운동만 연달아 하면 다리 근육에 무리가 갈 수 있다. 또한 운동과 운동 사이에 간격을 두어 충분한 회복 시간을 버는 것도 중요하다.

사례

가령 일주일에 4회 운동을 계획한다면, 첫날은 상체 근육 공략 운동으로 시작해 둘째 날에는 하체 근육 운동으로, 셋째 날에는 코어 공략 운동, 넷째 날에는 전신 운동으로 구성하는 식이다.

나의 레벨에 맞게 운동하기

체력 측정 테스트를 받으면 이 체력 단련 여정을 어디에서 출발해야 할지 보일 것이다.

레벨 1: 초심자
레벨 1에서 시작한다면, 일주일이 1~2일만 하면서 서서히 몸을 적응시킨다. 아울러 체력 측정 테스트가 권장하는 세트 수, 운동 시간 및 휴식 시간을 확실하게 준수한다.

레벨 2: 중급자
체력 측정 테스트에서 중급자 평가를 받았다면, 고강도 인터벌 트레이닝을 일주일에 2~3일 수행하는 것으로 시작한다. 아울러 체력 측정 테스트가 권장하는 세트 수, 운동 시간 및 휴식 시간을 확실하게 준수한다.

레벨 3: 숙련자
레벨 3에서 시작한다면, 일주일에 3~4일 훈련을 목표로 설정한다. 아울러 체력 측정 테스트가 권장하는 세트 수, 운동 시간 및 휴식 시간을 확실하게 준수한다.

훈련 단계 높이기

"우리는 언제라도 한 단계 더 높일 수 있다." 내가 아주 좋아하는 말이다. 정체
상태라고 느껴질 때 운동 강도를 높일 수 있는 몇 가지 방법을 다음에 소개한다.

반복 횟수와 중량 높이기
운동 시간을 늘리고 거기에 사용하는
웨이트의 저항 강도를 늘리는 것이 근육량을
키우는(근비대) 틀림없는 방법이다. 그 결과로
운동이 전보다 더 힘들게 느껴질 것이다.

세트 수 높이기
운동 강도를 한 단계 더 끌어올리는 한 가지
방법은 세트 수를 높이는 것으로, 이는
프로그램 내 구성 운동당 쓰는 시간이 더
길어진다는 뜻이다. 이런 식으로 세트 수를
늘리면 확실히 몸에 더 큰 부하를 가하게 될
것이다.

여유 반복 횟수
(RIR, reps in reserve)
여유 반복 횟수는 한 세트를 완료했을 때 아직
'탱크'에 남아 있는 여유분의 반복 횟수를
말하며, 다시 말해서 한 세트에서 실패
전(한계점)까지 반복할 수 있었던 잔여 횟수다.
이 여유 반복 횟수를 4~5회(4~5RIR)로 잡으면
최대치의 운동 효과를 얻을 수 있다.

회복
운동만큼이나, 어쩌면 더 중요한 것이
회복이다. 고강도의 과도한 단련 후에
충분한 회복 기회를 주지 않아 운동을 통해
얻은 효과를 공고히시키지 못하는 경우가
많다. 회복과 관련한 몇 가지 개념을 자세히
설명한다.

회복

"열심히 단련한 만큼 쉬어라." 이 말도 좋아한다. 30세가 넘어가면 1:1 비율로 회복해야 하므로 1시간
운동하면 1시간을 회복 시간으로 안배해야 한다. 내 학생들은 대부분 이 말이 1시간 동안 스트레칭을
하라는 뜻으로 받아들이지만, 회복에는 다양한 형태가 있다. 여기 몇 가지를 소개한다.

수분과 영양 섭취
물은 우리 몸의 세포에 산소를 운반해 체내
계통이 제대로 기능하도록 만들어 준다. 또한
체내 독소를 제거하는 역할도 수행한다. 땀을
흘리면 그렇게 빠져나간 수분을 보충해야
한다. 경험에서 우러난 한 가지 조언이
있다면, 목이 마르다면 이미 탈수 상태(27쪽
참조)라는 이야기다.

식단에 관해서는, 앞에서 다룬 영양
가이드(26~27쪽)에서 내가 하는 운동에 가장
도움이 될 에너지 공급 방법을 알아본다.
식단은 운동 효과에 중대한 영향을 미친다.

스트레칭
스트레칭은 근육과 관절의 긴장이나
뻐근함을 완화하고 유연성을 높여 준다.

고강도 인터벌트레이닝 운동을 수행하면
근육 수축이 일어난다. 따라서 스트레칭을
통해 근육을 늘려 주는 것이 중요하며,
그렇지 않으면 근육 불균형 현상이 발생할
수 있다. 근육 불균형은 관절에 스트레스를
가해 부상을 유발할 수 있다. 근육을 늘려
주면 가동 범위가 크게 넓어져 운동을 더욱
정확하고 효과적으로 수행할 수 있게 된다.

회복 운동으로 할 스트레칭으로는 서서
넙다리네갈래근(대퇴사두근) 당기기, 척추
트위스트 병행 런지(lunge with spinal twist),
위팔세갈래근(상완삼두근) 스트레칭, 4자
다리 스트레칭, 고양이 스트레칭, 90/90
스트레칭, 해피 베이비 스트레칭, 나비 자세
스트레칭 등이 있다.

폼롤러 운동
폼롤러 운동은 근육 뭉침, 통증 및 염증을
완화하는 데 효과적인 자가 근막 이완
요법이다. 가동 범위까지 넓혀 주는 폼롤러
운동은 준비 운동이나 정리 운동에 포함할
만하다.

폼롤러 운동을 처음 할 때는 가벼운
압박으로 시작한다. 근육이 뭉쳐 있어
폼롤러를 굴릴 때 통증이 심하게 느껴지는
경우에는 폼롤러를 누르는 힘을 줄여 압박을
조절한다. 약 10초간 굴리기로 시작해
30~60초까지 시간을 늘린다. 폼롤러
운동이 처음인 사람은 전문가에게 도움을
청하거나 온라인에서 운동법을 찾아보는
것이 좋다.

나만의 루틴
만들고 따르기

새로운 운동을 시작할 때는 습관이 되는 데 도움이 될 루틴으로 만드는 것이 좋다. 하나의 습관이 형성되는 데는 18일이 걸리고 그 습관이 자동적인 행동 양식으로 바뀌는 데는 66일이 걸린다. 하지만 이 습관이 깨지는 데는 단 이틀이면 된다. 실천 가능한 계획은 건강한 새 습관을 정착시키는 데 도움이 될 뿐만 아니라 전반적인 건강과 체력 목표를 달성하기 위한 명확한 이정표가 된다.

동작 배우고 익히기

시작하기 전에 설명과 지침을 꼼꼼하게 읽는 것이 중요하다. 나는 항상 세 번은 철저히 읽고, 궁금한 점이나 의문이 있으면 적어두라고 가르친다. 대개는 책 속에 그 답이 있을 것이다. 운동을 시작하기 전에 하루하루 그날의 운동에 필요한 것이 무엇인지, 각 운동의 바른 자세는 어떤 것인지 확인하도록 한다. 익숙하지 않은 운동이 있으면 해당 운동이 수록된 페이지로 가서

단계별 가이드를 살펴본 뒤 바른 방법으로 수행한다. 운동은 목표에 초점을 두고 집중해서 수행해야 한다. 운동하다가 도중에 책을 뒤적거리는 일이 없도록 각 동작의 바른 방법을 숙지하고 임하도록 한다.

심장 수축력과 심폐 지구력을 키우기 위한 운동 계획(워크아웃)

일부는 심박수 상승을 목표로 설계된 유산소 운동이다. 심폐 지구력을 높이면 허파(폐)와 혈액 속 산소 흡수율이 상승해 신체 활동을 더 오래 할 수 있다. 지구력은 운동을 장시간 지속할 수 있는 능력을 의미한다. 심폐 지구력은 보통 심혈관 건강과 동일시되며,

지속적인 신체 활동에는 순환계통과 호흡계통이 에너지를 공급해야 한다. 유산소 운동은 또한 칼로리와 지방 연소에 큰 역할을 하며 신진 대사를 촉진한다. 이 유산소 대사의 주요 부산물은 이산화탄소 기체인데 혈액을 통해 허파로 배출된다.

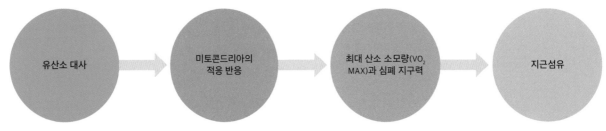

유산소 대사	미토콘드리아의 적응 반응	최대 산소 소모량(VO_2 MAX)과 심폐 지구력	지근섬유

유산소성 대사는 우리 몸이 체내에 저장된 영양소(주로 포도당)를 산소가 있는 상태에서 에너지를 운반하는 분자(ATP)로 전환하는 작용이다.

유산소 대사는 근육세포의 미토콘드리아에서 일어난다. 유산소 운동으로 미토콘드리아의 함량을 늘리고 기능을 개선할 수 있다.

최대 산소 소모량은 고강도 운동을 하는 동안 사용할 수 있는 산소의 최대치를 말한다. 고강도 인터벌 트레이닝은 최대 산소 소모량을 20퍼센트까지 증가시키는 것으로 나타났다.

지근섬유는 산소를 활용하는 에너지 대사에서 높은 효율성을 보인다. 이 대사 과정은 속근섬유의 무산소성 대사에 비해 속도가 느리지만 오랫동안 피로를 느끼지 않고 지속될 수 있다.

중량 선택

현재 나의 상태에서 출발하는 것이 중요하다. 균형점을 찾아야 하는데, 특히 고강도 인터벌 트레이닝(HIIT)을 처음 하는 사람이라면 너무 무겁지 않으면서도 한계에 도전이 될 중량을 선택해야 한다. 신체적 구조에 적합한 웨이트를 선택하는 방법(하중 선택)을 올바르게 이해하면 웨이트 운동의 안전과 효과를 개선할 수 있다. 모든 운동은 힘들이지 않고 들어 올릴 수 있다는 것이 확인된 경량 웨이트를 선택해 시작한 다음 트레이닝을 진행하면서 평가 및 목표로 하는 반복 횟수의 범위에 맞추어 중량을 점진적으로 높여나간다.

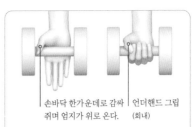

손바닥 한가운데로 감싸 쥐며 엄지가 위로 온다.

언더핸드 그립 (회내)

그립(잡는 방법)
웨이트를 손의 통증 없이 정확한 위치로 잡아 안정적으로 유지하기 위해서 중요하다. 일반적인 그립으로는 언더핸드, 중립, 오버핸드, 혼합형(한손은 언더핸드, 한손은 중립)이 있다. 너무 꽉 잡으면 아래팔에 과도한 스트레스가 가해지므로 주의한다.

안전한 웨이트 운동
HIIT는 운동 목표에 초점을 맞추어 몸의 상태를 지속적으로 인지하고 관찰해야 하는 운동이다. 모든 동작에 세심하게 주의를 기울여야 안전하게 프로그램을 완수할 수 있다.

프리 웨이트

머신이 아닌 프리 웨이트(free weight)에는 덤벨, 바벨, 케틀벨 등이 있다. 덤벨은 육각형, 원형, 조립형 등의 형태로 개별 기구에 중량 표시가 있다. 덤벨은 대부분 한 쌍으로 구성된다. 반복 횟수를 추가했을 때도 충분히 제어하며 들 수 있는 중량으로 시작해 동작에 익숙해지고 체력이 향상되면서 점차 한계를 시험할 만한 중량으로 높여간다.

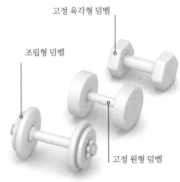

고정 육각형 덤벨

조립형 덤벨

고정 원형 덤벨

덤벨

근육을 키우고 탄탄하게 만드는 운동 계획(워크아웃)

근육을 단련하고 강화하는 운동에는 덤벨이나 케틀벨 같은 웨이트나 저항 밴드를 이용한 중력 저항이 요구된다. 이런 유형의 운동은 근육량 증가에도 중점을 둔다. 무산소 운동에는 웨이트 들어 올리기 등 짧은 시간 동안 에너지를 폭발적으로 소모하는 활동이 포함된다. 무산소 운동은

운동 정체기를 극복하고 새로운 목표를 돌파하고자 할 때 도움이 되며, 나이가 들어가면서 근육량을 유지해야 하는 경우에도 도움이 된다. 대부분의 고강도 인터벌 트레이닝은 무산소 운동이다. 무산소성 대사는 젖산 축적을 유발한다. 무산소성 운동은 대부분 속근(fast-twitch

muscle) 메커니즘을 이용한다. 속근은 수축 속도가 빠른 근육으로, 근육섬유가 흰색을 띠어 백색근이라고도 하며 순간적으로 힘을 내는 빠른 움직임에는 도움이 되지만 지속 시간은 짧다. 운동을 할 때 우리 몸은 유산소 대사가 아닌 체내에 저장된 에너지에 주로 의존한다.

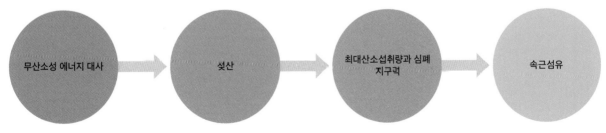

무산소성 에너지 대사	젖산	최대산소섭취량과 심폐 지구력	속근섬유
무산소성 대사는 산소 없이 발생하며 훨씬 빠르지만 유산소 대사보다 효율성이 훨씬 떨어진다. 이 대사 작용은 에너지를 짧은 순간 폭발적으로 소모하는 활동에 사용된다.	젖산은 무산소성 해당 작용의 부산물이다. 젖산이 축적되면(이것이 근육통을 느끼는 원인이다.) 운동 능력이 급격히 저하된다. 휴식을 취하면 젖산은 다시 포도당으로 전환된다.	고강도 운동을 수행해 최대 산소 소모량을 115퍼센트까지 끌어올리면 젖산 역치(운동 중 혈중 젖산 농도가 갑자기 증가하는 지점.—옮긴이)가 높아져 무산소성 운동 지구력이 향상된다.	속근섬유는 빠르고 강한 힘을 내야 하는 움직임을 도와주지만 지속 시간이 짧다. 이런 유형의 움직임에는 지금 운동만큼 많은 ATP 분자를 필요로 하지 않는다. 속근섬유가 많으면 단거리 달리기에 유리하다.

고강도 인터벌 트레이닝
주간 운동 계획표

모름지기 계획을 세운다는 것은 성공할 계획을 세우는 것이다. 신체 단련
여정을 시작하거나 기존의 프로그램을 개선하는 데 도움이 될 만한 6주
운동 계획표를 제안한다.

		월요일	화요일	수요일	목요일
첫째 주		**상체 운동(윗몸)** 벤트오버 와이드 로, 덤벨 바이셉스 컬, 해머 컬, 얼터네이팅 베어 플랭크 로	**코어 운동(중심근육)** 자전거 크런치, 더블 크런치 홀드 위드 트위스트, 시저 킥, 플랭크 잭	**하체 운동(아랫몸)** 스모 스쿼트, 체어 스쿼트, 크랩 워크, 스모 플라이	‖‖‖‖‖‖‖‖‖‖‖‖‖‖‖
둘째 주		●	**하체 운동(아랫몸)** 얼터네이팅 스내치, 스텝 업 위드 덤벨, 얼터네이팅 래터럴 런지, 얼터네이팅 토 탭	**전신 운동(온몸)** 벤트오버 로 + 해머 컬, 파셜 바이셉스 컬, 턱 점프, 푸시 업 앤드 스쿼트	**상체 운동(윗몸)** 사이드투사이드 푸시 업, 덤벨 벤치 프레스, 덤벨 체스트 플라이, 트라이셉스 딥
셋째 주		**전신 운동(온몸)** 벤트오버 로 + 해머 컬, 스모 스쿼트 + 해머 컨센트레이션 컬, 비보이 킥, 베어 플랭크 + 푸시 업	●	**상체 운동(윗몸)** 덤벨 벤치 프레스, 덤벨 체스트 플라이, 트라이셉스 킥백, 오버헤드 트라이셉스 익스텐션	**코어 운동(중심근육)** 스윔 플랭크, 마운틴 클라이머, 로프 풀, 싯 업
넷째 주		**상체 운동(윗몸)** 덤벨 벤트오버 로, 덤벨 프런트 레이즈, 파셜 바이셉스 컬, 해머 컬	**코어 운동(중심근육)** 플랭크 사이드투사이드 점프, 자전거 크런치, 더블 크런치, 브이업 세계일주	●	**하체 운동(아랫몸)** 싱글레그 데드리프트, 햄스트링 워크아웃, 카프 레이즈, 스텝 업
다섯째 주		**코어 운동(중심근육)** 시저 킥, 트랜스버스 애브도미널 볼 크런치, 얼터네이팅 풋 스위치, 더블 크런치 홀드 위드 트위스트	**하체 운동(아랫몸)** 얼터네이팅 백 런지, 체어 스쿼트, 스쿼트, 스케이터	**전신 운동(온몸)** 바디웨이트 인버티드 숄더 프레스, 와이드 바이셉스 컬, 트라이셉스 딥 위드 토 터치, 프런트 대각선 런지	●
여섯째 주		**전신 운동(온몸)** 스텝 업 싱글레그 데드리프트, 크랩 워크, 얼터네이팅 토 탭	**상체 운동(윗몸)** 덤벨 벤트오버 로, 덤벨 바이셉스 컬, 해머 컬, 얼터네이팅 베어 플랭크 로	**코어 운동(중심근육)** 자전거 크런치, 더블 크런치 홀드 위드 트위스트, 시저 킥, 플랭크 잭	**하체 운동(아랫몸)** 스모 스쿼트, 체어 스쿼트, 크랩 워크, 스모 플라이

진도 추적하기

목표한 운동을 완료하고 가위표 칠 때만큼 보람찬 순간도 드물다. 습관을 만드는 데는 2~3주가 걸리지만, 그렇게 만든 습관도 이틀이면 깨진다. 계획을 성공적으로 이행하기 위한 방법은 내가 지킬 수 있는 시간표를 구성하는 것이다. 현실적으로 접근하자. 그동안 운동을 하지 않았다면 매일 운동한다는 계획은 그다지 현실적이지 않다. 일주일에 하루 정도로 시작해서 그 이상을 한다면 목표를 초과 달성하는 것이다. 나에게 적합한 시간대가 아침인지 점심 시간인지 저녁인지 결정한 다음 그 시간을 꾸준하게 지켜나가면서 습관으로 정착시킨다.

자신의 진도를 추적하는 한 가지 좋은 방법은 시작하기 전의 모습(앞모습, 옆모습, 뒷모습)을 사진으로 찍어 두는 것이다. 나는 사진은 거짓말을 하지 않는다고 믿는다. 2주마다 사진을 찍어 나란히 놓고 비교하면서 변화를 확인하고 진도를 점검한다.

휴식의 중요성

어떤 운동 루틴이 되었든 휴식이 중요하다. 휴식을 취하는 날 우리 몸에서는 근육 조직이 재생되고 글리코겐 저장량이 채워진다. 이 과정을 통해 근육의 피로가 완화되어 다음 운동을 수행하기 위한 준비가 이루어진다. 과도한 운동은 근육에 반복적인 스트레스와 긴장을 가해 부상 위험을 높이므로 휴식은 부상 예방에도 중요하다. 휴식은 운동 능력도 개선한다. 근육이 충분히 휴식하면 다음 날 운동 능력이 향상된다. HIIT에서는 우리 몸이 회복하고 재충전하기 위한 시간 할애가 특히 중요하다.

구분

- 상체 운동(윗몸)
- 코어 운동(중심근육)
- 하체 운동(아랫몸)
- 전신 운동(온몸)
- ||||| 스트레칭/폼롤러
- 휴식

금요일	토요일	일요일
전신 운동(온몸) 미식축구 업 앤드 다운, 박스 점프, 스모 스쿼트+해머 컨센트레이션 컬, 얼터네이팅 스내치	**상체 운동(윗몸)** 밀리터리 프레스 + 오버헤드 트라이셉스 익스텐션, 덤벨 래터럴 레이즈, 트라이셉스 킥백, 하이 플랭크 투 로우 플랭크	**코어 운동(중심근육)** 돌핀 플랭크, 로우 플랭크 홀드, 레그리치 얼터네이팅 토 탭, 마운틴 클라이머
|||||||||||	**코어 운동(중심근육)** 브이업, 크런치, 싯 업, 베어 플랭크	**하체 운동(아랫몸)** 글루트 브리지, 버터플라이 글루트 브리지, 햄스트링 워크아웃, 점프 로프 하이 니, 하이 니
하체 운동(아랫몸) 싱글레그 데드리프트, 얼터네이팅 대각선 스쿼트	|||||||||||	**전신 운동(온몸)** 트랜스버스 애브도미널 볼 크런치, 잭 프레스, 버피, 하이 플랭크, 앵클 탭 + 푸시 업
전신 운동(온몸) 스쿼트 + 얼터네이팅 킥백, 아놀드 프레스, 덤벨 프런트 레이즈, 인 앤드 아웃 스쿼트 점프	**상체 운동(윗몸)** 아놀드 프레스, 밴디드 업라이트 로, 해머 컬, 트라이셉스 푸시 업	|||||||||||
상체 운동(윗몸) 뉴트럴그립 덤벨 숄더 프레스, 덤벨 리어 델토이드 플라이, 베어 크롤, 푸시 업	|||||||||||	**하체 운동(아랫몸)** 점프 로프 하이 니, 글루트 브리지, 개구리 점프, 싱글레그 데드리프트
●	**전신 운동(온몸)** 미식축구 업 앤드 다운, 박스 점프, 스모 스쿼트+해머 컨센트레이션 컬, 얼터네이팅 스내치	|||||||||||

준비 운동과
정리 운동

부상을 예방하기 위해서는 충분한 준비 운동과 정리 운동을 운동의 일부로 구성해야 한다. 근육이 준비되지 않은 상태로 저항 운동이나 유산소 운동을 하면 스트레스를 가해 부상을 유발할 수 있으므로 운동을 시작하기 전에 주요 근육을 웜업으로 준비시키는 습관을 들이는 것이 매우 중요하다.

> 66 99
> **준비 운동으로 달궈지지 않은 근육은 약간의 저항 운동에도 관절에 스트레스를 가해 부상을 유발할 수 있다.**

준비 운동

고강도 인터벌 트레이닝을을 하기 전의 준비 운동은 근육을 활성화해(웜업) 본운동을 시작할 준비를 시키며 부상을 억제한다.

준비 운동은 체온을 올리고 근육으로 유입되는 혈액을 증가시켜 혈관계를 따뜻하게 하는 데 중점을 둔다. 5~10분간 준비 운동을 충분히 하면 심박수가 올라간다. 그날 수행할 본

운동이 근육을 철저하게 준비해야 하는 유형이라면 준비 운동에 더 긴 시간을 들여야 할 수도 있다. 예를 들어 박스 점프나 스쿼트 점프, 버피 같은 플라이오메트릭 운동을 수행할 때는 우리 몸이 훨씬 더 강한 스트레스를 받게 된다. 모든 근육군을 이러한 강도의 스트레스에 철저하게 대비시키기 위해서는 웜업에 별도로 시간을 더 할애할 필요가 있다.

가동성

가동성(mobility)이란 우리 몸을 자유롭게 움직일 수 있는 능력을 의미한다. 가동성은 근력, 가동 범위, 지구력을 아우르는 개념이다. 가동성 운동을 준비 운동의 일부로 구성해 훈련 루틴을 시작할 때 혹은 휴식일을 위한 짧은 운동으로 수행하면 좋은 효과를 얻을 수 있다. 가동성 운동은 유연성과 근력을 향상해 우리 몸의 가동 범위를 늘린다. 우리 몸이 할 수 있는 모든 동작이 더 크고 정확해지기 때문에 우리는 모든 운동에서 더 큰 저항에 도전하고 더 높이 점프할 수 있게 된다.

정리 운동

운동을 완료한 뒤 정리 운동은 심박수와 혈압을 낮추어 열을 식힘으로써(쿨다운) 몸의 회복을 돕는 과정이다.

정리 운동은 일반적으로 본운동이 끝난 뒤 5~7분가량 진행한다. 정리 운동을 소홀히 여겨 서둘러 끝내거나 대충 하는 모습이 적지 않게 보인다. 특히나 그룹으로 단련하는 사람들 사이에서는 정리 운동이고 뭐고 부랴부랴 체육관

빠져나가기 바쁜 경우가 허다하다. 하지만 근육을 늘려주지 않고 수축된 상태로 운동을 끝내면 근육이 계속 긴장한 상태로 남아 있게 된다. 고무줄을 쉬지 않고 계속해서 당기기만 하면 어떻게 되는가? 결국에는 끊어진다. 운동 후에는 근육에 가해진 긴장을 풀어 이완 상태로 되돌리는 것이 중요하다. 정리 운동은 혈류 속도를 서서히 떨어뜨리는 데도 도움이 된다.

스트레칭의 중요성

유연성은 체력 단련 운동의 5대 구성 요소(심폐 지구력, 근지구력, 근력, 체성분, 유연성. − 옮긴이)의 하나다. 이것이 스트레칭을 모든 운동 프로그램의 필수 항목으로 포함해야 하는 이유다. 30세가 넘으면 누구라도 운동과 회복을 1:1로 해야 한다는 것이 내 지론이다. 따라서 1시간 운동하면 회복에 1시간을 투입해야 하며, 스트레칭이 회복 운동에서 큰 비중을 차지한다.

스트레칭의 목적:

· 경직된 근육을 풀어 주고 가동 범위를 높인다. 스트레칭은 가동 범위를 개선해 관절 퇴행을 늦추는 효과도 있다.

· 부상 위험을 낮춘다. 근육이 유연하면 갑작스러운 움직임에 부상당할 위험이 낮다. 스트레칭으로 특정 관절의 가동 범위를 넓히면 여러 운동을 하는 동안 근육에 가해지는 저항을 줄일 수 있다.

· 운동 후 근육과 관절 및 주변 부위의 긴장과 통증을 완화한다. 운동을 하면 근수축(단축)이 일어난다. 운동 후 스트레칭으로 수축된 근육을 늘리고 뭉침을 완화할 수 있다.

· 자세를 개선한다. 근육 스트레칭, 특히 어깨와 허리, 가슴 부위 근육을 스트레칭하면 척추가 바르게 정렬되어 자세가 개선된다.

· 스트레스 감소와 관리에 효과적이다. 효과적인 스트레칭으로 이완된 근육은 긴장이 줄어 신체적인 스트레스를 덜 느끼게 된다.

· 근육을 풀어 주어 이완을 돕는다. 근육이 수축된 상태로 너무 많은 시간을 보내면 자체의 혈류가 제한되어 산소와 기타 필수 영양소 공급이 감소한다. 스트레칭은 근육을 이완해 혈액 순환과 이완을 촉진하는 데 중요한 역할을 한다.

· 전반적인 운동 능력과 효율성을 개선한다. 관절이 유연하면 움직임에 에너지를 덜 소모하게 된다. 따라서 유연한 몸은 에너지 효율성이 높은 동작을 가능하게 해 전반적인 운동 능력을 개선한다.

· 운동을 하기 위한 몸으로 준비시킨다. 운동하기 전에 근육을 풀어 주면 근육이 운동 동작의 충격을 견디는 능력이 향상된다.

· 혈액 순환을 촉진한다. 근육 스트레칭으로 긴장을 완화하면 근육에서 관절에 이르기까지 전신의 혈액 순환이 개선된다. 이렇게 개선된 혈류를 통해서 몸 전체에 더 많은 영양소가 공급된다.

· 허리 통증 위험을 감소시킨다. 허리에 문제를 겪고 있다면 근본 원인은 허리 아래에 있을 가능성이 크다. 넙다리뒤근육(햄스트링), 엉덩관절 굽힘근 및 골반 부위 다양한 근육에 긴장이 누적되어 허리에 압박을 가할 수 있다. 스트레칭을 통해 이 근육들의 긴장을 완화하면 압박을 없앨 수 있다.

훈련 루틴

훈련 루틴은 준비 운동과 정리 운동을 포함해야 한다. 준비 운동은 큰 근육군에서 시작해 세부 신체 부위로 들어간다. 준비 운동은 심박수를 높이고 체온을 높여 땀이 나게 만드는 과정이 되어야 한다.

준비 운동

웜업으로 할 수 있는 운동은 다음과 같다.

- 가벼운 조깅 또는 빠른 걷기
- 하이 니, 엉덩이 차기, 버피, 워크아웃(뒷걸음질)
- 푸시 업
- 수영
- 점핑 잭(팔벌려뛰기)

그중에서 조합해 5~10분간 지속되는 웜업 운동을 만든다.

스트레칭

몸이 풀린 뒤에는 몇 가지 스트레칭을 추가해 뭉친 근육을 완화하고 유연성을 개선하는 것이 좋다. HIIT는 근육이 수축(단축)되는 운동이다. 스트레칭을 통해 늘려 주지 않으면 근육이 불균형해질 수 있다. 근육 불균형은 관절에 스트레스를 가해 부상을 유발한다. 근육이 충분히 이완되면 가동 범위가 커져 동작을 제대로 수행할 수 있다.

스트레칭에는 다음과 같은 운동을 포함한다.

- 서서 넙다리네갈래근 스트레칭
- 척주 트위스트를 병행한 런지
- 위팔세갈래근 스트레칭
- 고양이 자세 스트레칭
- 4자 다리 스트레칭
- 90/90 스트레칭
- 해피 베이비 스트레칭
- 개구리 스트레칭
- 나비 자세 스트레칭
- 엉덩관절 굽힘근 런지
- 누워서 가슴근 스트레칭

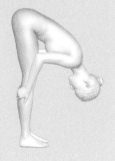

정리 운동

강도 낮은 걷기 운동도 좋은 선택이지만, 위의 스트레칭 루틴을 추가하면 완벽한 정리 운동이 될 것이다.

운동 **루틴**

다음의 고강도 인터벌 트레이닝 루틴은 아랫몸(하체 운동), 윗몸(상체 운동), 중심근육(코어 운동), 온몸(전신 운동)
등의 구체적인 신체 부위를 공략하도록 설계되었다. 또한 초심자, 중급자, 숙련자 루틴으로 구성해 개개인의
체력 수준에 적합한 프로그램을 선택할 수 있도록 했다. 자신의 레벨을 확인한 다음 그에 맞는 루틴을 선택해
적절한 운동 시간과 휴식 시간, 세트 수를 준수해 운동을 수행한다.

루틴 **사용법**

현재 내 상태에서 시작하자! 하지만 그 끝은 결코 여기가 아니다.
먼저 체력 수준을 평가해 어디에서 운동을 시작할지 결정한다.
루틴은 난이도별로 구성했지만, 아래의 지침을 토대로 현재 체력
수준에 맞추어 조정할 수 있다. 예를 들면 초심자는 각 항목의
운동 시간과 세트 수를 늘리고 세트 사이 휴식 시간을 줄이거나

항목 간 쉬는 시간을 뺌으로써 운동 강도를 올리는 식이다. 이
책이 더없이 유용한 이유가 바로 이것이다. 체력이 강해지고
속력이 붙으면서 이 책을 통해서 언제라도 한계에 도전할 방법이
될 나만의 루틴을 고안할 수 있으며, 응용과 변형은 무한대에
가깝다.

초심자	**중급자**	**숙련자**
운동 항목당 수행 시간은 30초, 운동 사이 중간 휴식 15초, 세트 사이 회복 시간은 30~60초로 설정한다.	운동 항목당 수행 시간은 45초, 항목 사이 중간 휴식 15초, 세트 사이 회복 시간은 30~60초로 설정한다.	운동 항목당 수행 시간은 60초, 항목 사이 중간 휴식 없이 세트 사이 회복 시간을 30~45초로 설정한다.
용례	**용례**	**용례**
30초 운동한다.	45초 운동한다.	60초 운동한다.
한 운동이 끝나면 15초간 중간 휴식을 취한다.	한 항목이 끝나면 15초간 중간 휴식을 취한다.	항목 사이 중간 휴식 없이 진행한다.
세트가 끝나면 30~60초 휴식한다.	세트가 끝나면 30~45초 휴식한다.	세트가 끝나면 30~45초 휴식한다.
초심자는 2~3세트 수행을 목표로 설정한다. 언제든 너무 힘들다고 판단되면 줄이고, 강도를 높이고 싶으면 1세트를 추가할 수 있다.	중급 레벨은 3~4세트 수행을 목표로 잡되 너무 힘들면 세트 수를 줄이고, 강도를 높이고 싶으면 늘린다.	숙련자 레벨은 4~5세트 완료를 목표로 하되 강도가 너무 세다고 판단되면 줄이고 더 높이고 싶으면 1세트를 추가한다.

초심자 루틴 1

이 루틴은 심박수를 높이고 다리 근육을 탄탄하게 만들며 배 근육을 강화한다. 초심자가 심폐 지구력을 향상하고 근력과 근지구력을 강화할 수 있는 완벽한 프로그램.

초심자

운동당 30초씩, 운동 사이 15초 휴식,
2~3세트 수행

1. 스쿼트(96쪽)

2. 싱글레그 데드리프트(118쪽)

3. 크런치(52쪽)

4. 점프 로프 피트 투게더(131쪽)

시간:
운동당 30초씩

휴식:
30~60초

루틴 2

다리와 팔 근육을 공략하면서 심박수를 끌어올릴 심폐 운동 요소가 가미된 초보자용 전신 루틴이다. 심폐 지구력을 키우면서 근력과 근지구력까지 향상하는 초심자 맞춤형 프로그램.

초심자

운동당 30초씩, 운동 사이 15초 휴식,
2~3세트 수행

1. 스모 스쿼트(99쪽)

2. 덤벨 래터럴 레이즈(80쪽)

3. 덤벨 바이셉스 컬(72쪽)

4. 오버헤드 트라이셉스 익스텐션(68쪽)

5. 점프 로프 하이 니(130쪽)

시간:
운동당 30초씩

휴식:
30~60초

루틴 3

이 루틴은 다리 근육과 볼기근(둔근)을 공략한다. 다리 근육을 강화하고 탄탄하고 선명하게 단련하며(토닝, toning, 근육을 키우고 과도한 체지방을 줄여 근육 선명도와 탄력을 높이는 과정. — 옮긴이) 더불어 볼기근을 키운다. 근력과 근지구력을 높이는 초심자 맞춤형용 프로그램.

초심자

운동당 30초씩, 운동 사이 15초 휴식,
2~3세트 수행

1. 클라우드 브리지(120쪽)

2. 버터플라이 글루트 브리지(122쪽)

3. 스모 스쿼트(99쪽)

4. 얼터네이팅 래터럴 런지(108쪽)

5. 스쿼트 점프(132쪽)

시간:
운동당 30초씩

휴식:
30~60초

루틴 4

이 루틴은 윗몸, 특히 어깨 근육과 위팔세갈래근(상완삼두근)을 탄탄하고 선명하게 다듬고 강화하는 데 중점을 둔다. 윗몸의 근력과 근지구력을 향상하는 초심자 맞춤형 프로그램.

초심자

운동당 30초씩, 운동 사이 15초 휴식,
2~3세트 수행

1. 밀리터리 숄더 프레스(82쪽)

2. 트라이셉스 킥백(70쪽)

3. 트라이셉스 딥(71쪽)

4. 인버티드 숄더 프레스(85쪽)

5. 트라이셉스 푸시 업(66쪽)

시간:
운동당 30초씩

휴식:
30~60초

루틴 5

배 근육을 공략해 배가로근(복횡근), 배곧은근(복직근), 배속빗근(내복사근), 배바깥빗근(외복사근)을 강화하고 탄탄하고 선명하게 단련할 수 있다. 근력과 근지구력을 향상하는 초심자 맞춤형 프로그램.

초심자

운동당 30초씩, 운동 사이 15초 휴식,
2~3세트 수행

1. 싯 업(50쪽)

2. 크런치(52쪽)

3. 로우 플랭크 홀드(38쪽)

4. 더블 크런치(55쪽)

5. 자전거 크런치(54쪽)

시간:
운동당 30초씩

휴식:
30~60초

루틴 6

이 루틴은 윗몸, 특히 가슴근(흉근)과 위팔세갈래근(상완삼두근)을 강화하고 탄탄하고 선명하게 단련하는 것을 목표로 한다. 이 부위의 근력과 근지구력을 향상하는 초보자 맞춤형 프로그램.

초심자

운동당 30초씩, 운동 사이 15초 휴식,
2~3세트 수행

1. 오버헤드 트라이셉스 익스텐션(68쪽)

2. 트라이셉스 킥백(70쪽)

3. 덤벨 벤치 프레스(90쪽)

4. 덤벨 체스트 플라이(92쪽)

5. 사이드투사이드 푸시 업(67쪽)

시간:
운동당 30초씩

휴식:
30~60초

루틴 7

이 루틴은 다리와 어깨세모근(삼각근)을 공략한다. 다리 근육을 강화하고 탄탄하고 선명하게 단련하며 아울러 어깨세모근을 키울 수 있다. 근력과 근지구력을 향상하는 초보자 맞춤형 프로그램.

초심자

운동당 30초씩, 운동 사이 15초 휴식,
2~3세트 수행

1. 덤벨 고블렛 스쿼트(99쪽)

2. 얼터네이팅 백 런지(110쪽)

3. 밀리터리 숄더 프레스(82쪽)

4. 덤벨 래터럴 레이즈(80쪽)

5. 점프 로프(모든 형태, 130~131쪽)

시간:
운동당 30초씩

휴식:
30~60초

루틴 8

윗몸에 중점을 두어 위팔두갈래근(상완이두근)과 배 근육을 공략하면서 심박수를 높이기 위한 유산소 운동 요소를 가미한 루틴이다. 심폐 지구력을 향상시키면서 근력과 근지구력까지 키우는 초심자 맞춤형 프로그램.

초심자

운동당 30초씩, 운동 사이 15초 휴식,
2~3세트 수행

1. 자전거 크런치(54쪽)

2. 해머 컬(75쪽)

3. 와이드 바이셉스 컬(74쪽)

4. 파셜 바이셉스 컬(75쪽)

5. 얼터네이팅 토 탭(116쪽)

시간:
운동당 30초씩

휴식:
30~60초

루틴 9

어깨 근육(견갑근)과 배 근육을 공략하면서 심박수를 높이기 위한 유산소 운동 요소를 결합한 루틴이다. 심폐 지구력을 높이면서 근력과 근지구력까지 향상하는 초심자 맞춤형 프로그램.

초심자

운동당 30초씩, 운동 사이 15초 휴식,
2~3세트 수행

1. 잭 프레스(154쪽)

2. 덤벨 프런트 레이즈(76쪽)

3. 플랭크 사이드 점프(45쪽)

4. 플랭크 잭(45쪽)

5. 더블 크런치(55쪽)

시간:
운동당 30초씩

휴식:
30~60초

루틴 10

윗몸 루틴으로 가슴근(흉근)과 위팔세갈래근(상완삼두근)을 공략한다. 가슴근과 위팔세갈래근을 강화하고 탄탄하게 선명하게 다듬는다. 이 부위 근력과 근지구력을 향상하는 초심자용 프로그램.

초심자

운동당 30초씩, 운동 사이 15초 휴식,
2~3세트 수행

1. 덤벨 벤치 프레스(90쪽)

2. 오버헤드 트라이셉스 익스텐션(68쪽)

3. 트라이셉스 킥백(70쪽)

4. 트라이셉스 딥(71쪽)

5. 푸시 업(64쪽)

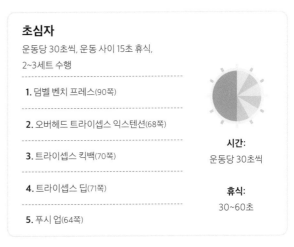

시간:
운동당 30초씩

휴식:
30~60초

루틴 11

다리 근육과 볼기근(둔근)을 공략하면서 심박수를 높이기 위한 유산소 요소를 결합한 루틴이다. 심폐 지구력을 높이면서 근력과 근지구력까지 향상하는 초심자 맞춤형 프로그램.

초심자

운동당 30초씩, 운동 사이 15초 휴식,
2~3세트 수행

1. 스모 스쿼트(99쪽)

2. 글루트 브리지(120쪽)

3. 카프 레이즈(112쪽)

4. 스쿼트(96쪽)

5. 스쿼트 점프(132쪽)

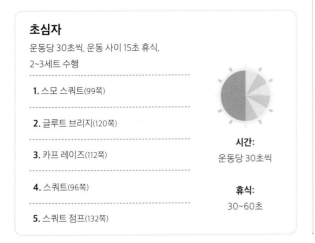

시간:
운동당 30초씩

휴식:
30~60초

루틴 12

이 루틴은 다리 근육을 공략하면서 심박수를 높이기 위한 유산소 운동 요소까지 결합한다. 심폐 지구력과 동시에 다리 근력과 근지구력을 향상하는 초심자 맞춤형 프로그램.

초심자

운동당 30초씩, 운동 사이 15초 휴식,
2~3세트 수행

1. 덤벨 고블렛 스쿼트(99쪽)

2. 얼터네이팅 대각선 스쿼트(102쪽)

3. 스쿼트(96쪽)

4. 싱글레그 데드리프트(118쪽)

5. 인앤드아웃 스쿼트 점프(135쪽)

시간:
운동당 30초씩

휴식:
30~60초

루틴 13

이 루틴은 윗몸과 아랫몸을 동시에 단련하며 다리 근육과
위팔두갈래근(상완이두근)을 공략한다. 근력과 근지구력을
향상하는 초심자 맞춤형 프로그램.

초심자

운동당 30초씩, 운동 사이 휴식 15초,
2~3세트 수행

---

1. 얼터네이팅 백 런지(110쪽)

---

2. 덤벨 바이셉스 컬(72쪽)

---

3. 해머 컬(75쪽)

---

4. 스모 스쿼트 + 해머 컨센트레이션 컬
(184쪽)

---

5. 크런치(54쪽)

시간:
운동당 30초씩

휴식:
30~60초

루틴 14

이 루틴은 다리 근육과 위팔두갈래근(상완이두근)을 공략하며
윗몸과 아랫몸을 단련한다. 근력과 근지구력을 향상하는
초심자 맞춤형 프로그램.

초심자

운동당 30초씩, 운동 사이 휴식 15초,
2~3세트 수행

---

1. 얼터네이팅 래터럴 런지(108쪽)

---

2. 스쿼트(96쪽)

---

3. 해머 컬(75쪽)

---

4. 밀리터리 숄더 프레스(82쪽)

---

5. 스쿼트 점프(132쪽)

시간:
운동당 30초씩

휴식:
30~60초

중급자 루틴 1

이 루틴은 배 근육을 공략한다. 배가로근(복횡근),
배곧은근(복직근), 배속빗근(내복사근), 배바깥빗근(외복사근)을
탄탄하고 선명하게 단련하고 강화한다. 근력과 근지구력
향상을 위한 중급자 맞춤형 프로그램.

중급자

운동당 45초씩, 운동 사이 휴식 15초,
3~4세트 수행

---

1. 트랜스버스 애브도미널 볼 크런치(56쪽)

---

2. 브이업 세계일주(61쪽)

---

3. 더블 크런치 홀드 위드 트위스트(55쪽)

---

4. 로프 풀(54쪽)

---

5. 시저 킥(60쪽)

시간:
운동당 45초씩

휴식:
30~45초

루틴 2

등 근육과 위팔두갈래근(상완이두근)을 탄탄하고 선명하게
단련하고 강화하는 윗몸 근육 단련 루틴이다. 근력과 근지구력
향상을 위한 중급자 맞춤형 프로그램.

중급자

운동당 45초씩, 운동 사이 휴식 15초,
3~4세트 수행

---

1. 벤트오버 로 앤드 해머 컬(178쪽)

---

2. 리어 델토이드 플라이 + 트라이셉스
킥백(180쪽)

---

3. 파셜 바이셉스 컬(75쪽)

---

4. 얼터네이팅 로(49쪽)

---

5. 푸시 업(64쪽)

시간:
운동당 45초씩

휴식:
30~45초

루틴 3

또 하나의 윗몸 근육 단련 루틴으로, 이것은 가슴근(흉근)과 위팔세갈래근(상완삼두근)의 세 갈래(삼두)를 모두 탄탄하고 선명하게 단련하고 강화한다. 근력 강화를 위한 중급자 맞춤형 프로그램.

중급자

운동당 45초씩, 운동 사이 휴식 15초,
3~4세트 수행

1. 덤벨 벤치 프레스(90쪽)

2. 덤벨 체스트 플라이(92쪽)

3. 오버헤드 트라이셉스 익스텐션(68쪽)

4. 트라이셉스 킥백(70쪽)

5. 트라이셉스 푸시 업(66쪽)

시간:
운동당 45초씩

휴식:
30~45초

루틴 4

위팔세갈래근(상완삼두근)과 어깨근(견갑근)을 공략하는 윗몸 운동 루틴이다. 어깨세모근(삼각근)과 위팔세갈래근을 구성하는 모든 갈래(삼두)를 탄탄하고 선명하게 단련하고 강화하며 이 근육들의 지구력을 시험하는 프로그램.

중급자

운동당 45초씩, 운동 사이 휴식 15초,
3~4세트 수행

1. 밀리터리 프레스 + 오버헤드 트라이셉스 익스텐션(174쪽)

2. 덤벨 래터럴 레이즈(80쪽)

3. 아놀드 프레스(85쪽)

4. 트라이셉스 딥(71쪽)

5. 인버티드 숄더 프레스(85쪽)

시간:
운동당 45초씩

휴식:
30~45초

루틴 5

어깨세모근(삼각근)과 배 근육(복근)을 탄탄하고 선명하게 단련하고 강화하는 윗몸과 코어 루틴이다. 근력과 근지구력을 향상하기 위한 중급자 맞춤형 프로그램.

중급자

운동당 45초씩, 운동 사이 휴식 15초,
3~4세트 수행

1. 덤벨 리어 델토이드 플라이(86쪽)

2. 밴디드 업라이트 로(79쪽)

3. 아놀드 프레스(85쪽)

4. 브이업 세계일주(61쪽)

5. 베어 크롤(150쪽)

시간:
운동당 45초씩

휴식:
30~45초

루틴 6

아랫몸 단련에 중점을 두어 다리의 주요 근육인 넙다리네갈래근(대퇴사두근), 넙다리뒤근육(햄스트링), 볼기근(둔근)을 탄탄하고 선명하게 단련하고 강화한다. 이 루틴은 심박수 상승을 위한 유산소 운동도 포함한다.

중급자

운동당 45초씩, 운동 사이 휴식 15초,
3~4세트 수행

1. 스쿼트(96쪽)

2. 싱글레그 데드리프트(118쪽)

3. 글루트 브리지(120쪽)

4. 햄스트링 워크아웃(123쪽)

5. 턱 점프(136쪽)

시간:
운동당 45초씩

휴식:
30~45초

루틴 7

이 루틴은 아랫몸 근육을 공략한다. 넙다리네갈래근(대퇴사두근), 넙다리뒤근육(햄스트링), 볼기근(둔근) 등 다리의 모든 주요 근육을 탄탄하고 선명하게 단련하고 강화한다. 심박수를 높이는 유산소 운동도 포함한다. 근지구력과 심폐 지구력을 향상하는 중급자 맞춤형 프로그램.

중급자
운동당 45초씩, 운동 사이 휴식 15초, 3~4세트 수행

1. 얼터네이팅 백 런지(110쪽)

2. 얼터네이팅 대각선 스쿼트(102쪽)

3. 워킹 런지 위드 덤벨(111쪽)

4. 얼터네이팅 래터럴 런지(108쪽)

5. 인앤드아웃 스쿼트 점프(135쪽)

시간:
운동당 45초씩

휴식:
30~45초

루틴 8

윗몸과 팔 근육에 초점을 두어 위팔두갈래근(상완이두근), 어깨근(견갑근), 위팔세갈래근(상완삼두근)을 탄탄하고 선명하게 단련하고 강화하는 루틴이다. 근력과 근지구력 향상을 위한 중급자 맞춤형 프로그램.

중급자
운동당 45초씩, 운동 사이 휴식 15초, 3~4세트 수행

1. 해머 컬(75쪽)

2. 밀리터리 숄더 프레스(82쪽)

3. 오버헤드 트라이셉스 익스텐션(68쪽)

4. 덤벨 바이셉스 컬(72쪽)

5. 트라이셉스 딥(71쪽)

시간:
운동당 45초씩

휴식:
30~45초

루틴 9

다리의 넙다리네갈래근(대퇴사두근), 넙다리뒤근육(햄스트링), 볼기근(둔근)과 더불어 어깨의 앞어깨세모근(전방삼각근), 옆어깨세모근(측면삼각근), 뒤어깨세모근(후방삼각근)까지 탄탄하고 선명하게 단련하고 강화한다. 근력과 근지구력을 향상하는 중급자 맞춤형 프로그램.

중급자
운동당 45초씩, 운동 사이 휴식 15초, 3~4세트 수행

1. 체어 스쿼트(98쪽)

2. 스쿼트(96쪽)

3. 덤벨 프런트 레이즈(76쪽)

4. 덤벨 래터럴 레이즈(80쪽)

5. 인버티드 숄더 프레스(85쪽)

시간:
운동당 45초씩

휴식:
30~45초

루틴 10

배 근육을 공략해 배가로근(복횡근), 배곧은근(복직근), 배속빗근(내복사근)과 배바깥빗근(외복사근)을 탄탄하고 선명하게 단련하고 강화한다. 근력과 근지구력을 향상하기 위한 중급자 맞춤형 프로그램.

중급자
운동당 45초씩, 운동 사이 휴식 15초, 3~4세트 수행

1. 더블 크런치 홀드 위드 트위스트(55쪽)

2. 베어 플랭크(46쪽)

3. 마운틴 클라이머(42쪽)

4. 로우 플랭크 홀드(38쪽)

5. 플랭크 잭(45쪽)

시간:
운동당 45초씩

휴식:
30~45초

루틴 11

이 루틴은 큰볼기근(대둔근)과 작은볼기근(소둔근), 배 근육을 탄탄하고 선명하게 단련하고 강화한다. 근력과 근지구력을 향상하기 위한 중급자 맞춤형 프로그램.

중급자
운동당 45초씩, 운동 사이 휴식 15초,
3~4세트 수행

1. 레그 리치 토 탭(48쪽)

2. 햄스트링 워크아웃(123쪽)

3. 글루트 브리지(120쪽)

4. 버터플라이 글루트 브리지(122쪽)

5. 더블 크런치(55쪽)

시간:
운동당 45초씩

휴식:
30~45초

루틴 12

이 아랫몸 루틴은 다리의 주요 근육인 넙다리네갈래근(대퇴사두근), 넙다리뒤근육(햄스트링), 볼기근(둔근)을 탄탄하고 선명하게 단련하고 강화하며, 심박수를 높이도록 설계된 유산소 운동 요소도 포함한다.

중급자
운동당 45초씩, 운동 사이 휴식 15초,
3~4세트 수행

1. 스쿼트(96쪽)

2. 싱글레그 데드리프트(118쪽)

3. 스모 스쿼트(99쪽)

4. 점프 로프 벗 킥(131쪽)

5. 인앤드아웃 스쿼트 점프(135쪽)

시간:
운동당 45초씩

휴식:
30~45초

루틴 13

이 루틴은 아랫몸에 중점을 둔다. 넙다리네갈래근(대퇴사두근), 넙다리뒤근육(햄스트링), 볼기근(둔근) 등 다리의 모든 주요 근육을 탄탄하고 선명하게 단련하고 강화한다. 유산소 운동도 포함한다.

중급자
운동당 45초씩, 운동 사이 휴식 15초,
3~4세트 수행

1. 스모 스쿼트(99쪽)

2. 스쿼트(96쪽)

3. 싱글레그 데드리프트(118쪽)

4. 크랩 워크(104쪽)

5. 개구리 점프(134쪽)

시간:
운동당 45초씩

휴식:
30~45초

루틴 14

아랫몸, 특히 다리의 주요 근육인 네다리넙다리근(대퇴사두근), 넙다리뒤근육(햄스트링), 볼기근(둔근)을 공략하는 루틴으로, 이 근육군을 강화하고 탄탄하고 선명하게 다듬는다. 또한 유산소 운동 요소를 결합해 근지구력과 심폐 지구력 향상을 목표로 하는 중급자 레벨에 완벽한 프로그램이다.

중급자
운동당 45초씩, 운동 사이 휴식 15초,
3~4세트 수행

1. 체어 스쿼트(98쪽)

2. 스쿼트(96쪽)

3. 크랩 워크(104쪽)

4. 얼터네이팅 대각선 스쿼트(102쪽)

5. 스쿼트 점프(132쪽)

시간:
운동당 45초씩

휴식:
30~45초

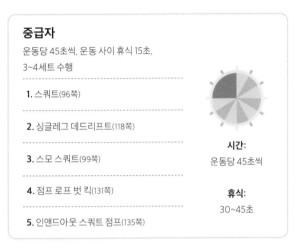

숙련자 루틴 1

이 루틴은 등 근육과 위팔두갈래근(상완이두근)을 탄탄하게 단련하고 강화하는 근육 운동에 심박수를 올리기 위한 파워 운동을 결합한다. 근력, 근지구력, 순발력을 향상하기위한 고강도 프로그램.

숙련자

운동당 60초씩, 운동 사이 휴식 없음, 4~5세트 수행

- - - - - - - - - -

1. 푸시 업 앤드 턱 점프(160쪽)

- - - - - - - - - -

2. 푸시 업 앤드 스쿼트(156쪽)

- - - - - - - - - -

3. 덤벨 벤트오버 로(78쪽)

- - - - - - - - - -

4. 벤트오버 와이드 로(88쪽)

- - - - - - - - - -

5. 벤트오버 로 앤드 해머 컬(178쪽)

시간:
운동당 60초

휴식:
30~45초

루틴 2

이 전신 플라이오메트릭 루틴은 넓은등근(광배근), 앞, 옆, 뒤 어깨세모근(전방, 측면, 후방 삼각근), 넙다리네갈래근(대퇴사두근)을 탄탄하고 선명하게 단련하고 강화한다. 근력, 근지구력, 순발력을 향상하는 고강도 프로그램.

숙련자

운동당 60초씩, 운동 사이 휴식 없음, 4~5세트 수행

- - - - - - - - - -

1. 덤벨 리어 델토이드 플라이(86쪽)

- - - - - - - - - -

2. 아놀드 프레스(85쪽)

- - - - - - - - - -

3. 덤벨 벤트오버 로(78쪽)

- - - - - - - - - -

4. 덤벨 고블렛 스쿼트(99쪽)

- - - - - - - - - -

5. 턱 점프(136쪽)

시간:
운동당 60초

휴식:
30~45초

루틴 3

넙다리네갈래근(대퇴사두근), 넙다리뒤근육(햄스트링), 볼기근(둔근)과 등 근육을 탄탄하고 선명하게 단련하고 강화하는 루틴이다. 근력과 근지구력 향상에 유산소 운동을 결합한 고강도 프로그램.

숙련자

운동당 60초씩, 운동 사이 휴식 없음, 4~5세트 수행

- - - - - - - - - -

1. 스쿼트(96쪽)

- - - - - - - - - -

2. 싱글레그 데드리프트(118쪽)

- - - - - - - - - -

3. 덤벨 풀오버(89쪽)

- - - - - - - - - -

4. 밴디드 업라이트 로(79쪽)

- - - - - - - - - -

5. 인 앤드 아웃 스쿼트 점프(135쪽)

시간:
운동당 60초

휴식:
30~45초

루틴 4

주로 가슴근을 공략하는 윗몸 운동이다. 큰가슴근(대흉근)과 작은가슴근(소흉근)을 탄탄하고 선명하게 단련하고 강화한다. 근력과 근지구력 강화를 위한 고강도 프로그램.

숙련자

운동당 60초씩, 운동 사이 휴식 없음, 4~5세트 수행

- - - - - - - - - -

1. 덤벨 벤치 프레스(90쪽)

- - - - - - - - - -

2. 덤벨 체스트 플라이(92쪽)

- - - - - - - - - -

3. 다이아몬드 푸시 업(67쪽)

- - - - - - - - - -

4. 덤벨 벤치 프레스(90쪽)

- - - - - - - - - -

5. 베어 플랭크 + 푸시 업(164쪽)

시간:
운동당 60초

휴식:
30~45초

루틴 5

팔 근육에 초점을 맞추는 윗몸 운동 루틴이다.
위팔두갈래근(상완이두근)과 위팔세갈래근(상완삼두근)을
탄탄하고 선명하게 단련하고 강화한다.

숙련자

운동당 60초씩, 운동 사이 휴식 없음,
4~5세트 수행

1. 트라이셉스 킥백(70쪽)

2. 오버헤드 트라이셉스 익스텐션(68쪽)

3. 덤벨 바이셉스 컬(72쪽)

4. 해머 컬(75쪽)

5. 트라이셉스 딥 위드 토 터치(71쪽)

시간:
운동당 60초

휴식:
30~45초

루틴 6

이 아랫몸 운동 루틴은 넙다리네갈래근, 넙다리뒤근육,
볼기근(둔근) 등 다리의 모든 주요 근육을 공략한다. 이 루틴은
심박수와 순발력을 높이는 플라이오메트릭(파워) 운동 요소도
결합한다.

숙련자

운동당 60초씩, 운동 사이 휴식 없음,
4~5세트 수행

1. 얼터네이팅 토 탭(116쪽)

2. 얼터네이팅 대각선 스쿼트(102쪽)

3. 얼터네이팅 래터럴 런지(108쪽)

4. 스쿼트(96쪽)

5. 박스 점프(138쪽)

시간:
운동당 60초

휴식:
30~45초

루틴 7

이 루틴은 아랫몸, 특히 볼기근과 넙다리뒤근육을 탄탄하고
선명하게 단련하고 강화하는 것을 목표로 한다. 이 루틴은
심박수와 순발력을 높이기 위한 플라이오메트릭 운동 요소도
포함한다.

숙련자

운동당 60초씩, 운동 사이 휴식 없음,
4~5세트 수행

1. 글루트 브리지(120쪽)

2. 햄스트링 워크아웃(123쪽)

3. 싱글레그 데드리프트(118쪽)

4. 스텝 업 위드 덤벨(114쪽)

5. 턱 점프(136쪽)

시간:
운동당 60초

휴식:
30~45초

루틴 8

이 윗몸 운동 루틴은 작은마름근(소능형근), 큰마름근(대능형근),
등세모근(승모근), 넓은등근(광배근) 등 주로 등 근육을 탄탄하게
선명하게 단련하고 강화한다. 여기에 심폐 지구력과 순발력
향상을 위한 플라이오메트릭 운동 요소도 결합했다.

숙련자

운동당 60초씩, 운동 사이 휴식 없음,
4~5세트 수행

1. 푸시 업 앤드 턱 점프(160쪽)

2. 덤벨 벤트오버 로(78쪽)

3. 덤벨 리어 델토이드 플라이(86쪽)

4. 벤트오버 와이드 로(88쪽)

5. 푸시 업(64쪽)

시간:
운동당 60초

휴식:
30~45초

루틴 9

이 루틴은 넙다리네갈래근(대퇴사두근)과 넙다리뒤근육(햄스트링) 등 아랫몸 근육과 어깨세모근(삼각근)을 강화한다. 여기에 심박수와 순발력을 향상하는 플라이오메트릭 요소도 결합한다. 근력과 전반적인 운동 능력 향상에 기여하는 프로그램.

숙련자

운동당 60초씩, 운동 사이 휴식 없음,
4~5세트 수행

1. 얼터네이팅 스내치(106쪽)

2. 밀리터리 숄더 프레스(82쪽)

3. 아놀드 프레스(85쪽)

4. 크랩 워크(104쪽)

5. 박스 점프(138쪽)

시간:
운동당 60초

휴식:
30~45초

루틴 10

이 루틴은 중심근육을 공략하며 이차 목표로 어깨 근육을 단련한다. 어깨세모근과 배 근육의 선명도와 탄력을 높이고 강화하는 효과를 가져올 것이다. 근력과 근지구력, 가동성을 개선하는 고강도 프로그램.

숙련자

운동당 60초씩, 운동 사이 휴식 없음,
4~5세트 수행

1. 비보이 킥(172쪽)

2. 하이 플랭크, 앵클 탭, 푸시 업(168쪽)

3. 플랭크 사이드투사이드 점프(45쪽)

4. 스윔 플랭크(40쪽)

5. 베어 플랭크(46쪽)

시간:
운동당 60초

휴식:
30~45초

루틴 11

큰가슴근(대흉근), 작은가슴근(소흉근)을 선명하고 탄탄하게 단련하고 강화하면서 아울러 위팔세갈래근(상완삼두근)까지 단련한다. 근력과 근지구력, 심폐 지구력, 순발력을 향상하는 강도 높은 프로그램.

숙련자

운동당 60초씩, 운동 사이 휴식 없음,
4~5세트 수행

1. 덤벨 벤치 프레스(90쪽)

2. 덤벨 체스트 플라이(92쪽)

3. 오버헤드 트라이셉스 익스텐션(68쪽)

4. 트라이셉스 킥백(70쪽)

5. 트라이셉스 푸시 업 앤드 턱 점프
(160쪽, 응용 동작 66쪽)

시간:
운동당 60초

휴식:
30~45초

루틴 12

이 루틴은 볼기근의 주동근을 탄탄하게 다듬고 강화하며, 심박수를 높이고 순발력을 향상하는 플라이오메트릭 요소도 포함한다. 근력과 근지구력, 전반적인 운동 능력을 개선하기 위한 고강도 프로그램.

숙련자

운동당 60초씩, 운동 사이 휴식 없음,
4~5세트 수행

1. 글루트 브리지(120쪽)

2. 버터플라이 글루트 브리지(122쪽)

3. 점프 로프 벗 킥(131쪽)

4. 동키 킥(48쪽)

5. 개구리 점프(134쪽)

시간:
운동당 60초

휴식:
30~45초

루틴 13

배 근육을 탄탄하게 단련하고 강화하는 중심근육(코어) 루틴이다. 근력과 근지구력, 심폐 지구력, 가동성을 비롯해 전반적인 운동 능력 향상을 위한 고강도의 숙련자 맞춤형 프로그램.

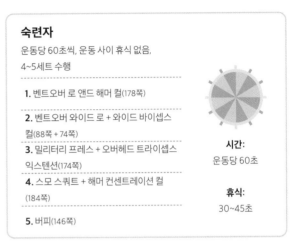

숙련자

운동당 60초씩, 운동 사이 휴식 없음,
4~5세트 수행

1. 점프 로프 하이 니(130쪽)

2. 브이업 세계일주(61쪽)

3. 브이업(58쪽)

4. 더블 크런치 홀드 위드 트위스트(55쪽)

5. 레그 리치 토 탭(48쪽)

시간:
운동당 60초

휴식:
30~45초

루틴 14

등, 위팔두갈래근, 어깨, 위팔세갈래근, 다리, 가슴 근육을 공략하는 온몸 운동 루틴이다. 심박수를 높이고 순발력을 향상하는 플라이오메트릭 요소를 포함하며, 근력, 지구력 및 운동 능력 향상을 위한 고강도 프로그램.

숙련자

운동당 60초씩, 운동 사이 휴식 없음,
4~5세트 수행

1. 벤트오버 로 앤드 해머 컬(178쪽)

2. 벤트오버 와이드 로 + 와이드 바이셉스 컬(88쪽 + 74쪽)

3. 밀리터리 프레스 + 오버헤드 트라이셉스 익스텐션(174쪽)

4. 스모 스쿼트 + 해머 컨센트레이션 컬 (184쪽)

5. 버피(146쪽)

시간:
운동당 60초

휴식:
30~45초

> 66 99
>
> 훈련에 대한 신체 반응은 사람마다 다르다.
> 목표와 현재의 체력 수준, 운동 강도에 따라 루틴을
> 정교하게 자기 맞춤형으로 운용할 것을 권장한다.
> 운동에 노력을 쏟는 만큼 더 큰 성과를 얻을 것이며
> 더 빠른 몸의 변화를 경험할 것이다.

용어 해설

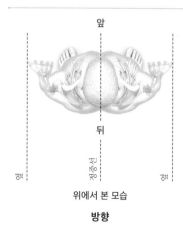

앞

뒤

안쪽

가쪽

가쪽

위에서 본 모습

방향

가

가동 범위 Range of motion 관절을 움직일 수 있는 범위.

가동성 Mobility 관절을 가동 범위 안에서 움직이는 능력.

가로무늬근(횡문근) Striated muscle 가로무늬가 있는 수축성 근 섬유로 이루어진 근육 조직. 이 유형의 근육은 힘줄에 의해 골격 에 붙어 있으며, 뜻대로 움직일 수 있어 수의근이라고도 한다.

가슴 근육(흉근) Pectorals(pecs) 큰가슴근(대흉근)과 작은가슴 근(소흉근)으로 이루어진 가슴 부위 근육군.

고강도 인터벌 트레이닝 HIIT(high-intensity interval training) 짧은 간격으로 격렬한 무산소성 근력 운동과 유산소성 심혈관 운 동을 더 이상 지속할 수 없이 피로가 쌓일 때까지 번갈아 수행하 고 회복 기간을 갖는 운동 기법.

공동활성화 Coactivation 여러 근육이 동시에 활성화되는 현상.

굽힘(굴곡) Flexion 관절의 각을 좁히는 동작.

근력 Strength 근육이나 근육군이 낼 수 있는 힘.

근육 비대 Hypertrophy 근육세포의 크기 증가로 인한 근육 발달. 특히 근육 성장과 관련해 사용되는 개념이다.

근육계통 Muscular system 몸을 움직이고 자세를 유지하고 혈액

을 순환시키는 역할을 담당하는 기관계. 척추동물의 근육계통은 신경계를 통해 제어되지만, 일부 근육은 완전히 자율적으로 움직 인다.

근지구력 Strength endurance 근육이 오랜 시간 연속으로 부하 를 견디는 능력.

글리코겐 Glycogen 체내에서 포도당으로 변환되는 우리 몸의 주 요 에너지원. 가수분해를 통해 포도당을 생성하는 다당류 탄수화 물로, 신체 조직 내 저장되어 탄수화물 저장고 역할을 하는 물질 이다.

기계적 스트레스 Mechanical stress 물리적 혹은 기계적 에너 지를 생화학적 신호로 변환하는 메커니즘으로 기계 신호 전달 (mechanotransduction)이라고도 한다.

기계적 장력 Mechanical tension 어떤 물질을 늘리려고 하는 힘 의 일종. 근력 운동에서 근육은 수축에 저항하는 힘도 받는다.

길항근(대항근) Antagonist 다른 근육(주동근)과 짝을 이루어 이 근 육이 수축할 때 이완되거나 길어져 움직임이 일어나게 하는 근육.

나

넙다리네갈래근(대퇴사두근) Quadriceps(quads) 넙다리곧은근 (대퇴직근), 안쪽넓은근(내측광근), 가쪽넓은근(외측광근), 중간넓은 근(중간광근)으로 이루어진 넓적다리의 근육군.

뇌신경신생 Neurogenesis 성인의 신경 줄기세포에서 뉴런(신경세 포)이 생성되는 과정. 태아기 신경 발생과는 다른 과정이다.

다

단백질 Protein 아미노산으로 이루어진 분자. 식이단백질은 생명

과 건강 유지에 반드시 필요하다.

단축성 수축 Concentric contraction 장력을 받을 때 근육 길이가 짧아지면서 수축하는 현상.

당분해 Glycolysis 포도당이 산소가 필요 없는 효소 작용을 통해 세포에 의해 부분적으로 분해되는 과정. 당분해는 세포가 에너지를 생산하기 위해 사용하는 방법의 하나다.

대사 스트레스 Metabolic stress 에너지 레벨이 낮을 때 발생하는 생리적 반응으로, 근육세포 안에 대사 부산물(젖산염, 무기 인산(Pi), 수소 이온(H+))이 축적된다.

대사율 Metabolic rate 단위 시간당 사용하는 에너지의 양으로, 주로 대사 과정에 열로 방출되는 에너지나 소모되는 산소 또는 소화되는 음식의 양으로 측정한다.

덤벨 Dumbbell 짧은 금속 봉 양끝에 웨이트를 끼워 고정한 운동 기구로, 보통 한 쌍으로 사용한다.

데드리프트 Deadlift 바닥에서 웨이트를 들어 올리면서 무릎관절 (슬관절)이나 엉덩관절(고관절)이 펴지는 동작.

등 누운 자세 Supine 등을 바닥에 대고 반듯이 누운 자세.

등장성 수축 Isotonic muscle contractions 근육에 가해지는 부하(장력)가 일정할 때 근육의 길이가 변하는 수축. 운동 속도가 일정하게 유지된다는 점에서 등속성(isokinetic) 수축과 다르다.

등척성 수축 Isometric contractions 근육이 활성화되지만 길어지거나 짧아지지 않고 일정한 길이를 유지하는 수축.

마

마름근(능형근) Rhomboids 큰마름근(대능형근)과 작은마름근(소능형근)으로 이루어진 등 윗부분의 마름모 모양 근육군.

모음(내전) Adduction 팔다리를 몸의 정중선 쪽으로 움직이는 동작.

모음근(내전근) Adductors 넓적다리(대퇴)를 정중선 쪽으로 움직이는 데 이용되는 근육군. 긴모음근(장내전근), 짧은모음근(단내전근), 큰모음근(대내전근), 두덩근(치골근), 두덩정강근(박근)으로 구성된다.

무산소 호흡 Anaerobic respiration 산소가 없는 상태에서 당 분해를 통해 에너지를 생성하는 활동.

무산소성(혐기성) 활동 Anaerobic 산소를 사용하지 않고 체대 포도당을 분해하는 활동 혹은 그 상태. 무산소성 운동은 유산소 운동보다 강도가 더 세지만 지속 시간이 짧다.

미오신 Myosin 액틴과 함께 근육 수축을 일으키는 단백질.

미토콘드리아 Mitochondria 대부분의 세포 속에 들어 있는 소기관으로, 세포 호흡이나 에너지 생성 같은 생화학 작용이 일어나는 곳이다. 이중막으로 이루어져 있으며, 그중 내막의 접힌 구조 (cristae)가 에너지 합성을 효율적으로 만들어 주는 것으로 알려졌다.

바

반복 횟수(렙) Repetition (rep) 휴식을 취하기 전까지 한 동작 또는 운동을 완료한 횟수.

배 근육(복근) Abdominals 배곧은근(복직근), 배속빗근(내복사근), 배바깥빗근(외복사근), 배가로근(복횡근)으로 구성되는 몸통 근육군.

벌림(외전) Abduction 팔다리를 몸의 정중선에서 멀어지게 하는 동작.

복합 동작 Compound movement 한 번에 한 근육군 이상을 동시에 사용하는 동작.

볼기근(둔근) Glutes 큰볼기근(대둔근), 중간볼기근(중둔근), 작은볼기근(소둔근)으로 이루어진 볼기의 근육군.(해부학에서 볼기의 윗부분은 엉덩이, 아랫부분은 궁둥이로 구분하기도 한다.)

뼈대근육 섬유(골격근 섬유) Skeletal muscle fibre 원통 모양의 근육세포. 개별 뼈대근육은 수백 개 또는 수천 개의 근육섬유가 한데 묶여 결합 조직에 감싸여 있다.

뼈대근육(골격근) Skeletal muscles 뼈대계통(골격계통)에 연결된 줄무늬 근육 조직으로, 팔다리를 비롯한 신체 부위의 움직임을 일으킨다.

뼈대계통(골격계통) Skeletal system 몸통을 지지하는 중심 골격. 뼈와 연골, 힘줄, 인대를 포함한 결합 조직으로 구성된다.

사

생리학 Physiology 생명체의 기능과 활동 원리를 연구하는 생물학의 한 학문.

세트 Set 한 동작 또는 운동을 원하거나 지정된 수만큼 반복해 완료하는 단위. 각 동작 또는 운동을 계획한 세트 수만큼 수행하되 세트 사이에 짧은 휴식 시간을 두는 것이 일반적인 운동 전략이다.

속근섬유 Fast-twitch muscle fibres 단거리 달리기나 웨이트 운동 같은 빠르고 강하게 힘을 내야 하는 움직임을 지원하는 근섬유. 무산소성으로 작동하기 때문에 (지근섬유와 달리) 혈관과 미토콘드리아가 거의 없다.

슈퍼세트 Superset 연속해서 수행하는 두 동작 세트의 조합으로, 슈퍼세트 후 짧은 휴식 시간을 넣기도 한다. 이렇게 하면 운동량을 효과적으로 두 배로 늘리면서 회복 기간은 개별 운동 종목을 완료할 때와 동일하게 유지할 수 있다.

스트레스 Stress 몸에 가해지는 물리적, 대사적, 생리적 부담.

시상면(좌우대칭면) Sagittal plane 몸을 오른쪽과 왼쪽으로 대칭적으로 나눈 정중면과 나란한 평면(가상의 선)을 가리킨다. 이 평면은 몸의 중앙에 위치해 양분하거나 정중선에서 떨어진 지점에서 불균등한 부분으로 나눌 수도 있다.

시상옆면(주변시상면) Parasagittal plane 신체를 정확히 절반으로 가르는 정중시상면과 평행한 모든 평면(가상의 선)을 뜻한다.

신경 화학 Neurochemistry 신경 전달 물질과 정신 의약품 및 신경 펩티드 등의 물질을 포함해 신경계통의 생리학적 기능을 제어하고 영향을 미치는 화학 물질을 연구하는 학문.

신경가소성 Neuroplasticity 뇌 신경망이 성장과 재조직을 통해 스스로 신경 회로를 바꾸는 능력. 이러한 변화는 개별 신경 회로가 새로운 연결을 만들어 내는 작용에서 겉질(피질) 재구성(cortical remapping) 같은 구조적 조정까지 다양한 범위로 일어난다. 뇌 가소성이라고도 한다.

신경계통 Nervous system 감각과 움직임을 관장하는 신경 조직 기관. 중추 신경계, 말초 신경계, 자율 신경계로 이루어진다. 뇌와 척수는 중추 신경계에 해당하며, 몸 전체를 관통하는 신경이 말초 신경계를 구성한다.

신장성 수축 Eccentric contractions 외부에서 근육에 가해지는 힘이 근육 자체에서 발생하는 순간적인 힘을 초과할 때 일어나는 근육의 작용으로, 근육이 수축된 상태에서 근육과 힘줄이 늘어난다.

신진 대사 Metabolism 몸속에 들어온 음식물을 에너지로 변환하는 화학 작용. 우리 몸은 움직이고 사고하고 성장하는 등의 모든 활동에 이 에너지를 필요로 한다. 특정 단백질이 이 화학 반응을 제어한다.

심혈관계통 Cardiovascular system 혈액이 순환하면서 영양분(아미노산, 전해질 등), 산소, 이산화탄소, 호르몬, 혈액세포를 체내 세포 사이로 운반해 영양을 공급하고 질병과 싸우며 체온과 수소이온 농도(pH)를 안정시키고 항상성을 유지하는 생물학적 계통이다. 혈관계라고도 한다.

아

아데노신 3인산 ATP(adenosine triphosphate) 근육 수축, 신경 충동 전파, 단백질 합성 등 살아 있는 세포가 수행하는 다양한 생명 활동에 필요한 에너지를 공급하는 유기 화합물.

액틴 Actin 미오신과 함께 근육 수축을 일으키는 단백질.

얕은 근육(천부근) Superficial of muscles 피부와 가까운 쪽 근육.

어깨세모근(삼각근) Deltoid 어깨관절(견관절)을 덮고 있는 역삼각형 모양의 근육.

언더핸드(회외, 뒤침) 그립 Supinated grip 손바닥이 위쪽으로 향하도록 잡는 방식. 발의 경우, 발바닥이 바깥쪽으로 향하는 상태를 말한다.

엎드린 자세 Prone 몸을 앞으로 엎드린 자세.

여유 반복 횟수 RIR(reps in reserve) 세트의 난이도를 나타내는 단위로, 근육이 피로해지기 전까지 추가로 실시할 수 있는 반복 횟수를 나타낸다.

오버핸드(엎침, 회내) 그립 Pronated grip 손바닥 아래쪽으로 향하게 잡는 방법. 발의 경우에는 발바닥이 안쪽으로 향하는 상태를 말한다.

운동 후 산소 과소비(후연소 효과) EPOC (excess post-exercise oxygen consumption) 격렬한 신체 활동 후 측정되는 산소 소모량(섭취량)을 가리킨다.

위성세포 Satellite cell 근육섬유 내(근육세포막과 기저판 사이)에 있는 체세포. 일반적으로는 휴지기에 들어가 있다. 운동 후에 위성세포가 활성화되어 증식하기 시작한다.

유산소(호기성) 활동 Aerobic 우리 몸의 산소 수요를 증가시켜 호흡과 심박수를 일시적으로 증가시키는 활동.

유산소성 호흡 Aerobic respiration 우리 몸이 산소가 있는 상태에서 포도당을 ATP(아데노신 3인산) 분자로 변환해 에너지를 생성하는 활동.

이마면(관상면) Frontal plane 몸을 배쪽(앞쪽)과 등쪽(뒤쪽)으로 나누는 수직면(가상의 선)이다. 서로의 축을 기준으로 신체 부위의 위치와 몸의 움직임을 입체적으로 설명할 때 사용하는 가상의 해부학적 주요 평면의 하나.

자

저항 Resistance 근육이 수축해서 맞서는 웨이트(중량 부하) 등의 외부 힘.

정중면 Median plane 배꼽으로 표시되는 중앙선을 통과해 몸을 오른쪽과 왼쪽으로 정확히 수직으로 양하는 수직면(또는 가상의 선)이다. 시상면이라고도 한다.

젖산 Lactic acid 산유에서 만들어지는 무색무취의 신맛 나는 액체로, 격렬한 무산소성 운동 중 근육 조직에서도 생성된다.

주동근(작용근) Agonist 길항근(대항근)과 짝을 이루어 특정한 움직임을 주도적으로 일으키는 근육.

중립 그립 Neutral grip 손으로 웨이트, 줄, 저항 밴드, 손잡이 등을 잡는 방식으로, 손목관절(수관절)이 돌지 않고 손바닥이 서로 마주본다.

지구력 Endurance 생명체가 오랜 시간 동안 지속적인 활동을 할 수 있는 능력과 외상, 상처 또는 피로에 버티고 저항하고 회복하는 능력 혹은 이에 면역력을 갖는 능력. 보통 유산소 운동이나 무산소 운동에 사용된다.

지근섬유 Slow-twitch muscle fibres 느리게 수축하지만 오래 지속되는 근육섬유. 오랜 시간 작동하면서 지치지 않기 때문에 장거리 달리기나 사이클처럼 지구력을 요하는 활동에 유리하다.

지방 Fat 내장 기관과 신경을 보호하고 비타민 흡수를 돕는 등 몸에서 여러 가지 필수 기능을 하는 영양소.

차

척주 중립 Neutral spine 최적의 부하 분산이 이루어지는 척주 자세. 척주의 자연스러운 곡선을 유지한다.

체력 측정 테스트 Fitness assessment 심폐 지구력, 근력, 근지구력, 유연성, 체성분의 체력 단련 5대 요소를 평가해 체력 수준을 측정하고 조사하는 일련의 테스트이다.

체지방 구성 Body fat composition 인체에서 지방, 뼈, 수분, 근육의 비중을 설명하는 방법. 근육 조직은 지방 조직보다 체내에서 차지하는 공간이 적기 때문에 비만이냐 마른 체형이냐를 판단할 때는 체중과 체지방 구성까지 고려한다.

체질량 지수 BMI(body mass index) 체중을 신장의 제곱으로 나누어 한 사람의 체질량을 가늠하는 지수로, kg/m^2 단위로 나타낸다.

최대 산소 소모량 VO$_2$max 강도가 점점 증가하는 운동을 할 때 단위 시간당 신체에서 소모되는 산소의 최대량.

타

탄수화물 Carbohydrate 탄소, 수소, 산소로 구성된 화학 물질로, 자연계에서 널리 만들어진다. 몸속에 저장되는 주된 에너지원이다.

템포 Tempo 세트 중에 각 동작이 진행되는 리듬.

파

폄(신전) Extension 관절 각도를 키우는 동작.

포도당 Glucose 몸에서 주된 에너지원으로 쓰이는 단당류.

플라이오메트릭 운동 Plyometric 파워를 높이기 위해 짧은 시간 간격으로 근육에 최대치의 힘을 가하는 운동. 점프 트레이닝이라고도 한다.

하

한쪽 운동 Unilateral movement 몸의 한쪽으로만 움직이는 동작을 취하는 운동.

호흡계통 Respiratory system 동물과 식물이 기체 물질을 흡수하고 배출하는 데 사용하는 기관과 구조. 이 활동이 일어나게 하는 해부적 구조와 생리적 메커니즘은 유기체의 크기, 환경, 진화역사에 따라 다양한 형태를 띤다.

횡단면 Transverse plane 몸의 위(상부)와 아래(하부)를 가르는 평면(가상의 선)을 가리킨다. 관상면, 시상면과 수직을 이룬다. 해부학에서 인체의 위치, 자세, 움직임 또는 구조를 설명할 때 사용하는 개념이다.

힘줄(건) Tendon 근육을 뼈에 연결하는 유연하지만 비탄력적인 강한 아교질 섬유 다발.

찾아보기

참고 문헌

http://www.unm.edu/~lkravitz/Article%20folder/Metabolism.pdf

http://www.biobreeders.com/images/Nutrition_and_Metabolism.pdf

Kirkendall DT, Garrett WE. Function and biomechanics of tendons. Scand J Med Sci Sports. 1997 Apr;7(2):62-6.

https://www.registerednursing.org/teas/musculoskeletal-muscular-system/

El-Sayes J, Harasym D, Turco CV, Locke MB, Nelson AJ. Exercise-Induced Neuroplasticity: A Mechanistic Model and Prospects for Promoting Plasticity. Neuroscientist. 2019 Feb

Schoenfeld, Brad J The Mechanisms of Muscle Hypertrophy and Their Application to Resistance Training, Journal of Strength and Conditioning Research: October 2010 - Volume 24 - Issue 10 -
p 2857-2872

https://health.gov/dietaryguidelines/2015/guidelines/appendix-7/

National Science Teaching Association: "How Does the Human Body Turn Food Into Useful Energy?"

American Council on Exercise: "Muscle Fiber Types: Fast-Twitch vs. Slow-Twitch"

International Sports Sciences Association: "Aerobic vs. Anaerobic: How Do Workouts Change the Body?"

World Journal of Cardiology: "Aerobic vs Anaerobic Exercise Training Effects on the Cardiovascular System"

Health.gov: "Dietary Guidelines for Americans, 2015-2020: Appendix 7. Nutritional Goals for Age-Sex Groups Based on Dietary Reference Intakes and Dietary Guidelines Recommendations"

https://www.sciencedirect.com/topics/biochemistry-genetics-and-molecular-biology/phosphagen

https://www.sciencedirect.com/topics/medicine-and-dentistry/creatine-phosphate

PubMed: Effects of Plyometric Training on Muscle-Activation Strategies and Performance in Female Athletes

PubMed: The Efficacy and Safety of Lower-Limb Plyometric Training in Older Adults: A Systematic Review

Boyle, M. New Functional Training for Sports, 2nd ed. Champaign, IL. Human Kinetics; 2016.

Clark, MA, et al. NASM Essentials of Personal Fitness Training 6th ed. Burlington, MA. Jones & Bartlett Learning; 2018.

McGill, EA, Montel, I. NASM Essentials of Sports Performance Training, 2nd Edition. Burlington, MA. Jones & Bartlett Learning; 2019.

Chu, DA. Jumping Into Plyometrics 2nd ed. Champaign, IL: Human Kinetics; 1998.

Chu, D and Myers, GD. Plyometrics: Dynamic Strength and Explosive Power. Champaign, IL. Human Kinetics (2013).

EXOS Phase 3 Performance Mentorship manual. San Diego. July 27-30, 2015

Fleck, SJ, Kraemer, WJ. Designing Resistance Training Programs 2nd ed. Champaign, IL: Human Kinetics; 1997.

Rose, DJ. Fall Proof! A Comprehensive Balance and Mobility Training Program. Champaign, IL: Human Kinetics; 2003.

Yessis, M. Explosive Running: Using the Science of Kinesiology to Improve Your Performance (1st Edition). Columbus, OH. McGraw-Hill Companies. (2000).

American College of Sports Medicine. ACSM's Guidelines for Exercise Testing and Prescription. 9th ed. Philadelphia (PA): Lippincott Williams and Wilkins; 2013. pp. 19–38.

https://journals.lww.com/acsm-healthfitness/fulltext/2014/09000/high_intensity_interval_training__a_review_of.5.aspx#O20-5-2

Gibala MJ, Little JP, Macdonald MJ, Hawley JA. Physiological adaptations to low-volume, high-intensity interval training in health and disease. J Physiol. 2012; 590: 1077–84.

Gibala MJ, McGee SL. Metabolic adaptations to short-term high-intensity interval training: a little pain for a lot of gain? Exerc Sport Sci Rev. 2008; 36: 58–63.

Guiraud T, Nigam A, Gremeaux V, Meyer P, Juneau M, Bosquet L. High-intensity interval training in cardiac rehabilitation. Sports Med. 2012; 42: 587–605.

Hegerud J, Hoydal K, Wang E, et al Aerobic high-intensity intervals improve VO2 max more than moderate training. Med Sci Sports Exerc. 2007; 39: 665–71

Jung M, Little J. Taking a HIIT for physical activity: is interval training viable for improving health. In: Paper presented at the American College of Sports Medicine Annual Meeting: Indianapolis (IN). American College of Sports Medicine; 2013.

Wewege M, van den Berg R, Ward RE, Keech A. The effects of high-intensity interval training vs. moderate-intensity continuous training on body composition in overweight and obese adults: a systematic review and meta-analysis. Obes Rev. 2017 Jun;18(6):635

Nicolò A, Girardi M. The physiology of interval training: a new target to HIIT. J Physiol. 2016;594(24):7169-7170

Milioni F, Zagatto A, Barbieri R, et al. Energy Systems Contribution in the Running-based Anaerobic Sprint Test. International Journal of Sports Medicine. 2017;38(03):226-232

Abe T, Loenneke JP, Fahs CA, Rossow LM, Thiebaud RS, Bemben MG. Exercise intensity and muscle hypertrophy in blood flow-restricted limbs and non-restricted muscles: a brief review. Clin Physiol Funct Imaging 32: 247–252, 2012.

Aebersold R, Mann M. Mass-spectrometric exploration of proteome structure and function. Nature 537: 347–355, 2016.

Agergaard J, Bülow J, Jensen JK, Reitelseder S, Drummond MJ, Schjerling P, Scheike T, Serena A, Holm L. Light-load resistance exercise increases muscle protein synthesis and hypertrophy signaling in elderly men. Am J Physiol Endocrinol Metab 312

Allen DG, Lamb GD, Westerblad H. Skeletal muscle fatigue: cellular mechanisms. Physiol Rev88: 287–332, 2008

American College of Sports Medicine. American College of Sports Medicine position stand. Progression models in resistance training for healthy adults. Med Sci Sports Exerc 41: 687–708, 2009

Callahan MJ, Parr EB, Hawley JA, Camera DM. Can High-Intensity Interval Training Promote Skeletal Muscle Anabolism? Sports Med. 2021 Mar;51(3):405-421

Børsheim E, Bahr R. Effect of exercise intensity, duration and mode on post-exercise oxygen consumption. Sports Med. 2003; 33(14): 1037-60

LaForgia J, Withers RT, Gore CJ. Effects of exercise intensity and duration on the excess post-exercise oxygen consumption. J Sports Sci. 2006 Dec;24(12):1247-64

Baker, J. S., McCormick, M. C., & Robergs, R. A. (2010). Interaction among Skeletal Muscle Metabolic Energy Systems during Intense Exercise. Journal of nutrition and metabolism, 2010

Mukund K, Subramaniam S. Skeletal muscle: A review of molecular structure and function, in health and disease. Wiley Interdiscip Rev Syst Biol Med. 2020;12(1)

Hasan, Tabinda. (2019). Science of Muscle Growth: Making muscle.

McNeill Alexander R. Energetics and optimization of human walking and running: the 2000 Raymond Pearl memorial lecture. Am J Hum Biol. 2002 Sep-Oct;14(5):641-8.

Arias P, Espinosa N, Robles-García V, Cao R, Cudeiro J. Antagonist muscle co-activation during straight walking and its relation to kinematics: insight from young, elderly and Parkinson's disease. Brain Res. 2012 May 21;1455:124-31

Scott, Christopher. "Misconceptions about Aerobic and Anaerobic Energy Expenditure." Journal of the International Society of Sports Nutrition vol. 2,2 32-7. 9 Dec. 2005

Alberts B, Johnson A, Lewis J, et al. Molecular Biology of the Cell. 4th edition. New York: Garland Science; 2002. How Cells Obtain Energy from Food.

de Freitas MC, Gerosa-Neto J, Zanchi NE, Lira FS, Rossi FE. Role of metabolic stress for enhancing muscle adaptations: Practical applications. World J Methodol. 2017 Jun 26;7(2):46-54.

Van Horren B, et al. Do we need a cool-down after exercise? A narrative review of the psychophysiological effects and the effects on performance, injuries and the long-term adaptive response. Sports Medicine. 2018;48:1575.

https://www.ncbi.nlm.nih.gov/pmc/articles/PMC6548056/
https://www.ncbi.nlm.nih.gov/pmc/articles/PMC4180747/
https://www.ncbi.nlm.nih.gov/pmc/articles/PMC5554572/
https://www.ncbi.nlm.nih.gov/pubmed/2150579
https://pubmed.ncbi.nlm.nih.gov/21997449/
https://pubmed.ncbi.nlm.nih.gov/28394829/
https://pubmed.ncbi.nlm.nih.gov/29781941/
https://pubmed.ncbi.nlm.nih.gov/26102260/
https://pubmed.ncbi.nlm.nih.gov/18438258/
https://pubmed.ncbi.nlm.nih.gov/14599232/
https://pubmed.ncbi.nlm.nih.gov/17101527/

저자에 대하여

잉그리드 클레이 Ingrid S. Clay 연예인 개인 트레이너, 마스터 고강도 인터벌 트레이닝 그룹 운동 강사, 보디 빌딩 선수, 채식 기반 식단 요리사. 피트니스 및 웰니스 분야에서 10년 넘게 활동하며 피트니스가 개인의 행복과 성공과 직결됨을 피부로 경험했다. 미국 루이지애나 라파예트 출신인 잉그리드는 루이지애나 자비에 대학교에서 물리학, 노스캐롤라이나 A&T 대학교에서 전기 공학을 전공하고 시몬스 대학교 경영 대학원에서 국제 마케팅 MBA를 취득했다. 이러한 과학적 배경이 피트니스와 웰니스에 대한 그의 시각에 영향을 미쳤다.

직장 전일 근무 후 야간 학교에 다니면서 체중이 불어나자 음식과 체력 단련의 기본 원칙과 자신이 가장 잘 아는 분야인 과학으로 돌아가 자신만의 식단을 짜고 고강도 인터벌 트레이닝(HIIT)을 위주로 웨이트 운동을 결합한 체력 단련 프로그램을 설계했다. 시몬스 대학교 경영 대학원 기업가 과정에 입학한 뒤 회사를 그만두고 웰니스 회사 창업에 착수하는 한편 피트니스 분야에서 일하면서 자격증을 취득하고 수년에 걸쳐 업계 선배 트레이너들에게 배운 끝에 ISC 웰니스(ISC Wellness)를 세웠다.

잉그리드는 전 세계를 여행하며 트레이닝, 코칭, 요리를 지도하고 있다. 건강과 피트니스 플랫폼 웰 플러스 굿(Well + Good)과 팝슈가 핏(PopSugar Fit), 암 환자와 가족을 지원하는 리브스트롱 재단(Livestrong), 흑인 여성을 위한 건강·뷰티 종합 매체 에센스(Essence), 스타일을 추구하는 스포츠웨어 기업 페이블틱스(Fabletics) 등에서 그를 주목한 바 있다. ISC 웰니스의 창업자이자 경영자로, 라이브와 사전 녹화로 운동 프로그램을 진행하는 모바일앱도 운영하며 룰루레몬의 브랜드 앰배서더, 피트니스 앳 캠프(Fitness at CAMP) 캘리포니아 로스앤젤레스 지부 현직 소장 등 다양한 활동을 하고 있다. 또한 로스앤젤레스 남부의 비영리 단체 와츠 임파워먼트 센터(Watts Empowerment Center)에서 매주 소외 계층 아동을 위한 건강과 웰니스 프로그램을 진행하며 지역 사회에도 봉사하고 있다.

"이 책을 쓰는 것은 꿈이 현실로 이루어지는 과정이었습니다. 독자 여러분이 이 책을 통해 목표를 달성하는 기쁨을 누리시기를 진심으로 바랍니다. 행운을 빕니다! 다른 사람들에게 영감을 불어넣어 한 분 한 분 최고의 자신이 되도록 돕는 것이 제 삶의 열정이자 목적입니다. 우리가 되고자 하는 바가 있다면, 한계란 없습니다."

잉그리드에 관해 궁금하다면: www.ingridsclay.com

와츠 임파워먼트 센터에 기부하려면: www.youthmentor.org/givehope

옮긴이 이민아 이화 여자 대학교에서 중문학을 공부했고, 영문책과 중문책을 번역한다. 옮긴 책으로 『웃음이 닮았다』, 『온더무브』, 『색맹의 섬』 등을 비롯해 『다정한 것이 살아남는다』, 『해석에 반대한다』, 『즉흥연기』, 『맹신자들』, 『어센든』 등 다수가 있다.

감사의 말

잉그리드 클레이 먼저 언제나 나를 응원하는 가족에게 감사드립니다. 특히 언제나 으뜸 치어리더이자 팬인 엄마, 엄마의 성원 덕분에 이렇게 높이 날 수 있었어요! 개인 트레이닝 고객, 내가 지도하는 스튜디오에서 만나는 분들에게도 감사를 표하고 싶습니다. 늘 많이 배우고 끊임없이 영감을 받고 있습니다. 여러분의 여정에 한 자리를 허락해 주어 고맙습니다. 길잡이가 되어 주고 피트니스에서 즐거움을 찾을 수 있게 해 준 척 노먼에게도 감사합니다. 끝으로, 피트니스에 감사합니다. 내게 피트니스는 명상의 한 형태였습니다. 명상이 절실히 필요할 때 피트니스를 통해 정말 여러 방식으로 나를 되찾아 내면부터 다부진 사람이 될 수 있었습니다.

돌링 킨더슬리(DK) 이미지를 조사한 미리엄 메가비, 색인을 작업한 마리 로리머, 교정을 담당한 가이 리어폴드, 편집 보조 홀리 카이트에게 감사 인사를 전합니다.

도판 저작권